普通高等教育临床医学专业 5+3 "十四五" 规划教材

供临床医学、预防医学、口腔医学
医学影像学、医学检验学等专业用

医学统计学

（第3版）

Medical Statistics

主　编　董兆举

副主编　毛淑芳　韩春蕾　胡乃宝

编　委　（按姓氏笔画排序）

王　玖（滨州医学院）

王翔宇（齐鲁医药学院）

毛淑芳（承德医学院）

刘　娅（西南医科大学）

李印龙（济宁医学院）

张　俊（滨州医学院）

赵连志（承德医学院）

胡乃宝（滨州医学院）

徐志伟（青岛大学附属烟台毓璜顶医院）

彭　欣（沈阳医学院）

董兆举（滨州医学院）

韩春蕾（滨州医学院）

U0250840

江苏凤凰科学技术出版社 · 南京

凤凰医学
Phoenix MedPub

图书在版编目(CIP)数据

医学统计学 / 董兆举主编. —3 版. —南京：江
苏凤凰科学技术出版社，2023.12
　　普通高等教育临床医学专业 5＋3"十四五"规划教材
　　ISBN 978 - 7 - 5713 - 3871 - 8

　　Ⅰ. ①医… 　Ⅱ. ①董… 　Ⅲ. ①医学统计-高等学校-
教材 　Ⅳ. ①R195.1

　　中国国家版本馆 CIP 数据核字(2023)第 217779 号

普通高等教育临床医学专业 5＋3"十四五"规划教材

医学统计学

主　　　编	董兆举
责 任 编 辑	徐祝平　钱新艳
责 任 校 对	仲　敏
责 任 监 制	刘文洋

出 版 发 行	江苏凤凰科学技术出版社
出版社地址	南京市湖南路 1 号 A 楼，邮编：210009
出版社网址	http://www.pspress.cn
照　　　排	南京紫藤制版印务中心
印　　　刷	扬州市文丰印刷制品有限公司

开　　　本	880 mm×1 240 mm　1/16
印　　　张	13.5
字　　　数	420 000
版　　　次	2013 年 1 月第 1 版　2023 年 12 月第 3 版
印　　　次	2023 年 12 月第 12 次印刷

标 准 书 号	ISBN 978 - 7 - 5713 - 3871 - 8
定　　　价	41.90 元

图书如有印装质量问题，可随时向我社印务部调换。

修订说明

"普通高等教育临床医学专业5+3系列教材"自2013年第1版出版至今走过了10年的历程,在这些年的使用实践中,得到了广大地方医学院校师生的普遍认可,对推进我国医学教育的健康发展、保证教学质量发挥了重要作用。这套教材紧扣教学目标,结合教学实际,深入浅出、结构合理,贴近临床,精编、精选、实用,老师好教,学生好学;尤其突出医学职业高等教育的特点,在不增加学生学习负担的前提下,注重临床应用,帮助医学生们顺利通过国家执业医师资格考试,为规培和考研做好衔接。

教材建设是精品课程建设的重要组成部分,是提高高等教育质量的重要措施。为贯彻落实《国务院办公厅关于加快医学教育创新发展的指导意见》(国办发〔2020〕34号)、《普通高等学校教材管理办法》(教材〔2019〕3号)、《普通高等学校本科专业类教学质量国家标准》、《高等学校课程思政建设指导纲要》等文件精神,提升教育水平和培养质量,推进新医科建设,凤凰出版传媒集团江苏凤凰科学技术出版社在总结汲取上一版教材成功经验的基础上,再次组织全国从事一线教学、科研、临床工作的专家、学者、教授们,对本套教材进行了全面修订,推出这套全新版"普通高等教育临床医学专业5+3'十四五'规划教材"。

其修订和编写特点如下:

1. 突出5+3临床医学专业教材特色。本套教材紧扣5+3临床医学专业的培养目标和专业认证标准,根据"四证"(本科毕业证、执业医师资格证、住院医师规范化培训证和硕士研究生毕业证)考核要求,紧密结合教、学、临床实践工作编写,由浅入深、知识全面、结构合理、系统完整。全套教材充分突出了5+3临床医学专业知识体系,渗透了5+3临床医学专业人文精神,注重体现素质教育和创新能力与实践能力的培养,反映了5+3临床医学专业教学核心思想和特点。

2. 体现教材的延续性。本套教材仍然坚持"三基"(基础理论、基本知识、基本技能)、"五性"(思想性、科学性、先进性、启发性、实用性)、"三特定"(特定的对象、特定的要求、特定的限制)的原则要求。同时强调内容的合理安排,深浅适宜,适应5+3本科教学的需求。部分教材还编写了配套的实验及学习指导用书。

3. 体现当代临床医学先进发展成果的开放性。本套教材汲取了国内外最新版本相关经典教材的新内容,借鉴了国际先进教材的优点,结合了我国现行临床实践的实际情况和要求,并加以创造性地利用,反映了当今医学科学发展的新成果。

4. 强调临床应用性。为加快专业学位教育与住院医师规范化培训的紧密衔接,教材加强了基础与临床的联系,深化学生对所学知识的理解,实现"早临床、多临床、反复临床"的理念。

5. 在教材修订工作中,全面贯彻党的二十大精神。将"立德树人"的关键要素贯彻教材编写全过程,围绕解决"培养什么人、怎样培养人、为谁培养人"这一根本问题展开修订。结合专业自身特点,本套教材内容有机融入医学人文等课程思政亮点,注重培养医学生救死扶伤的大爱情怀。

6. "纸""数"融合,实现教材立体化建设。为进一步适应"互联网+医学教育"发展趋势,丰富数字教学资源,部分教材根据教学实际需要制作了配套的数字内容,在相应知识点处设置二维码,学生通过手机终端扫描二维码即可自学和拓展知识面。

7. 兼顾教学内容的包容性。本套教材的编者来自全国几乎所有省份,教材的编写兼顾了不同类型学校和地区的教学要求,内容涵盖了执业医师资格考试的基本理论大纲的知识点,可供全国不同地区不同层次的学校使用。

本套教材的修订出版,得到了全国各地医学院校的大力支持,编委均来自各学科教学一线教师,具有丰富的临床、教学、科研和写作经验。相信本套教材的再版,必将继续对我国临床医学专业5+3教学改革和专业人才培养起着积极的推动作用。

前　言

"普通高等教育临床医学专业5+3系列教材"自2013年第1版出版至今走过了10年的历程,在这些年的使用实践中,得到了广大医学院校师生的普遍认可,对推进我国医学教育的健康发展、保证教学质量发挥了重要作用。这套教材紧扣教学目标,结合教学实际,深入浅出、结构合理、贴近临床、精编、精选、实用,老师好教,学生好学;尤其突出医学职业高等教育的特点,在不增加学生学习负担的前提下,注重临床应用,帮助医学生们顺利通过国家执业医师资格考试,为规培和考研做好衔接。

教材建设是精品课程建设的重要组成部分,是提高高等教育质量的重要措施。为贯彻落实《国务院办公厅关于加快医学教育创新发展的指导意见》(国办发〔2020〕34号)、《普通高等学校教材管理办法》(教材〔2019〕3号)、《普通高等学校本科专业类教学质量国家标准》、《高等学校课程思政建设指导纲要》等文件精神,提升教育水平和培养质量,推进新医科建设,凤凰出版传媒集团江苏凤凰科学技术出版社在总结汲取上一版教材成功经验的基础上,再次组织全国从事一线教学、科研、临床工作的专家、学者、教授们,对本套教材进行了全面修订,推出这套全新版"普通高等教育临床医学专业5+3'十四五'规划教材"。

医学统计学是临床医学类专业的专业基础课程。本教材是这套再版的"普通高等教育临床医学专业5+3'十四五'规划教材"中的一本。

医学统计学是应用统计学的原理与方法研究医学领域中的数据收集、整理、分析和结果正确解释与表达的一门应用学科,是一门开展医学研究的工具学科,在临床医学、基础医学与公共卫生领域都有着广泛的应用,是临床医学创新研究工作不可或缺的方法学。

随着我国新时期健康战略的落实,医疗卫生事业越来越多地关注人群健康,大人群健康研究和大量的人群统计数据越来越多。学会医学统计学不仅是医学研究中的工具,也是每个医务人员的基本能力。

本教材重点介绍了统计学基础、医学研究方法与资料收集、各种不同资料的常用统计学方法。本书汲取多种统计学教材和专著的精华,融合了编委们多年的教学与科研工作实践经验,根据"5+3"临床医学类专业教学需要,切合学生的知识结构和理解能力进行编写。这次再版体现了如下特点:

一、本教材在再版工作中,全面贯彻党的"二十大"精神。将"立德树人"的关键要素贯彻教材编写全过程,围绕解决"培养什么人、怎样培养人、为谁培养人"这一根本问题展开修订。结合专业自身特点,教材内容有机融入医学人文等课程思政亮点,注重培养医学生救死扶伤的大爱情怀。

二、强调结合临床医学教育和实践,强化对学生统计学方法应用能力的培养。为加快专业学位教育与住院医师规范化培训的紧密衔接,培养学生在医学科研实践中正确、熟练应用统计学方法,以及正确解读科研文献中的统计学内容是教学工作的重中之重。因此,本教材的再版强化了这方面的工作,通过明晰学习目标和增加教学案例等手段来实现能力与素质培养。

三、实行"纸""数"融合,实现教材立体化建设。为进一步适应"互联网＋医学教育"发展趋势,丰富数字教学资源,本教材根据教学实际需要制作了配套的数字内容,如教学用课件、应用于实践训练的数据库、案例分析、习题等,在相应知识点处设置二维码,学生通过手机终端扫描二维码即可自学和拓展知识面。

四、体现当代临床医学先进发展成果的开放性。本教材汲取了国内外最新版本相关经典教材的新内容,借鉴了国际先进教材的优点,结合了我国现行临床实践的实际情况和要求,并加以创造性地利用,反映了当今医学科学发展的新成果。

五、突出5＋3临床医学专业教材特色。本教材作为"临床医学专业5＋3'十四五'规划教材",紧扣5＋3临床医学专业的培养目标和专业认证标准,根据"四证"(本科毕业证、执业医师资格证、住院医师规范化培训证和硕士研究生毕业证)考核要求,紧密结合教、学、临床实践和科研工作编写,由浅入深、知识全面、结构合理、系统完整。充分突出了5＋3临床医学专业知识体系,渗透了5＋3临床医学专业人文精神,注重体现素质教育和创新能力与实践能力的培养,反映了5＋3临床医学专业教学核心思想和特点。

本教材的这次再版,得到了相关医学院校的大力支持,编委均来自各教学一线教师,具有丰富的临床、教学、科研和写作经验。相信本套教材的再版,必将继续对我国临床医学专业5＋3教学改革和专业人才培养起着积极的推动作用。

董兆举

目　录

第一节　医学统计学的定义

统计学(statistics)是用以收集数据、分析数据和由数据得出结论的一组概念、原则和方法。统计学方法首次被应用是在300年前,用于记录出生和死亡信息。时至今日,统计学已经在全球成为医学、经济、社会管理等众多领域被广泛应用的技术。在科学研究中,统计学已被众多学科应用,由此产生了大量分析数据和研究成果。在医学研究中,统计学已经成为不可缺少的工具,产生的研究资料和成果极大地推进了医学的发展,为疾病防治的管理提供重要的基础依据。

本章课件

医学统计学(medical statistics)是应用统计学的原理与方法研究医学领域中的数据收集、整理、分析和结果正确解释与表达的一门应用学科。其主要的研究对象是人体以及与人体健康有关的各种因素。人体的健康与疾病具有很大的变异性,与多种因素有关。同一年龄和同一性别的人,其生理或生化指标的正常变化范围很大,其影响因素以及各种因素之间的相互作用也极其复杂,这些因素不仅包括生物因素,也包括心理因素和社会因素。医学统计学通过提供各种统计学方法帮助人们透过诸多偶然现象,发现、分析、判断和阐明事物的内在规律,已经成为医学研究的重要手段。医学统计学方法已经广泛应用于基础医学、临床医学、预防医学的各个研究领域,为资料的收集、整理、分析及表达提供有效的工具。

随着电子计算机的普及和各种统计软件的开发与应用,大量数据的资料整理、统计分析变得越来越简单,资料的存储也越来越方便,这为医学研究提供了十分便利的条件,推动了统计学方法在医学领域中迅速发展与不断完善。

第二节 统计工作的内容

在统计设计的基础上,对数据的收集、整理、分析及正确解释与表达分析结果是统计学的基本内容。

医学统计工作可分为四个步骤,即统计设计、收集资料、整理资料和分析资料。这四个步骤密切联系,缺一不可,任何一个步骤存在缺陷和失误,都会影响统计结果的正确性。

一、统计设计

设计(design)是统计工作的第一步,也是关键的一步,是对统计工作全过程的设想和计划安排。

任何一项医学科学研究,首先需要明确研究目的。统计设计就是根据研究目的确定研究因素、研究对象和观察指标,并在现有的客观条件下决定用什么方法和方式来获取原始资料,并对原始资料如何进行整理,以及整理后的资料该计算哪种统计指标,预期的统计分析结果情况等。以上问题要认真考虑,科学安排,力求以较少的人力、物力和时间取得较好的效果。没有严谨的科学设计,数据的收集和分析常常是没有价值的,甚至是错误的,任何统计方法都无法弥补。现代统计学的奠基人之一、著名统计学家 Ronald Fisher 曾指出:"试验完成后再找统计学家,无异于请统计学家为实验进行尸体解剖,统计学家或许只能告诉你失败的原因。"

按照是否对研究对象施加干预措施,可以将研究分为两类:实验性研究(experimental study)和观察性研究(observational study)两类。前者可以按照研究对象的不同分为动物实验(animal experiment)、临床试验(clinical trial)和社区干预试验(community intervention trail)。后者可分为描述性研究(descriptive study)和分析性研究(analystical study),描述性研究和分析性研究中又包括多种具体的研究设计。要依据研究目的科学选择研究方法,不同研究方法所得的数据分析方法也不相同,以后相应章节中会详细讲述。

二、收集资料

收集资料(collection of data)是根据设计的要求,获取准确可靠的原始资料,是统计分析结果可靠的重要保证。资料收集必须及时、完整和准确。没有完整、准确的原始资料,即使再先进的资料整理和统计分析方法,也不会得出准确的分析结果。医学统计资料的来源主要包括以下三个方面:

1. 统计报表 是医疗卫生机构根据国家规定的报告制度,定期逐级上报的有关报表。例如,法定传染病报表、出生/死亡登记报表、医院工作报表等。报表要完整、准确、及时。通过报表不仅可以全面、及时地掌握居民健康情况和医疗卫生机构的工作情况,而且为医疗卫生工作计划的制订和预测提供了客观依据,同时为医学教育和科研提供了大量的原始资料。

2. 医疗卫生工作记录 如病历、医学检查记录、卫生监测记录等。这些资料是医疗卫生部门经常性的工作记录,也是医学科研宝贵的原始资料。医疗卫生部门要加强对这些资料的管理,使卫生工作人员充分认识到原始记录正确、完整的重要性,要严格要求,认真填写,防止漏填、误填现象的出现,使这些资料充分发挥其科研价值。

3. 专题调查或实验研究 是根据研究目的进行的专题调查或实验研究,收集资料有明确的目的性和针对性,是医学科研资料的主要来源。

三、整理资料

整理资料(sorting data)是将收集到的原始资料进行认真核对和检查,纠正错误,分类汇总,使其

系统化、条理化,便于进一步的分析和计算。整理资料的过程如下:

1. 审核　首先将收集到的原始资料进行认真的检查核对。保证原始资料的准确性和完整性。

2. 分组　将完整、准确的原始资料归类分组。分组的方法有两种:① 质量分组,即将观察单位按其类别和属性分组,如性别、职业、阴性和阳性等;② 数量分组,即将观察单位按其数值大小进行分组,如年龄、药物剂量等分组。

3. 汇总　分组后的资料要按照设计的要求进行汇总,整理成统计表。原始资料较少时可以手工汇总,当原始资料较多时,则利用计算机汇总。

四、分析资料

分析资料(analysis of data)是根据设计的要求,对整理后的资料进行统计学分析,结合专业知识,做出科学合理的解释。统计分析包括以下两大内容:

1. 统计描述(descriptive statistics)　将计算出的统计指标与统计图、统计表结合,全面描述资料的数量特征和分布规律。

2. 统计推断(inferential statistics)　是用样本信息推断总体特征。医学科研一般是抽样研究,得到的是样本统计量,对样本分析并不是真正的科研目的。通过对样本统计量进行总体参数的估计和假设检验,以了解总体的数量特征及其分布规律,才是最终的研究目的。

第三节　统计资料的类型

医学统计资料可按照其属性分成不同类别,一般分为定量资料、定性资料、等级资料。不同类型资料采用不同的统计方法进行分析处理。统计学就是按照统计设计对观察对象的变量值进行测量、收集数据,而后用以统计分析,并推论总体或阐明本质规律的过程。

变量(variable)是反映观察或实验对象生理、生化、解剖等特征的指标,可以取两个或更多个可能值的特征或属性。如人的性别特征可以取两个值的变量,人的婚姻状态可以取多种值的变量,年龄可以在一定范围内取一个整数值的变量。

数据(data)是变量值,用来描述对客观事物观察测量结果的数值。直接获得的观测值称为原始数据或观察数据。

一、定量资料

定量资料(quantitative data)也称为计量资料(measurement data),如身高、体重、血糖等。采用定量方法测定某观察对象的某项指标数值的大小,所得的资料称为定量资料。定量资料一般有度量衡单位,其观察指标是数值变量(numerical variable)。数值变量分为连续型数值变量和离散型数值变量。理论上,连续型数值变量是可以在一个区间中任意取值的变量,但限于测量精度,体重(kg)、血压(mmHg)之类的指标并不能取任意位小数;离散型数值变量在一个区间内只能取整数,如每年新生儿数、死亡人数、每毫升水样中的菌落总数、每分钟脉搏次数等。

二、定性资料

定性资料(qualitative data)也称为计数资料(enumeration data),或分类资料(categorical data),是将观察单位按照某种属性或类别分组,然后清点各组观察单位数所得的资料。定性资料的观察指标为分类变量(categorical variable),没有度量衡单位。分类变量可分为有序分类变量(ordered categorical variable)和无序分类变量(unordered categorical variable)。有序分类变量即等级;无序分类变量常分为二分类变量(binary variable)和多分类变量。二分类变量只分为两组,如检验结果的阳性、阴性,病人治疗后的结局死亡、生存等。分类变量,如血型分为 A、B、O、AB 四型,按照肤色人类可以分为黄色、白色、棕色和黑色人种等。

三、等级资料

等级资料(ranked data),即有序分类资料,是将观察单位按照属性的高低等级分组,然后清点各组观察单位数所得的资料。等级资料的观察指标为有序分类变量。如调查某人群血糖情况,以人为观察单位,结果可分为"一、±、+、++、+++"五个等级;又如观察某治疗措施对某种疾病患者的治疗效果,可分为"治愈、显效、好转、无效"四个等级。等级资料其性质属于定性资料,但与定性资料不同的是观察结果的分组在程度上有差别,各组按照程度的大小有序排列。与定量资料不同的是,观察单位没有确切的定量,只有"半定量"的概念,所以又称为半定量资料。

根据研究需要,各类变量可以进行转化。如以人为观察单位观察某人群血红蛋白(g/L),得到的是定量资料;若按照贫血的诊断标准,则可将研究对象分为"正常、贫血"二分类资料;进一步将贫血严重程度分类,又可分为"正常、轻度贫血、中度贫血、重度贫血"四个等级,称为等级资料。变量的转化只能是沿着"定量资料→等级资料→定性资料"方向进行,不能逆向转化。

第四节 统计学中的基本概念

一、同质与变异

严格来说,同质(homogeneity)是指观察单位(或个体)间被观察指标的影响因素相同,但在医学研究中有些影响因素往往是难以控制的,甚至是未知的,如遗传、营养等。因此,在实际研究中,被观察指标的主要影响因素相同或基本相同即可以认为是同质。例如,研究青少年生长发育水平,规定同性别、同年龄、同民族、同地区、健康的青少年即为同质人群,难以控制的其他因素像遗传、营养等可以忽略。

由于生物个体的各种生理生化指标影响因素极其复杂,造成同一指标在同质的个体间存在差异,这种差异称为变异(variation)。如同一地区的相同种族、相同性别、相同年龄的健康儿童身高、体重各异;相同的疾病患者,利用同一种治疗药物进行治疗,在治疗方案相同的条件下,疾病的转归有差别。因此,同质只是相对的,变异是绝对的。统计学的任务就是在同质的基础上,对个体间的变异进行分析研究,解释由变异所掩盖的同质事物内在的本质和规律。

二、总体与样本

总体(population)是根据研究目的确定的同质观察单位某种变量值的集合。例如调查某年某地正常成年男子的血红细胞数,同质的基础是同年、同地区、正常男性,观察单位是该地区的每个正常成年男子,变量是血红细胞数,当年该地所有正常成年男子的血红细胞数值就构成该研究的总体。这样的总体有明确的空间和时间范围,且包括的观察单位是有限的,称为有限总体(finite population)。如果总体是抽象的,缺少明确的时间和空间范围限制,总体中观察单位数是无限的或无法确定,称为无限总体(infinite population)。如研究用某药治疗缺铁性贫血的疗效,这里总体的同质基础是贫血病人,同时用该药物治疗,该研究的总体应包括用该药治疗的所有贫血病人的治疗结果,缺少明确的时间和空间范围,包括的观察单位数量难以确定,属于无限总体。

医学研究中,多数的总体是无限的,即使是有限总体,因为观察单位数太多,会耗费太多的人力、物力和财力,也不能对总体进行全面的研究。多数情况下,没必要也不可能对总体进行全面研究,因此实际工作中,常常从总体中随机抽取一部分观察单位进行研究,用以推断总体的特征。样本(sample)是从总体中抽取的部分观察单位变量值的集合,是总体中被研究选中的部分。为了使样本的信息能很好地推论总体的特征,要遵循随机化原则进行抽样,并包含足够多的观察单位。样本中包含的观察单位数即样本含量(sample size)。

三、参数与统计量

总体的统计指标称为参数(parameter),样本的统计指标称为统计量(statistic)。例如研究某市青少年人群的生长发育水平,该地全部青少年的生长发育指标值如身高、体重的平均值和标准差等为总体参数。如果从该市随机抽取青少年作为样本进行观察研究,所得样本的身高与体重的平均数与标准差即为统计量。习惯上,用希腊字母表示总体参数,用拉丁字母表示统计量。如样本的均数和标准差分别用 $\overline{X}$、S 表示,而总体均数与标准差则分别用 μ、σ 表示。抽样研究的目的就是用样本统计量推断总体参数。

四、误差

误差(error)泛指实测值与真实值之差,按照其产生的原因和性质主要分为随机误差和非随机误差两类。

(一)随机误差

随机误差(random error)是一类由不确定因素引起、大小与方向随机变化的误差。随机误差使实测值无方向性地围绕某一数值左右波动,主要分为以下两种。

1. 随机测量误差(random measurement error) 由于非人为偶然因素影响,对于同一观察单位变量多次测定,结果不完全一致,有时偏大有时偏小,没有倾向性,这种误差称为随机测量误差。随机测量误差虽然不能避免,但应尽量减小。多次测量求其平均值,也可以减少该误差。

2. 抽样误差(sampling error) 由于总体中每个个体都存在变异,因此抽样研究中样本统计量和参数不可能完全相同。即使从同一个总体中随机抽取多个相同例数的样本,因各样本中包含的个体不同,各样本的统计量也不相等。这种由于抽样引起的样本统计量与总体参数之间的差异或各个样本统计量之间的差异统称为抽样误差。例如在同一个城市随机抽取 120 名 12 岁的健康男孩,测量他们的身高,计算平均身高为 143.7 cm,这个数值不一定等于全市 12 岁健康男孩的平均身高值。如果再以相同方式在该市随机抽取 120 名健康男孩,平均身高值也不一定等于 143.7。因为个体间存在变异,抽样误差不可能避免,但具有一定的规律性。一般认为,样本含量 n 越大,个体间变异越小,抽样误差就越小。

(二)非随机误差

非随机误差主要是指系统误差(systematic error)。系统误差指在资料收集过程中,由于仪器不准确、标准不规范等原因,造成观察结果系统性地偏大或偏小,即具有方向性的误差。系统误差影响原始资料的准确性,在开始收集资料前必须消除。

五、概率

概率(probability)是描述随机事件发生可能性大小的量值,常用 P 来表示。概率的取值范围在 $0\sim1$ 之间,即 $0\leqslant P\leqslant 1$。不可能发生的事件,则概率 $P=0$;事件发生的可能性越小,概率值越接近 0,事件发生的可能性越大,概率 P 就越接近 1;如果事件必然发生,概率 $P=1$。例如,用某药治疗某疾病患者的预后分为治愈、好转、无效、死亡四种结果,但对于某确定的患者来说,发生哪种治疗结果是不确定的,这里的每一种可能结果都是一个随机事件,如果将结果"治愈"记为 A,则该患者治愈的概率可记为 $P(A)$,或者简记为 P。本例在相同的条件下,对一定数量的患者进行治疗,就可以得到治愈患者数(f)占接受治疗的全部病例数(n)的频率,即 f/n。当 n 逐渐增大时,这个频率越来越接近一个稳定的数值,这时就以频率作为概率的估计值,即该疾病治愈的概率是 $P(A)=f/n$。

统计学常将 $P \leqslant 0.05$ 或 $P \leqslant 0.01$ 的事件称为小概率事件,表示其发生的可能性很小,可以认为一次抽样几乎不可能发生。

在医学研究领域,应用统计分析越来越广泛,所以要加强统计学的学习,培养统计思维。为了学好统计学,提高应用统计学方法的能力,需要注意如下三个方面的问题:① 要深刻理解基本概念、基本知识,熟悉各种统计学方法的原理与应用条件;② 重视实践,强化应用,积极参与各种统计工作,在收集资料、整理资料和分析工作中提高应用能力;③ 培养严谨、宏观的科学思维,学会科学地解释各种统计数据,统计分析能力的提高会促进科研水平和工作能力的提高。

小　　结

医学统计学是一门应用型学科,是医药卫生工作中必需掌握的一门科学。统计学的应用能力需要通过实践才能不断提高。统计工作分为四个不可或缺的步骤,所收集的资料通常分为三种类型进行统计分析。统计学中特别基础的概念,包括同质与变异、总体与样本、参数与统计量、误差、概率等,一定要深入理解。

本章自测题(含答案)

（董兆举　景学安）

第二章
定量资料的统计描述

本章主要介绍定量资料频数分布图表、集中趋势和离散趋势的描述,以及正态分布及其应用。

第一节　频　数　分　布

在医学研究中,我们把收集上来的数据,称为原始资料(row date),需要进行数据整理,以统计图表的形式,呈现其频数分布(frequency distribution)的类型和特征,挖掘其蕴藏的信息。

本章课件

一、频数分布表

频数分布表,简称频数表(frequency table),现以例 2-1 资料为例,介绍频数分布表编制步骤。

例 2-1　某年某市随机抽取 120 名 12 岁健康男孩,身高(cm)测量资料如下:

142.3	156.6	142.7	145.7	138.2	141.6	142.5	130.5	132.1	135.5
134.5	148.8	134.4	148.8	137.9	151.3	140.8	149.8	143.6	149.0
145.2	141.8	146.8	135.1	150.3	133.1	142.7	143.9	142.4	139.6
151.1	144.0	145.4	146.2	143.3	156.3	141.9	140.7	145.9	144.4

141.2	141.5	148.8	140.1	150.6	139.5	146.4	143.8	150.0	142.1
143.5	139.2	144.7	139.3	141.9	147.8	140.5	138.9	148.9	142.1
134.7	147.3	138.1	140.2	137.4	145.1	145.8	147.9	146.7	143.4
150.8	144.5	137.1	147.1	142.9	134.9	143.6	142.3	143.3	140.2
125.9	132.7	152.9	147.9	141.8	141.4	140.9	141.4	146.7	138.7
160.9	154.2	137.9	139.9	149.7	147.5	136.9	148.1	144.0	137.4
134.7	138.5	138.9	137.7	138.5	139.6	143.5	142.9	146.5	145.4
129.4	142.5	141.2	148.9	154.0	147.7	152.3	146.6	139.2	139.9

1. 求极差(range,R) 亦称全距,即最大值和最小值之差。本例 $R=160.9-125.9=35$。

2. 确定组数 分组要适当,不宜过少,避免损失信息,亦不宜过多,避免运算繁琐,应以能显示变量值的分布规律即可。通常分为 8~15 组。本例拟分 10 组。

3. 确定组距(class interval,i) 组距=极差/组数,本例 $i=R/10=35/10=3.5$,为便于计算,可适当取整,如 3 或 4,令 $i=4$。

4. 划分组段 每一个组段的起点称为下限(lower limit),终点则为上限(upper limit)。第一组段应包含最小值,其下限≤最小值,本例最小值为 125.9,故取 125 为其下限,则其上限为 $125+4=129$,第一组段为[125,129),在表中写 125~。以此类推,129~,133~,…。最末组段应包含最大值,其上限≥最大值,本例为 157~161,含最大值 160.9。见表 2-1 第(1)栏。

5. 确定频数(frequency,f) 按下限≤X<上限,将变量值 X,逐一归组,统计各组段内变量值个数,即频数 f。如表 2-1 第(2)栏。在编制频数表时,可列出相应的频率(relative frequency)和累计频率(cumulative frequency),作为频数分布的另外两个类型,便于进一步的分析,见表 2-1 第(3)和第(5)栏。

表 2-1 某年某市 120 名 12 岁健康男孩身高(cm)的频数分布

组段 (1)	频数 f (2)	频率(%) (3)	累计频数 (4)	累计频率(%) (5)
125~	1	0.83	1	0.83
129~	4	3.33	5	4.17
133~	10	8.34	15	12.50
137~	27	22.50	42	35.00
141~	35	29.17	77	64.17
145~	27	22.50	104	86.67
149~	11	9.17	115	95.83
153~	4	3.33	119	99.17
157~161	1	0.83	120	100.00
合计	120	100.00	—	—

二、频数分布图

在表 2-1 的基础上,以各组段身高为横坐标,频数为纵坐标,绘制频数分布直方图(histogram)(图 2-1)。每个矩形的宽度是组距 i,高度是相应组段的频数 f,各矩形间是相连的。

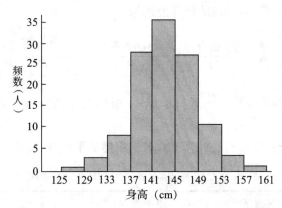

图 2-1 某年某市 120 名 12 岁男孩身高的频数分布图

三、频数表和频数分布图的用途

1. 作为陈述资料的形式 替代繁杂的原始资料,便于阅读和进一步分析。

2. 揭示频数分布的类型 频数分布可分为对称分布和偏态分布。图 2-1 的频数分布呈对称分布。偏态分布分正偏和负偏,正偏态分布(右偏态分布)指频数高峰集中在数值小的一侧,长尾拖向右侧。负偏态分布(左偏态分布)指频数高峰集中在数值大的一侧,长尾拖向左侧。

3. 揭示频数分布的特征 如表 2-1 和图 2-1 所示 120 名 12 岁男孩身高位于中央部分"141～"组段人数最多,为集中趋势;从中央部分到两侧频数分布逐渐减少,为离散趋势。

4. 便于发现离群值 在频数表中,如果连续几个组段的频数为 0 后,又出现一些特大值或特小值,即离群值,则需要进一步核查数据,必要时可通过统计方法进行取舍。

5. 便于计算统计指标和统计分析。

第二节 集中趋势的描述

定量资料的集中趋势是用平均数(average)来描述的,代表一组同质变量值的平均水平。医学研究常用的平均数有算术均数、几何均数和中位数。

一、算术均数

算术均数(arithmetic mean)简称均数(mean),适用于对称分布,尤其是正态分布或近似正态分布的资料,总体均数用希腊字母 μ 表示,样本均数用 $\overline{X}$ 表示,计算方法分直接法和加权法。

1. 直接法 当变量值的个数不多时,可直接计算,公式为:

$$\overline{X} = \frac{\sum X}{n}$$

(公式 2-1)

式中,X 为变量值,n 为变量值的个数,$\sum$ 为希腊字母,读作 sigma,为求和的符号。

例 2-2 例 2-1 中的 10 名 12 岁健康男孩的身高如下:142.3、156.6、142.7、145.7、138.2、141.6、142.5、130.5、132.1、135.5,求其均数。

$$\overline{X} = \frac{142.3+156.6+142.7+145.7+138.2+141.6+142.5+130.5+132.1+135.5}{10} = 140.77(\text{cm})$$

2. 加权法　对于频数表资料,均数的计算公式为:

$$\overline{X} = \frac{f_1 X_1 + f_2 X_2 + \cdots + f_k X_k}{f_1 + f_2 + \cdots + f_k} = \frac{\sum f X}{\sum f} \qquad \text{(公式 2-2)}$$

式中 k 为频数表的组段数,$X_1, X_2, \cdots, X_k$ 为 $1 \sim k$ 组的组中值[(本组段下限+其上限)/2],f_1, $f_2, \cdots, f_k$ 为相应的频数。

例 2-3　对表 2-1 资料用加权法计算 120 名健康男孩平均身高(表 2-2)。

表 2-2　120 名 12 岁健康男孩身高(cm)均数和标准差加权法计算表

身高 (1)	频数 f (2)	组中值 X (3)	fX (4)=(2)(3)	fX^2 (5)=(3)(4)
125~	1	127	127	16 129
129~	4	131	524	68 644
133~	10	135	1350	182 250
137~	27	139	3753	521 667
141~	35	143	5005	715 715
145~	27	147	3969	583 443
149~	11	151	1661	250 811
153~	4	155	620	96 100
157~161	1	159	159	25 281
合计	120	—	17 168	2 460 040

将表 2-3 的数据代入公式 2-2 得:

$$\overline{X} = \frac{1 \times 127 + 4 \times 131 + \cdots + 1 \times 159}{1 + 4 + \cdots + 1} = \frac{17\ 168}{120} = 143.07 (\text{cm})$$

120 名 12 岁健康男孩身高均数为 143.07 cm。

二、几何均数

医学研究中有一类比较特殊的资料,如抗体滴度、血清凝集效价等,其数据特点是变量值间呈倍数关系变化,变化范围可跨越多个数量级,属于等比资料,宜用几何均数(geometric mean, G)表示其平均水平。计算方法分直接法和加权法。

1. 直接法　当变量值的个数不多时,可直接计算,公式为:

$$G = \sqrt[n]{X_1 X_2 \cdots X_n} \qquad \text{(公式 2-3)}$$

为了方便计算,常采用其对数形式,即:

$$G = \lg^{-1}\left(\frac{\lg X_1 + \lg X_2 + \cdots + \lg X_n}{n}\right) = \lg^{-1}\left(\frac{\sum \lg X}{n}\right) \qquad \text{(公式 2-4)}$$

例 2-4　6 人的血清滴度为 1:20,1:40,1:40,1:80,1:320,1:640,求血清平均滴度。

$$G = \lg^{-1}\left(\frac{\lg 20 + \lg 40 + \lg 40 + \lg 80 + \lg 320 + \lg 640}{n}\right) = \lg^{-1} 1.9533 = 89.80$$

故 6 人血清平均滴度为 1：89.80。本题数据的算数均数为 1：190,显然不能很好地反映 6 人血清平均滴度水平。

2. 加权法 对于频数表资料,几何均数的计算公式为:

$$G=\lg^{-1}\Big(\frac{\sum f\lg X}{\sum f}\Big)$$ （公式 2-5）

例 2-5 某地某年 245 名健康者麻疹抗体水平,如表 2-3,求其平均抗体滴度。

表 2-3 245 名健康者麻疹抗体滴度几何均数计算表

抗体滴度 (1)	频数 f (2)	滴度倒数 X (3)	$\lg X$ (4)＝lg(3)	$f\lg X$ (5)＝(2)(4)
1：4	8	4	0.6020	4.8160
1：8	90	8	0.9032	81.2880
1：16	75	16	1.2041	90.3075
1：32	45	32	1.5051	67.7295
1：64	20	64	1.8062	36.1240
1：128	5	128	2.1072	10.5360
1：256	2	256	2.4082	4.8164
合计	245	—	—	295.6174

本例 $\sum f\lg X=295.6174$,$\sum f=245$,代入公式 2-5 得:

$$G=\lg^{-1}\Big(\frac{295.6174}{245}\Big)=\lg^{-1}1.2066=16.09$$

某地某年 245 名健康者麻疹平均抗体滴度为 1：16.09。

有些偏态分布资料(正偏态)如健康人群的血铅、尿镉、住院患者的费用等,经对数变换后呈近似正态分布,即对数正态分布资料,也可采用几何均数描述其平均水平。需要注意,变量值不能有 0;不能同时有正数和负数;若全部变量值均为负数,可先去掉负号,得出结果后再加上负号。一般情况下,同一资料的几何均数小于它的算术均数。

三、中位数及百分位数

(一)中位数

将一组变量值从小到大排序,位次居中的数值称为中位数(median,M)。理论上,50% 的变量值低于中位数,另外 50% 的变量值高于中位数。

1. 直接法

n 为奇数时:

$$M=X_{\frac{n+1}{2}}$$ （公式 2-6）

n 为偶数时:

$$M=\frac{1}{2}(X_{\frac{n}{2}}+X_{\frac{n}{2}+1})$$ （公式 2-7）

例 2-6 某病患者 7 人的潜伏期(天)分别为 7,6,6,5,21,10,9,求中位数。

本例 $n=7$,为奇数,按公式 2-6 先排序:5,6,6,7,9,10,21。

$$M = X_{(n+1)/2} = X_4 = 7(天)$$

即排序后,位次居中的第 4 位观察值是中位数。

例 2-7 在前述 7 人的基础上,又观察 1 人,其潜伏期为 5 天,求中位数。

本例 $n=8$,为偶数,按公式 2-7 先排序:5,5,6,6,7,9,10,21。

$$M = \frac{1}{2}(X_{n/2} + X_{n/2+1}) = \frac{1}{2}(X_4 + X_5) = \frac{1}{2}(6+7) = 6.5(天)$$

即排序后,位次居中的两个观察值的均数是中位数。

2. 频数法 对于频数表资料,中位数的计算公式为:

$$M = L + \frac{i_M}{f_M}\left(\frac{n}{2} - \sum f_L\right) \tag{公式 2-8}$$

式中 L 为中位数所在组段的下限,i_M 为该组段的组距,f_M 为该组段的频数,$\sum f_L$ 为小于 L 的各组段累计频数。

例 2-8 某地 468 例狂犬病患者的潜伏期(天),如表 2-4,求中位数。

表 2-4 某地 468 例狂犬病患者潜伏期的频数分布

潜伏期(天) (1)	人数(f) (2)	频率(%) (3)	累计频数 (4)	累计频率(%) (5)
≤10	7	1.50	7	1.50
11~	81	17.31	88	18.80
31~	152	32.48	240	51.28
61~	66	14.10	306	65.38
91~	47	10.04	353	75.43
121~	21	4.49	374	79.91
151~	13	2.78	387	82.69
181~	24	5.13	411	87.82
271~	13	2.78	424	90.60
365~	27	5.77	451	96.37
≥730	17	3.63	468	100.00

中位数对应的累计频率是 50%,由表中第(5)栏可知,50% 可插入 18.80%~51.28% 之间,而小于 31 天的累计频率为 18.80%,小于 61 天的累计频率为 51.28%,故中位数所在组段为"31~",$n=468$,$L=31$,$i_M=30$,$f_M=152$,$\sum f_L=88$,代入公式 2-8 得:

$$M = 31 + \frac{30}{152} \times \left(\frac{468}{2} - 88\right) = 59.8(天)$$

468 例狂犬病患者的平均潜伏期为 59.8 天。

中位数可用于描述任何分布类型资料的集中趋势,尤其是偏态分布资料、一端或两端无确定值的资料以及分布不明的资料。

（二）百分位数

百分位数（percentile）是一种位置指标，以 P_X 表示，将全部观察值由小到大排列，位于第 X 百分位置的数值，理论上，有 $X\%$ 的观察值小于 P_X，有 $(100-X)\%$ 的观察值大于 P_X。第50百分位数就是中位数，即 $P_{50}=M$。

对于频数表资料，百分位数 P_X 的计算公式为：

$$P_X=L+\frac{i}{f_X}(nX\%-\sum f_L) \tag{公式 2-9}$$

式中 L 为 P_X 所在组段的下限，i 为该组段的组距，f_X 为该组段的频数，$\sum f_L$ 为小于 L 的各组段累计频数。

例2-9　计算例2-8数据的百分位数 P_{25}，P_{75}。

代入公式2-9，可分别得：

$$P_{25}=31+\frac{30}{152}\times(468\times25\%-88)=36.7（天）$$

$$P_{75}=91+\frac{30}{47}\times(468\times75\%-306)=119.7（天）$$

第三节　离散趋势的描述

例2-10　考察三组运动员，年龄（岁）如下。试描述其集中趋势和离散趋势。

A组：11、12、14、15、16、18、18、20

B组：14、15、15、15、16、16、16、17

C组：11、11、11、12、19、20、20、20

尽管三组运动员的平均年龄均为15.5岁，但三组的年龄变异程度是不同的，A组比较均衡，B组比较集中，C组分散在两端。

常用的离散趋势指标包括极差、四分位数间距、方差、标准差和变异系数。

一、极差和四分位数间距

（一）极差

极差（range，R）亦称全距，即一组变量值的最大值与最小值之差，反映变量值的离散范围。R 越大，离散越大；反之亦然。如例2-10，$R_A=R_C=9$ 岁，$R_B=3$ 岁。R 的优点是计算简单。缺点是不够稳定，样本量大，极差亦大，同时不能反映其他变量值的离散趋势，如 $R_A=R_C=9$ 岁，但两组数据的变异仍有差别。

（二）四分位数间距

为克服极差的不足，若不计两端值，并把两端各去掉25%的变量值，仅计算中间的50%的离散范围，则为四分位数间距（quartile interval，Q）。计算公式如下：

$$Q=P_{75}-P_{25} \tag{公式 2-10}$$

例2-11　试计算表2-4中468例狂犬病患者潜伏期的四分位数间距。

已知 $P_{25}=36.7$ 天，$P_{75}=119.7$ 天，代入公式2-10得：

$$Q=119.7-36.7=83（天）$$

位次居中50%的狂犬病患者潜伏期在36.7～119.7天，四分位数间距为83天。

Q 越大,离散越大,反之亦然。该指标适用于任何分布类型的资料,常用于描述偏态分布资料、一端或两端无确切值的资料、分布不明资料的离散程度。

二、方差和标准差

(一) 方差

为了利用每个变量值的信息,引入离均差(deviation),即 $X-\overline{X}$,但由于 $\sum(X-\overline{X})=0$,为避免正负抵消,采用 $(X-\overline{X})^2$ 继续计算,则 $\sum(X-\overline{X})^2$ 或 $\sum(X-\mu)^2$ 称为离均差平方和(sum of square),记作 SS。但当变量值增多,SS 亦随之增大,为消除 n 或 N 的影响,引入方差(variance),即反映所有变量值与均数的平均离散程度的指标。总体方差 σ^2 与样本方差 S^2 分别为:

$$\sigma^2=\frac{\sum(X-\mu)^2}{N} \tag{公式 2-11}$$

$$S^2=\frac{\sum(X-\overline{X})^2}{n-1} \tag{公式 2-12}$$

公式 2-12 中 $n-1$ 称为自由度(degree of freedom),用希腊字母 ν 表示,读作[njuː]。

数理可证明,用 n 计算的样本方差比 σ^2 偏小,为保证无偏估计,需用 $n-1$ 进行校正。自由度可理解为,对于 n 个随机变量 X,由于 $\overline{X}$ 的限定,X 可自由取值的个数是 $n-1$。

由公式可知,方差的单位是原度量单位的平方,实践中不便于沟通,故更常用下面的指标。

(二) 标准差

标准差(standard deviation),是方差的算术平方根,与原始变量值的单位相同。总体标准差 σ 与样本标准差 S 分别为:

$$\sigma=\sqrt{\frac{\sum(X-\mu)^2}{N}} \tag{公式 2-13}$$

$$S=\sqrt{\frac{\sum(X-\overline{X})^2}{n-1}} \tag{公式 2-14}$$

其中样本标准差的计算分直接法和加权法,公式分别为:

$$S=\sqrt{\frac{\sum X^2-\left(\sum X\right)^2/n}{n-1}} \tag{公式 2-15}$$

$$S=\sqrt{\frac{\sum fX^2-\left(\sum fX\right)^2/\sum f}{\sum f-1}} \tag{公式 2-16}$$

例 2-12 用直接法,例 2-10 中三组样本标准差分别为 $S_A=3.1$ 岁,$S_B=0.9$ 岁,$S_C=4.6$ 岁。

例 2-13 用加权法,计算表 2-3 中 120 名 12 岁健康男孩身高的标准差。

由表 2-3 已算得 $\sum fX=17\,168$,$\sum fX^2=2\,460\,040$

$$S=\sqrt{\frac{2\,460\,040-17\,168^2/120}{120-1}}=5.70(\text{cm})$$

120 名 12 岁健康男孩身高的标准差为 5.70 cm。

标准差的应用更广泛,当两组或多组的数据度量单位相同,均数相差不大时,可通过标准差的大小,直接比较其变异程度。

三、变异系数

当两组或多组的数据度量单位不同,或者均数相差较大时,则不宜用标准差比较其变异程度。此时应选择新的指标,即变异系数(coefficient of variance),用 CV 表示,是一个反映相对离散程度的指标。其计算公式为:

$$CV = \frac{S}{\overline{X}} \times 100\% \qquad \text{(公式 2-17)}$$

由公式可知,CV 无量纲,CV 越大,变量值相对越离散,反之亦然。

例 2-14 某地 20 岁男子 160 人,身高均数为 166.06 cm,标准差为 4.95 cm;体重均数为 53.72 kg,标准差为 4.96 kg。试比较身高与体重的变异程度。

身高 $CV = \frac{4.95}{166.06} \times 100\% = 2.98\%$

体重 $CV = \frac{4.96}{53.72} \times 100\% = 9.23\%$

20 岁男子体重的变异程度比身高的变异程度大。

第四节　正　态　分　布

正态分布(normal distribution)是一种重要的连续型随机变量分布,也称高斯分布(Gaussian distribution)。如例 2-1 资料的频数分布表和直方图所示,其频数分布呈近似正态分布。若以各组段频率密度(频率/组距)为纵坐标,绘制频数密度直方图,则各矩形的面积即为相应组段的频率。设想当观察人数增多,组段细分,矩形宽度变窄,其顶端的连线逐渐接近一条光滑的曲线,如图 2-2,近似于数学上的正态分布曲线。

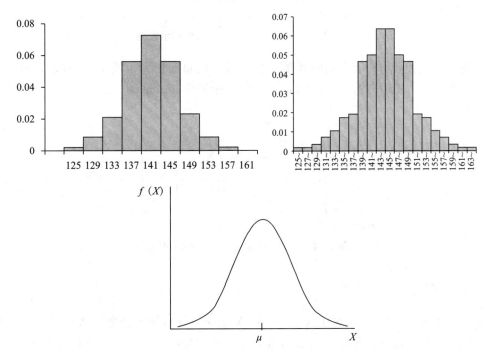

图 2-2　频率密度直方图逐渐接近正态分布示意图

一、正态分布的概念和特征

（一）正态分布的概念

正态曲线（normal curve）的函数表达式：

$$f(X)=\frac{1}{\sigma\sqrt{2\pi}}e^{\frac{-(X-\mu)^2}{2\sigma^2}}, -\infty<X<+\infty \qquad （公式 2-18）$$

式中 μ 为总体均数，σ 为总体标准差。

如果连续型随机变量 X 具有如公式 2-18 的概率密度函数，则称随机变量 X 服从参数为 μ 和 σ^2 的正态分布，记作 $X\sim N(\mu,\sigma^2)$。

（二）正态分布的特征

1. 正态分布呈单峰，以 $X=\mu$ 为中心，左右完全对称，曲线以 X 轴为渐近线，两端永不与 X 轴相交。

2. 曲线的最高点在 $X=\mu$ 处，即 $f(X)$ 最大；X 越远离 μ，其 $f(X)$ 越小。

3. $X=\mu\pm\sigma$ 处有拐点，在两个拐点之间，曲线上凸，而在其外侧，曲线下凹，即呈钟形曲线。

4. 正态分布由两个参数决定。其中 μ 为位置参数，决定正态曲线在 X 轴的位置，μ 越大，曲线的位置越向右侧平移；反之，μ 越小，越向左侧平移。σ 为形态参数，决定正态曲线的分布形状，σ 越大，其数据变异越大，曲线越高耸；反之，σ 越小，其数据变异越小，曲线越扁平，如图 2-3。

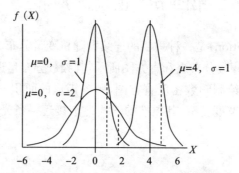

图 2-3　不同位置和形态的正态分布示意图

5. 正态分布下的面积分布有一定的规律。① 曲线下的总面积为 1 或 100%；② 区间 $\mu\pm\sigma$ 的面积约 68%，区间 $\mu\pm2\sigma$ 的面积约 95%，区间 $\mu\pm3\sigma$ 的面积约 99.7%，即 68-95-99.7 法则，如图 2-4。

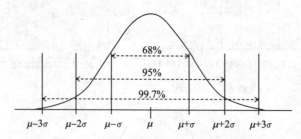

图 2-4　正态分布的 68-95-99.7 规则

二、标准正态分布

由于正态分布是一个分布族，对任意一个服从 $N(\mu,\sigma^2)$ 分布的随机变量 X，经公式 2-19，均可转换为 $\mu=0,\sigma=1$ 的标准正态分布（standard normal distribution），记作 $Z\sim N(0,1)$。

$$Z = \frac{X - \mu}{\sigma} \tag{公式 2-19}$$

则其概率密度函数

$$\varphi(Z) = \frac{1}{\sqrt{2\pi}} e^{\frac{-Z^2}{2}}, -\infty < Z < +\infty \tag{公式 2-20}$$

所以求解任意一个正态分布曲线下某一区间的面积问题,均可转化为标准正态分布曲线下的相应面积,我们只需将正态随机变量 X 进行 Z 变换,然后依据附表 1,查得相应面积值。

例 2-15　前例 2-1 中,某年某市 120 名 12 岁健康男孩身高,已知均数 $\overline{X}=143.07$ cm,标准差 $S=5.70$ cm。① 该地 12 岁健康男孩身高在 135 cm 以下者占该地区的比例？ ② 身高在 135～150 cm 范围内占该地区的比例？

本例样本量大,可用 $\overline{X}$ 代替 μ,用 S 代替 σ,将测量值 X 进行 Z 变换。

$$Z_1 = \frac{135 - 143.07}{5.70} = -1.42$$

$$Z_2 = \frac{150 - 143.07}{5.70} = 1.22$$

查附表 1 得,$\Phi(-1.42)=0.0778$,即身高在 135 cm 以下者占该地区的比例为 7.78%。

因附表 1 仅列出 Z 取负值对应的左侧面积,由 Z 分布对称性可知:

$$\Phi(1.22) = 1 - \Phi(-1.22) = 1 - 0.1112 = 0.8888$$

故 $\Phi(1.22) - \Phi(-1.42) = 0.8888 - 0.0778 = 0.8110$,即身高在 135～150 cm 范围内占该地区的比例为 81.10%。

三、确定医学参考值范围

医学参考值范围(medical reference range)是指绝大多数"正常人"的解剖、生理、生化等指标的波动范围。所谓"正常人"是指排除了对所研究指标有影响的疾病和有关因素的同质人群。习惯用 95% 或 99% 医学参考值范围,作为判断正常与异常的参考标准。

计算参考值范围的方法包括正态分布法和百分位数法,其中正态分布法适用于正态分布或近似正态分布资料,百分位数法可用于任何分布资料,尤其是偏态分布或分布不明资料。

根据专业知识确定指标的单、双侧范围:若指标过小或过大(均属异常),则应同时确定其下限和上限,即双侧参考值范围;若指标仅过小异常,则只确定其下限的单侧参考值范围;若指标仅过大异常,则只确定其上限的单侧参考值范围。

对于一个指标,随机抽取一个大样本(一般大于 100 例)后,参阅表 2-5,确定医学参考值范围。

表 2-5　参考值范围的制定

参考值范围 (%)	正态分布法			百分位数法		
	双侧	单侧下限	单侧上限	双侧	单侧下限	单侧上限
90	$\overline{X} \pm 1.64S$	$\overline{X} - 1.28S$	$\overline{X} + 1.28S$	$P_5 \sim P_{95}$	P_{10}	P_{90}
95	$\overline{X} \pm 1.96S$	$\overline{X} - 1.64S$	$\overline{X} + 1.64S$	$P_{2.5} \sim P_{97.5}$	P_5	P_{95}
99	$\overline{X} \pm 2.58S$	$\overline{X} - 2.33S$	$\overline{X} + 2.33S$	$P_{0.5} \sim P_{99.5}$	P_1	P_{99}

例 2-16　某地调查 144 名正常成年男子的血红细胞计数,近似正态分布,$\overline{X}=5.38\times10^{12}/L$,$S=0.44\times10^{12}/L$。试估计该地成年男子血红细胞计数的 95% 参考值范围。

因血红细胞计数呈近似正态分布,且过多或过少均为异常,故选双侧正态分布法。

$$\overline{X} \pm 1.96S = 5.38 \pm 1.96 \times 0.44 = (4.52, 6.24)$$

即该地成年男子血红细胞计数的95%参考值范围为$(4.52 \sim 6.24) \times 10^{12}/L$。

小 结

1. 对原始资料进行整理,编制定量资料的频数表并绘制直方图,揭示频数分布的类型和特征,初步了解数据的整体概貌。

2. 常用的描述定量资料集中趋势的统计指标包括算术均数、几何均数和中位数。算术均数适用于对称分布,尤其是正态分布或近似正态分布的资料;几何均数适用于等比资料、对数正态分布资料;中位数适用于任何分布类型的资料,尤其是偏态分布资料、一端或两端无确定值的资料以及分布不明资料。

3. 常用的描述定量资料离散趋势的统计指标包括极差、四分位数间距、方差、标准差和变异系数。其中标准差的应用最广泛,适用于对称分布,尤其是正态分布或近似正态分布的资料,同时结合算术均数,全面反映资料的分布特征;四分位数间距适用于任何分布类型的资料,常用于描述偏态分布资料、一端或两端无确切值的资料、分布不明资料的离散程度,同时结合中位数,全面反映资料的分布特征。变异系数常用于量纲不同或均数相差较大的变量间变异程度的比较。

4. 正态分布是应用最广泛的连续型分布,任意正态分布均可经标准化变换为标准正态分布,通过查附表1,获得任意正态分布某一区间的概率;运用正态分布法,确定某些指标医学参考值范围。

本章自测题(含答案)

(彭 欣)

第三章
定性资料的统计描述

　　在医学研究与实践中,将观察单位按照某种属性或类别进行分组计数所收集到的资料称为定性资料,也称为分类资料或计数资料。如性别、民族、血型等都属于定性资料。定性资料按类别分组计数所得到的数叫绝对数,绝对数往往不便于进行相互比较。例如某医院某年因甲病死亡 100 人,该医院同年因乙病死亡 180 人,但不能据此认为该医院乙病的死亡情况比甲病严重。因为患两种病的人数不一定相等,此时需要采用相对数指标进行统计描述。相对数指标同样适用于等级资料的统计描述。

本章课件

第一节　常用相对数

　　相对数(relative number)是两个有关联的指标之比。医学上常用的相对数有率、构成比、相对比。

一、率

　　率(rate)又称频率指标,说明某现象发生的频率或强度,是某现象在某时期实际发生的观察单位数与同时期可能发生该现象的观察单位总数之比,计算公式为:

$$率 = \frac{同时期实际发生某现象的观察单位数}{某时期可能发生某现象的观察单位总数} \times K \qquad (公式 3-1)$$

式中,K 为比例基数,可以是 100%、$1000‰$、$10\ 000/万$、$100\ 000/10\ 万$。比例基数的选择主要根据习惯用法或使计算结果保留 1~2 位整数,以便阅读。

　　在医学资料的分析中比例基数常根据习惯而定,在描述一些人口学指标常用千分率(‰),如死亡率、出生率、人口自然增长率、婴儿死亡率、新生儿死亡率等。描述恶性肿瘤的死亡率、发病率、患病率等常用十万分率(1/10 万)。描述生存率、病死率、罹患率、治愈率等常用百分率(％)。总体率用 π 表示,样本率用 p 表示。

例 3 - 1 某研究利用 2017 年流动人口动态监测数据探讨自评健康状况对流动人口慢性病患病的影响,结果如表 3-1。试计算三种不同自评健康状况被调查者的糖尿病患病率。

表 3-1 中,第(2)、第(3)栏是绝对数,表示该研究中三种自评健康状况调查人数和患糖尿病的实际水平,第(4)栏是率,代表其糖尿病患病发生的频率水平。自评健康状况为较差的调查人数为 1167 人,根据式 3-1 计算其患病率为 $\frac{217}{1167} \times 100\% = 18.59\%$,同理可以计算自评健康状况为一般、良好的糖尿病患病率。

表3-1 不同自评健康状况流动人口糖尿病患病情况

自评健康状况 (1)	调查人数 (2)	患糖尿病人数 (3)	患病率(%) (4)
较差	1167	217	18.59
一般	2423	268	11.06
良好	2703	116	4.29
合计	6293	601	9.55

二、构成比

构成比(proportion)是事物内部某一组成部分的个体数与同一事物各组成部分观察单位总数之比,说明各构成部分在总体中所占的比重。常以百分数表示,计算公式为:

$$构成比 = \frac{某事物内部某一组成部分的观察单位数}{同一事物各组成部分的观察单位总数} \times 100\% \qquad (公式 3 - 2)$$

例 3 - 2 分析北京市某三甲医院 2005～2019 年死亡病例数据。住院患者死因顺位前十位疾病的病例数与构成比如表 3-2 所示。其中死于肿瘤 434 人,占前十位死因死亡总数的构成比为 $\frac{434}{944} \times 100\% = 45.97\%$,同理可以计算出其他死因的构成比。

表3-2 住院患者死因顺位和构成比

顺位 (1)	死因 (2)	病例数 (3)	构成比(%) (4)
1	肿瘤	434	45.97
2	循环系统疾病	243	25.74
3	呼吸系统疾病	100	10.59
4	损伤、中毒和外因的某些其他后果	73	7.73
5	消化系统疾病	46	4.87
6	内分泌、营养和代谢疾病	17	1.80
7	先天畸形、染色体异常	17	1.80
8	血液及造血器官疾病	5	0.53
9	中枢神经系统疾病	5	0.53
10	泌尿生殖系统疾病	4	0.42
合计	—	944	100.00

构成比可以用来表示疾病或死亡的顺位、位次或所占比重。构成比具有两大特点：① 同一事物内部各构成比之和等于1。② 各构成比之间相互影响，某一构成比的变化会影响其他部分构成比的增加或减少。

从表3-2第（4）栏可以看出该医院住院患者前十位死因的构成比从上到下依次降低，可以应用构成比表示这些死因的位次或顺位，同时也可以看出前十位死因的构成比之和为100%。

三、相对比

相对比简称比（relative ratio），是两个有关联的指标之比值，用以说明一个指标是另一个指标的几倍或几分之几。如变异系数、流行病学中常用的相对危险度、人口学研究中常用到的性别比等都属于相对比。相对比的分子和分母可以是绝对数，也可以是相对数或平均数，计算公式为：

$$相对比 = \frac{甲指标}{乙指标} \times 100\% \tag{公式3-3}$$

根据其分子与分母的关系，相对比可分为以下两种。

1. 关系指标　指两个有关的非同类事物的指标，如医护人员与病床数之比，住院天数与床位数之比等。

2. 对比指标　指同类事物的两个指标之比，其目的是比较。如某年我国出生的男女性别比，同时期不同年龄人群的某病发病率之比等。

在流行病学研究中，常用的相对危险度（relative risk，RR）和比值比（odds ratio，OR）都属于相对比指标。

（1）相对危险度（RR）　相对危险度是指暴露组的危险度或发病密度与对照组的危险度或发病密度之比，常用于流行病学队列研究中，用来度量暴露的危险性大小。其计算可用暴露组与低暴露组（或非暴露组）的累积发病率或发病密度（p）估计：

$$相对危险度（RR） = \frac{暴露组发病率（p_1）}{低暴露（或非暴露）组发病率\ p_0} \tag{公式3-4}$$

例3-3　在某项关于老年人高血压患病影响因素的研究中，研究者对某市115 775名60岁以上老年人进行随访，结果发现饮酒的88 131名老年人中患高血压病的有48 466人，而不饮酒的27 644名老年人中患高血压病的有10 098人。试估计饮酒对高血压病的相对危险度。

饮酒的老年人高血压患病率为 $p_1 = \frac{48\ 466}{88\ 131} \times 100\% = 54.99\%$，不饮酒的老年人高血压患病率为 $p_0 = \frac{10\ 098}{27\ 644} \times 100\% = 36.53\%$。

$$相对危险度（RR） = \frac{饮酒老年人高血压患病率（p_1）}{不饮酒老年人高血压患病率（p_0）} = \frac{54.99\%}{36.53\%} = 1.51$$

可见，饮酒的老年人中发生高血压病的风险是不饮酒老年人的1.51倍。

（2）比值比（OR）　又称优势比，是指病例组有无暴露于某危险因素的比值与对照组有无暴露于同一危险因素的比值之比，常用于流行病学病例对照研究中，以度量暴露的危险性。计算公式为：

$$比值比（OR） = \frac{病例组暴露的比值}{对照组暴露的比值} = \frac{a/c}{b/d} = \frac{ad}{bc} \tag{公式3-5}$$

式中，a 为病例组中暴露的人数，b 为对照组中暴露的人数，c 为病例组中未暴露的人数，d 为对照组中未暴露的人数。

例 3 - 4 为分析双酚 A 职业暴露与结直肠癌的相关性,某研究选取了 2017 年 2 月至 2020 年 8 月在某医院接受职业健康检查的 96 例结直肠癌患者为病例组,同期同企业健康职工 96 例作为对照组,均来自双酚 A 相关生产及使用单位,结果如表 3 - 3。

表 3-3 双酚 A 职业暴露与结直肠癌病例对照研究结果

暴露或特征	病例组	对照组	合计
有尿双酚 A	70(a)	40(b)	110
无尿双酚 A	26(c)	56(d)	82
合计	96	96	192

$$比值比(OR)=\frac{病例组暴露的比值}{对照组暴露的比值}=\frac{a/c}{b/d}=\frac{70/26}{40/56}=3.77$$

结果提示,结直肠癌患者有双酚 A 暴露与无双酚 A 暴露的比值是健康职工的 3.77 倍。

四、应用相对数应注意的问题

1. 计算相对数时分母不宜过小 在临床试验和流行病学调查研究中,各种偶然因素都可能导致计算结果的较大变化,如例数过少(小于 30 例)时,相对数波动较大,研究结果不稳定,不宜计算相对数,此时可直接用绝对数表示。如"某医生治疗了 4 例支气管哮喘病患者,其中 3 例有效",此时报告有效率为 75% 是不合适的,可以直接表示为"治疗 4 例,3 例有效"。但在动物实验时,经周密设计、严格控制实验条件,如每组用 10 只、20 只同种属动物也可以计算相对数。

2. 不能以构成比代替率 构成比只能说明事物内部各组成部分所占的比重或分布,不能说明该事物各组成部分发生的频率或强度,但在实际应用中经常会出现以构成比代替率的错误。

例 3 - 5 表 3 - 4 是某研究抽取的某市某年不同年龄段成年常住居民的高血压患病人数及相对数。第(2)、第(3)栏为绝对数,第(4)栏为各年龄组患病人数占总患病数的构成比,可见 55~64 岁年龄组患病人数所占比例较高,如果据此栏结果认为该年龄段人群高血压患病程度高,则犯了以构成比代替率的错误。表中第(5)栏数据为各年龄组高血压的患病率,反映了各年龄段高血压患病程度,其中≥75 年龄组最高。

表 3-4 某年某市不同年龄成年常住居民高血压患病人数及相对数

年龄(岁) (1)	调查人数 (2)	患病人数 (3)	构成比(%) (4)	患病率(%) (5)
18~24	1338	50	0.29	3.74
25~34	3589	231	1.36	6.44
35~44	6661	1138	6.69	17.08
45~54	9025	3164	18.59	35.06
55~64	11 010	5675	33.35	51.54
65~74	6333	4024	23.64	63.54
≥75	3876	2736	16.08	70.59
合计	41 832	17 018	100.00	40.68

在临床研究时,经常应用住院或门诊病人的资料来分析疾病与性别、年龄、职业、吸烟、饮酒等暴露因素的关联。注意此时所计算的相对数多数是构成比,不能当成率进行统计分析。

3. 正确计算平均率 平均率亦称合计率。计算平均率不能将两个或多个率简单相加后取平均值,而应分别将分子和分母合计求平均率。如表 3-4 资料,平均患病率＝17 018/41 832×100％＝40.68％,而不应取各年龄组患病率的平均值。

4. 在比较相对数时应注意资料可比性 在比较相对数时,除了研究因素(干预因素)外,其他的影响因素要基本相同。一般应注意:① 影响因素在各组的内部构成是否相同,如比较两地某病总死亡率时,两地居民的性别、年龄构成比要相同或相近,否则应按照性别、年龄分组进行率的标准化。② 各比较组的观察对象要同质,研究方法要相同,观察时间要相等,以及内外环境条件要相近,如比较不同药物的疗效时,需注意各组病例在年龄、性别、病情、病程和疗程等方面基本相同。③ 对比不同时期资料应注意客观条件是否相同。

5. 样本率或样本构成比的比较应做假设检验 在随机抽样的情况下,由于抽样误差的存在,不能仅凭样本指标大小得出结论,应进行参数估计和假设检验。

第二节 率的标准化法

某医院用西医和中西医结合两种疗法治疗某病,对象有普通型和重型两类患者,病例数和治愈数分别如表 3-5 所示。西医疗法各病型的治愈率均低于中西医结合疗法,但合计的治愈率却高于中西医疗法,为什么? 应该怎么做?

一、标准化法的意义和基本思想

标准化法(standardization)的意义:如果两组(或多组)个体在年龄、性别、疾病的病情、病程等内部因素构成上存在差异,则不能直接比较两组(或多组)的合计率,为了消除这种影响,需首先对两组(或多组)数据进行标准化处理。

例 3-6 某病两种疗法的治愈率比较的资料。

表 3-5 某病两种疗法的治愈率比较

病型	西医疗法			中西医结合疗法		
	病例数	治愈数	治愈率(％)	病例数	治愈数	治愈率(％)
普通型	300	180	60.0	100	70	70.0
重型	100	30	30.0	300	126	42.0
合计	400	210	52.5	400	196	49.0

从表 3-5 的资料可以看出,对任一组别来说,中西医结合疗法的治愈率均高于西医疗法,但合计治愈率却低于西医疗法。这种偏差产生的原因是这两种疗法不同组别病例数内部构成不同。西医疗法以治愈率高的普通型病例数为主,而中西医结合疗法以治愈率低的重型病例数为主,所以直接将两种疗法的治愈率进行比较,结果显然是不合理的。为了正确比较两种疗法的合计率,必须先将两组研究对象的病例数构成按统一标准进行校正,计算出校正的标准化治愈率后再进行比较。这种用统一内部构成计算的率称为标准化率(standardized rate)。

从上述资料分析可以看出,标准化的基本思想:当两组或多组资料进行比较时,采用统一的标准计算标准化率,以消除其内部构成不同对指标的影响,使计算得出的标准化率具有可比性。

二、标准化率的计算

标准化率的计算通常包括以下三个步骤。

(一)选择标准化方法

根据对比资料所具备的条件选用直接法或间接法。直接法适用于各分组实际率(如死亡率、发病率等)明确的情况。选择统一的标准人口数(或标准人口构成),直接计算出标准化率。间接法适用于仅了解各年龄组人口数和总实际人数(如死亡数、发病数等),而某组或某几组各层的率缺失的情况。例如,对死亡率进行标准化,如果已知年龄别实际死亡率,可以采用直接法;如果缺少年龄别实际死亡率,只有总死亡人数和各年龄组人口数时,可以采用间接法。

(二)选定标准构成

进行标准化率计算时关键是要选择统一的标准构成,有以下三种方法。

1. 根据研究目的选择有代表性、内部构成相对稳定的较大人群作为构成标准 例如,应用全国人口普查算得的人口构成为标准(包括年龄构成或年龄别死亡率等)。这种方法可用于直接法或间接法。

2. 两组资料中任选其一作为两组的共同标准 这种方法可用于直接法。

3. 将要比较的两组资料各相应小组的例数相加作为两组的共同标准 这种方法可用于直接法。

(三)应用公式计算标准化率

下面以死亡率的年龄构成标准化为例说明直接法的标准化率的计算公式。

已知标准人口年龄别人口数时的公式:

$$P' = \frac{\sum N_i p_i}{N} \qquad\qquad \text{(公式 3-6)}$$

选择标准人口年龄别人口构成比时的公式:

$$P' = \sum \left(\frac{N_i}{N}\right) p_i \qquad\qquad \text{(公式 3-7)}$$

公式 3-6 和 3-7 中 P' 为标准化率,N_i 为标准年龄别人口数,p_i 为实际年龄别死亡率,N 为标准人口总人数。公式 3-6 的分子 $\sum N_i p_i$ 为预期死亡数,除以标准人口总数 N 就是标准化死亡率。公式 3-7 中 N_i/N 为标准年龄别人口构成比,乘以实际年龄别死亡率 p_i,称为分配死亡率,其乘积之和也是标准化死亡率。

例 3-7 对例 3-6 资料计算标准化率。因为已知两种疗法各组的实际治愈率,可以采用直接标准化法。下面按选定标准人口和标准人口构成两种情况,说明标准化治愈率的计算。

第一种情况,选择标准人口计算标准化率:① 本例将两种疗法的各组别的治疗病例数合并,作为"标准人口",见表 3-6 第(2)栏;② 计算西医、中西医结合两种疗法的预期治愈人数,见表 3-6 第(4)、第(6)栏;③ 利用公式(3-6)分别计算两个疗法的标准化治愈率。

表 3-6　用直接法计算标准化治愈率(以标准人口为共同标准)

病型	标准治疗人数	西医疗法		中西医结合疗法	
		原治愈率(%)	预期治疗数	原治疗率(%)	预期治疗数
	N_i	p_i	$N_i p_i$	p_i	$N_i p_i$
(1)	(2)	(3)	(4)=(2)(3)	(5)	(6)=(2)(5)
普通型	400	60	240	70	280
重型	400	30	120	42	168
合计	800(N)	—	360	—	448

西医疗法的标准化治愈率 $P'_{甲} = \dfrac{\sum N_i p_i}{N} = \dfrac{360}{800} \times 100\% = 45.0\%$

中西医结合疗法的标准化治愈率 $P'_z = \dfrac{\sum N_i p_i}{N} = \dfrac{448}{800} \times 100\% = 56.0\%$

由上可见,标准化后中西医疗法的治愈率高于西医疗法,与分组率比较的结果一致。可见通过标准化率的比较,排除了两组内部构成不同的影响,校正了标准化前西医疗法高于中西医结合疗法的错误结论,使研究结果具有可比性。

第二种情况,选择标准人口构成计算标准化率:① 选择两种疗法的各组别的治疗病例数之和组成"标准人口构成",见表3-7第(2)栏;② 计算出西医和中西医结合两疗法的分配治愈率,如表3-7第(4)、(6)栏;③ 按公式3-7分别将第(4)、(6)栏中的分配治愈率直接相加,其合计值为标准化治愈率。此结果与第一种情况的计算结果相同。

表3-7　用直接法计算标准化治愈率(以标准人口构成比为共同标准)

病型	标准人口构成 N_i/N	西医疗法		中西医结合疗法	
		原治愈率(%) P_i	预期治愈数 $(N_i/N)p_i$	原治愈率(%) P_i	预期治愈数 $(N_i/N)p_i$
(1)	(2)	(3)	(4)=(2)(3)	(5)	(6)=(2)(5)
普通型	0.5	60.0	30.0	70.0	35.0
重型	0.5	30.0	15.0	42.0	21.0
合计	1.0	52.5	45.0	49.0	56.0

三、标准化法使用的注意事项

1. 标准化法适用于两组个体内部构成(如年龄、性别、工龄、职业、病程长短、病型等)存在差异,不能直接比较两组的患病率、发病率、死亡率等资料。通过标准化处理可以消除内部构成差异的影响,但注意其他条件在组间不同引起的不具可比性问题,不能通过标准化法予以解决。

2. 标准化后的标准化率,反映的是相互比较的资料间的相对水平,不代表实际水平。

3. 在标准化率计算时,各比较组的标准要统一,选择不同的标准,计算的标准化率也会不同。

4. 样本标准化率是样本统计指标,存在抽样误差,若要比较两个或多个组的标准化率是否不同,还应做假设检验。

第三节　常用死亡与疾病统计指标

一、死亡指标

死亡统计指标主要用于研究人群死亡水平、死亡原因及其变化规律。常用的死亡统计指标有死亡率、病死率和死因构成等。

1. 死亡率(death rate,mortality rate)　指在一定期间(一般为1年)内,某人群死亡人数与该人群同期平均人口数之比。死亡率是衡量人群因病伤死亡危险最常用的指标,可以反映一个国家或地区经济、文化和卫生水平,主要用于探讨疾病病因和评价疾病防治措施的效果。

$$死亡率 = \frac{某年某人群死亡总人数}{同年该人群平均人口数} \times K \qquad (公式3-8)$$

式中,比例基数 K 常用 1000‰、10 000/万、100 000/10 万表示。

死亡率按分子的构成不同,又将其分为粗死亡率和死亡专率。

粗死亡率是指未经调整的死于所有原因的死亡率,因人口的构成不同,一般不能直接进行不同人群间的比较,若要比较,需进行标准化分析。死亡专率是按疾病的种类、年龄、性别、职业、民族、种族等分别计算的死亡率。计算死亡专率时,注意分母和分子要一致。

例如,计算某地 50~60 岁女性心脏病的死亡率,分子为该地该年 50~60 岁女性人口中因心脏病死亡的总人数,分母为该地该年 50~60 岁的女性人口数,而不能用全人口数。死亡专率分母中平均人口数可以用该年 7 月 1 日零时或年初与年终人口数之和除以 2 来计算。

常用的死亡统计指标主要有年龄别死亡率、婴儿死亡率、新生儿死亡率、围生儿死亡率和死因别死亡率。

(1) 年龄别死亡率(age-specific death rate) 是指某年龄别人口中死亡数与同年龄组平均人口数的比值。

$$年龄别死亡率 = \frac{某年某年龄组死亡人数}{同年该年龄组平均人口数} \times 1000‰ \qquad (公式 3-9)$$

(2) 婴儿死亡率(infant mortality rate) 是指某年不满 1 岁的婴儿死亡数与全年活产数的比值。是反映社会卫生状况、婴儿保健工作以及人群健康状况的重要指标。

$$婴儿死亡率 = \frac{某年不满 1 岁婴儿死亡数}{同年活产总数} \times 1000‰ \qquad (公式 3-10)$$

(3) 新生儿死亡率(neonatal mortality rate) 是指某地某年内出生活产儿中不满 28 天的死亡人数与全年活产数的比值。

$$新生儿死亡率 = \frac{某年出生 28 天内的死亡数}{同年活产总数} \times 1000‰ \qquad (公式 3-11)$$

(4) 围生儿死亡率(perinatal mortality rate) 是指妊娠满 28 周至出生后 7 天以内的死亡数占妊娠 28 周以上出生的新生儿总数的比例。围生儿死亡率是反映妊娠前、妊娠期、分娩期、分娩后保健工作质量的敏感指标之一。

$$围生儿死亡率 = \frac{某年妊娠 28 周以上的死胎数 + 死产数 + 7 天内新生儿死亡数}{同年妊娠 28 周以上的死胎数 + 死产数 + 活产数} \times 1000‰$$

$$(公式 3-12)$$

(5) 死因别死亡率(cause specific death rate) 是指因某种原因(疾病)所致的死亡率,是分析死因的重要指标,反映各类病伤死亡对居民生命的危害程度。

$$死因别死亡率 = \frac{某年内某种原因死亡人数}{同年平均人口数} \times 100\,000/10 万 \qquad (公式 3-13)$$

2. 病死率(case fatality rate) 是指一定期间内,某病的全部病人中因该病死亡的人数所占的比率。常表示某确诊疾病死亡概率水平,可反映疾病的严重程度、医疗卫生水平和疾病确诊能力,常用于急性传染病。

$$病死率 = \frac{观察期间因某病死亡人数}{同期确诊的某病病例数} \times 100\% \qquad (公式 3-14)$$

在用于评价不同医院的医疗水平时,应注意不同医院入院病人的病情及医院的医疗设备条件等是否可比。

3. 死因构成(proportion of dying of a specific cause)　是指死于某原因者占全部死亡人数的百分比。死因顺位是按各死因构成比从大到小排序的位次,用于说明各死亡原因的相对重要性。

$$某种死因的构成比 = \frac{某种病因死亡的人数}{总死亡人数} \times 100\% \qquad (公式3-15)$$

例3-8　2020年我国城市和农村前十位主要疾病的死亡率、每种疾病在所有病因中的构成比、死因顺位情况如表3-8。

表3-8　2020年我国前十位主要疾病死亡率及死亡原因构成

死亡原因	城市			农村		
	死亡率 (1/10万)	构成比 (%)	死因 顺位	死亡率 (1/10万)	构成比 (%)	死因 顺位
恶性肿瘤	161.40	25.43	1	161.85	23.00	3
心脏病	155.86	24.56	2	171.36	24.47	1
脑血管病	135.18	21.30	3	164.77	23.53	2
呼吸系统疾病	55.36	8.72	4	63.64	9.09	4
损伤和中毒	35.87	5.65	5	50.93	7.27	5
内分泌、营养和代谢疾病	22.79	3.59	6	19.01	2.71	6
消化系统疾病	15.82	2.49	7	15.3	2.18	7
神经系统疾病	9.06	1.43	8	9.31	1.33	8
泌尿生殖系统疾病	6.64	1.05	9	7.35	1.05	9
传染病(含呼吸道结核)	5.49	0.86	10	6.61	1.00	10

表3-8资料显示城市和农村的前十位疾病死亡率和死因构成比有所不同,但不论城市还是农村,前十位死亡原因都是一致的,疾病顺位除前3位不同外,其他疾病顺位均相同;而第4位至第10位疾病的排序,城市和农村是相同的。从表3-8也可以看出,恶性肿瘤、心脏病和脑血管病死亡率、死因构成居于前三位,说明这三类疾病对人类健康危害较大、比重较高,应该作为目前医学研究和防治的重点。

二、疾病统计指标

疾病统计(morbidity statistics)是居民进行健康和疾病统计的重要内容之一,从数量上研究疾病在人群中的发生、发展及变化规律,为病因学研究、疾病防治和效果评价提供科学依据。常用疾病统计指标有发病率、患病率、治愈率、生存率等。

1. 发病率(incidence rate)　表示某一时期内,某一特定人群中某病新病例出现的频率。可用来衡量发生某病或伤害的危险性大小,常用于了解疾病的流行特征,探讨疾病病因和评价疾病防治措施的效果等。

$$发病率 = \frac{特定时期某人群中某病新病例数}{同期该人群暴露人口数} \times K \qquad (公式3-16)$$

式中,比例基数 K 可以为 100%、1000‰、10 000/万、100 000/10 万。

计算发病率时要注意以下事项:

(1) 选择时间单位,可以用年、月、周为观察期间,常用年或月。

(2) 分子为观察期间新发生的病例数,对于较难确定发病时间的慢性疾病,如恶性肿瘤、糖尿病、高血压等,一般以初次诊断时间作为发病时间。对于观察期内同一个人多次发生同种疾病,应多次计为新发病例数。

(3)分母中的暴露人口数是指观察期内可能发生该病的人,对于不可能发生的应予以排除。如计算传染病发病率时,应排除已进行预防接种和已患过该病获得免疫力的人。在实际应用时,暴露人口数一般不易确定,通常用平均人口数来代替。

2. 患病率(prevalence rate) 又称现患率,指某特定时间内,某人群中某病新旧病例数所占的比例。分为时点患病率和期间患病率。主要应用于慢性疾病的研究,可以为卫生设施、人力资源和卫生资源的合理规划提供依据。

$$患病率 = \frac{特定时间某人群某病新旧病例总数}{同期平均人口数} \times K \qquad (公式 3-17)$$

式中比例基数 K 可以为 100%、1000‰、10 000/万、100 000/10 万。

时点患病率一般要求时间很短,最长不超过 1 个月;期间患病率时间可以长一些,通常大于 1 个月,但一般不超过 1 年。

3. 患病率与发病率的区别与联系

(1)区别 ① 患病率的分子为调查期间某人群某病的新旧病例数(又称现患病例)总和,而发病率的分子为一定期间内某病新发生的病例数。② 患病率可以通过现况调查获得,用于衡量疾病的存在或流行状况。③ 而发病率可以通过疾病发生报告或队列研究获得,是衡量疾病发生的动态指标。

(2)联系 当某地某种疾病的病程和发病率在相当长的时间内保持稳定时,患病率与发病率和病程的乘积成正比。

$$患病率(P) = 发病率(I) \times 平均病程(D) \qquad (公式 3-18)$$

4. 治愈率(cure rate)是指接受治疗的病人中治愈的频率。主要用于疾病治疗效果的评价。

$$治愈率 = \frac{治愈病人数}{接受治疗病人数} \times 100\% \qquad (公式 3-19)$$

5. 生存率(survival rate) 是指患某种疾病的人(或接受某种治疗的某病病人)经 n 年的随访,到随访结束时仍存活的病例数所占的比例。常用于某些慢性疾病,如恶性肿瘤、心血管疾病、脑血管病等的远期疗效评价或预后研究。

$$n \text{ 年生存率} = \frac{随访满 n 年存活的病例数}{随访满 n 年的病例数} \times 100\% \qquad (公式 3-20)$$

研究存活率需要有相应的随访制度,确定随访开始和终止时间。一般以确诊日期、出院日期或手术日期作为开始时间,终止时间通常为 1 年、3 年、5 年、10 年,此时计算的生存率称为 1 年、3 年、5 年或 10 年生存率。

小　结

1. 定性资料中的多分类资料和二分类资料可以通过频率分布表以及相对数指标进行统计描述。常用的相对数指标有率、构成比、相对比等。

2. 应用相对数时应注意计算相对数分母不能太小;计算平均率应分别将分子和分母合计求平均率;率的比较要注意可比性;样本率或样本构成比的比较要进行假设检验。

3. 标准化法的目的是消除内部构成不同对粗率比较的影响，选择统一的"标准"，计算标准化率。

4. 计算方法有直接标准化法和间接标准化法。

5. 注意标准化法的应用事项。

6. 目前世界通用国际疾病分类第 10 版（international statistical classification of diseases，10th revision，ICD‐10）进行疾病和死因分类：疾病与死亡常用统计指标主要包括发病率、患病率、治愈率、生存率、死亡率、病死率和死因构成等指标。

本章自测题（含答案）

（韩春蕾）

第四章

统计表与统计图

案例与思考

　　中国心血管病患病率处于持续上升阶段。2020 年中国心血管健康与疾病报告发布,我国心血管病现患人数 3.30 亿,其中脑卒中 1300 万,冠状动脉粥样硬化性心脏病(冠心病)1139 万,肺源性心脏病 500 万,心力衰竭 890 万,心房颤动 487 万,风湿性心脏病 250 万,先天性心脏病 200 万,下肢动脉疾病 4530 万,高血压 2.45 亿。2018 年,心血管病死亡占城乡居民总死亡原因的首位,农村为 46.66%, 城市为 43.81%。自 1980 年以来,中国医院心脑血管病患者的出院人次数不断增加。2018 年中国医院心脑血管病患者出院总人次数为 2316.13 万人次,占同期出院总人次数(包括所有住院病种)的 12.80%;其中,心血管病出院总人次数为 1142.39 万人次,占 6.31%,脑血管病为 1173.74 万人次,占 6.48%。{数据来源:胡盛寿.中国心血管健康与疾病报告 2020 概要[J].中国循环杂志,2021,36(06):521 - 545.}

　　我们该采用怎样的方式更清晰直观地呈现该组资料呢?

第一节　统　计　表

　　把统计分析资料及其指标用表格列出,称为统计表(statistical table)。统计表可以替代冗长的文字表达,方便计算和数据对比。在学术报告或论文中,常用统计表描述主要的研究结果(数据、指标和统计量),使统计资料简明清晰。

　　统计表主要由标题、标目、线条、数字和备注等组成,基本格式如下:

本章课件

表序　标题

横标目的总标目	纵标目	合计
横标目	表体(数字)	表体(数字)
横标目	表体(数字)	表体(数字)
横标目	表体(数字)	表体(数字)
…	…	…
合计	表体(数字)	表体(数字)

一、制表的基本要求

编制统计表中心内容要突出,一张表只表达一个中心内容,不应把很多内容集中到一张表中。具体要求如下:

1. **标题** 标题要简明扼要,准确表达问题,应包括时间、地点、内容等。标题应在表顶线的上端中间位置,必要时应写明资料来源。若资料有两个以上的统计表时,应在表的左上方编出表序(如表1,表2……)。

2. **标目** 包括横标目和纵标目,用以说明每行和每列内容或数字的含义,注意标明指标的单位。

(1) **横标目** 位于表左侧,是统计表叙述的主语,即描述的对象,说明同一横行数字的意义。

(2) **纵标目** 位于标目线的上端,是被说明事物的谓语,即描述的内容,一般是绝对数或统计指标。横标目、纵标目的先后顺序,可按惯例、时间先后、数值大小、地理分布以及重要程度等有规则地排列。

3. **线条** 统计表一般采用"三线表"格式,以三条线为基础,即顶线、底线、隔线,可根据需要适当加1~2条细线。制表时,位于表左上角的斜线、两侧的边线以及竖线不应使用,以免影响表格的美观、实用(表4-1与表4-2)。

4. **数字** 表内数字一律用阿拉伯数字,同一指标个位数要上下对齐,小数点的位数要一致,一般保留1~2位小数。无数字的空格用"—"表示,暂缺或未记录用"…"表示。

5. **备注** 需要说明的备注用"＊"号标出,文字叙述写在表的下方。

二、统计表的种类

1. **简单表** 只按一个特征或标志分组的统计表称为简单表,如表4-1。表中列出四个年龄段乳腺癌患者的病死情况,该表只说明年龄一个特征,属于简单表。

表4-1 某医院2019~2020年确诊的不同年龄乳腺癌患者生存状况

年龄组别	病例数	5年死亡例数	5年死亡率(%)
<35 岁	10	2	20.00
35~54 岁	123	6	4.88
55~64 岁	64	3	4.69
≥65 岁	41	6	14.63
合计	238	17	7.14

2. **复合表** 按两个或两个以上特征或标志结合起来分组的统计表称为复合表或组合表,如表4-2。将年龄段和疾病分期两个标志结合起来分组,可以分析不同年龄段和不同疾病分期的乳腺癌患者的病死率。

表4-2 某医院2018年确诊的不同年龄段乳腺癌患者5年病死率与疾病分期

年龄组别	早期			中晚期		
	病人数	5年死亡人数	5年病死率(%)	病人数	5年死亡人数	5年病死率(%)
<35 岁	18	2	11.11	11	4	36.36
35~54 岁	160	11	6.88	68	9	13.24
55~64 岁	90	3	3.33	37	3	8.11
≥65 岁	104	6	5.77	22	4	18.18
合计	372	22	5.91	138	20	14.49

应用统计表是为了简单、清楚地描述统计资料或表达分析结果。在制表过程中最常见的是受文章篇幅限制,需要用尽可能少的表格来表达复杂问题,结果导致统计表格过于庞大,内容过多,条理不清,从而失去统计表的本意。

第二节 统 计 图

统计图(statistical chart)是利用点、线、面、体等绘制成几何图形,以表示各种数量间的关系及其变动情况的工具,具有直观、形象、生动、具体等特点,是表现统计数字大小和变动的各种图形的总称。统计图在统计资料整理与分析中占有重要地位,并得到广泛应用。常用统计图有直方图、线图、半对数线图、散点图、箱式图、直条图、圆图、百分条图等。

一、绘制统计图的基本要求

（一）统计图的制作原则

1. 根据资料性质以及分析目的选用恰当的统计图 为了精确地显示数据的大小,经常与统计表一起使用。

2. 绘制统计图应注意准确、美观 图线粗细适当,不同事物用不同线条或颜色表示,清晰明了。

3. 一个图通常只表达一个中心内容和一个主题 即一个统计指标。

（二）统计图的结构

统计图通常由标题、图域、标目、图例和刻度五个部分组成。

1. 标题 简明扼要概括资料时间、地点和内容,一般位于图下方中间位置并附有明确编号,如图4-1所示。

2. 图域 即制图空间,除圆图外,一般用直角坐标系第一象限的位置表示图域,或者用长方形的框架表示。

3. 标目 有纵标目和横标目,来表示纵轴和横轴数字刻度的意义,一般有度量衡单位。

4. 图例 即对图中不同颜色图案指标的注释,通常放在横标目与标题之间,也可以放在图域中。

5. 刻度 即纵轴与横轴上的坐标。刻度可在内侧或外侧,刻度数值从小到大排列,纵轴由下向上,横轴由左向右。绘图时按照统计指标数值的大小,选择合适的坐标原点和刻度间隔。

二、常用统计图与绘制方法

根据资料的性质以及分析目的,我们将常用统计图分为三大类,如表4-3所示。

表4-3 常用统计图分类

资料类型	常用图形
定量资料	直方图
……	线图
……	半对数线图
……	散点图
……	箱式图
定性资料	直条图
……	圆图
……	百分条图
地域性资料	统计地图

（一）描述定量资料常用的统计图

1. 直方图（histogram） 主要用于表示连续变量频数分布情况,用直条矩形面积代表各组频数,各矩形面积总和代表频数的总和。其绘制方法如下:

（1）横轴表示被观察现象的组段,纵轴表示频数或频率,纵轴刻度必须从零开始。

（2）直条间不留空隙,可用直线分隔或仅连接相邻两条直线顶端,但左右两端必须有垂线至横轴,使直方图成为密闭的图形。

（3）当组距相等时,可直接按纵轴尺度绘出相应的矩形面积;当组距不等时,要折合成等距后再绘图。将下表资料绘制成直方图,如图 4-1 所示。

表 4-4 某院校医学专业 135 名男生身高的频数分布

身高（cm）	频数
154～	1
156～	3
158～	6
160～	8
162～	16
164～	21
166～	23
168～	24
170～	16
172～	9
174～	5
176～	2
178～180	1

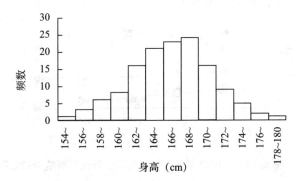

图 4-1 某院校医学专业 135 名男生身高的频数分布

2. 线图（line chart） 线图是用线段的升降来表示指标的连续变化情况,适用于描述一个变量随另一个变量变化的趋势,用于分组标志为连续型变量的资料。线图中若只有一条折线,称为单式线图;若有两条及以上的线条,称为复式线图。其绘制方法如下:

（1）纵横与横轴一般都是算术尺度,纵轴尺度可以不从零开始。

（2）横轴如果是组段,只需标明各组段起点。当组段较细时,可隔适当距离标一数值,不必逐段标明。

（3）一般纵轴与横轴长度的比例为 5∶7 左右,坐标内点的位置要适当,相邻两点用直线连接,切勿任意修匀成光滑曲线。

（4）同一线图内，可以表示两种指标的变化趋势，需要用不同颜色或线段加以区别，并附上图例说明。

例 4-1 表 4-5 给出了某地 1950～1970 年病毒性肝炎与流行性乙型脑炎死亡率资料。将表 4-5 中的数据绘制成普通线图和半对数线图，得到图 4-2 和图 4-3。

表 4-5 某地 1950～1970 年病毒性肝炎与流行性乙型脑炎死亡率（1/10 万）

年份	病毒性肝炎		流行性乙型脑炎	
	死亡率	对数值	死亡率	对数值
1950	117.01	2.0682	11.65	1.0663
1955	98.71	1.9944	7.46	0.8727
1960	73.02	1.8634	3.89	0.5899
1965	66.98	1.8259	2.39	0.3784
1970	50.99	1.7075	1.28	0.1072

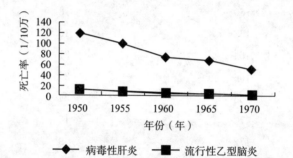

图 4-2 某地 1950～1970 年病毒性肝炎与流行性乙型脑炎死亡率比较

半对数线图（semi-logarithmic line chart），是用于对比事物发展速度的图形。其纵轴为对数尺度，横轴为算术尺度，使线图上的数量关系变为对数关系。

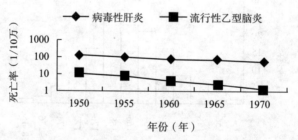

图 4-3 某地 1950～1970 年病毒性肝炎与流行性乙型脑炎死亡率比较

（1）图 4-2 显示病毒性肝炎的死亡率下降较快，图 4-3 则显示流行性乙型脑炎的死亡率下降的相对速度比病毒性肝炎快一些。

（2）由表 4-5 可知，病毒性肝炎的死亡率降到原来的 1/2 左右，而流行性乙型脑炎的死亡率降到原来的 1/9 左右，因此流行性乙型脑炎死亡率下降的相对速度高于病毒性肝炎的死亡率下降的相对速度。

（3）病毒性肝炎和流行性乙型脑炎的死亡率相差很大，选用半对数线图可以说明二者随着时间推移发展变化的相对速度，这种关系用半对数线图 4-3 可以直观地显示。

3. 散点图（scatter plot） 是用点的密集程度、趋势表示两变量之间的相关关系。其绘制方法与线图类似，只是点与点之间不用线段连接。

例 4-2　为了解身高与体重之间的关系,现从某大学统计专业二年级学生中随机抽取 15 人进行调查,所得结果如表 4-6,将该资料绘制成散点图,如图 4-4 所示。

表 4-6　某大学统计专业 15 名学生身高与体重数据

编号	身高(cm)	体重(kg)
1	155.6	50.4
2	181.8	60.3
3	162.1	53.5
4	153.8	44.7
5	162.1	50.7
6	155.7	48.1
7	162.3	51.3
8	175.2	59.9
9	182.4	68.5
10	179.3	60.6
11	190.1	75.4
12	184.5	67.8
13	160.6	45.6
14	170.6	60.2
15	167.4	51.3

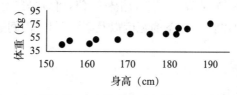

图 4-4　某大学 15 名学生身高与体重关系的散点图

4. 箱式图(box plot)　常用于反映两组或多组资料的集中趋势和离散趋势并进行直观比较分析。其绘制方法如下:

(1) 首先找出一组数据的五个特征值,即最大值、最小值、中位数、上四分位数以及下四分位数。

(2) 连接两个四分位数画出箱子,再将两个极值点与箱子相连接。

(3) 箱式图中间横线表示中位数,箱体的长度表示四分位数间距,上端为 P_{75},下端为 P_{25},最外面两端连线表示最大值和最小值。

例 4-3　为研究茶多酚保健饮料对急性缺氧的影响,将 40 只 Wistar 小白鼠随机分为低、中、高三个剂量组和一个对照组,每组 10 只小白鼠,对小白鼠进行耐缺氧存活时间实验,所得结果如表 4-7,将该资料绘制成箱式图,如图 4-5 所示。

表 4-7　4 组小白鼠耐缺氧存活时间数据(分钟)

组别	小白鼠编号									
	1	2	3	4	5	6	7	8	9	10
对照组	21.41	22.09	19.57	23.55	18.45	22.56	25.67	18.87	24.42	16.04
低剂量组	20.14	23.36	25.67	19.34	28.81	18.42	26.13	20.13	21.09	22.73

组别	小白鼠编号									
	1	2	3	4	5	6	7	8	9	10
中剂量组	35.09	28.11	24.76	22.98	28.32	29.04	33.87	21.86	34.45	31.89
高剂量组	30.23	36.78	27.89	33.26	27.98	37.58	28.02	23.47	27.88	35.09

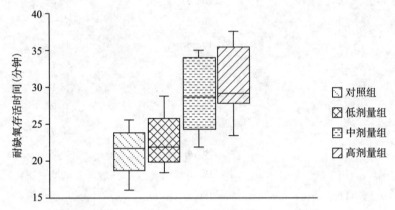

图 4-5 不同剂量的茶多酚保健饮料对延长小白鼠耐缺氧存活时间比较的箱式图

（二）描述定性资料常用的统计图

1. 直条图（bar chart） 是用宽度相同的条形的高度或长短来表示数据变动的图形，按分组因素的多少分为单式和复式两种。其绘制方法如下：

（1）以横轴表示各独立指标，纵轴表示相应的指标数值，可以是绝对数、相对数以及平均数。

（2）纵轴必须从"0"开始且要等距；直条的宽度以及间隔要相等，间隔的距离通常与直条宽度相等或略小。

（3）如果直条的高度是均数，在其均数上下用"I"绘以标准差或标准误的范围，表示各均数的变异程度，这样更能增加图的表现力。

（4）复式直条图是以组为单位，每组包括两个或多个直条，同一组直条间不留间隙。

例 4-4 中国高血压调查于 2012～2015 年采用分层、多阶段、随机抽样的方法在中国大陆 31 个省的 262 个城市和农村抽取 451 755 名 18 岁及以上的居民进行调查，结果显示，高血压患病粗率随年龄增加而升高（图 4-6）；在 1958～1959 年、1979～1980 年、1991 年、2002 年和 2015 年进行过五次全国范围高血压抽样调查，居民高血压患病粗率以及年龄标化患病率均呈现上升趋势（图 4-7）。图 4-6 为简单直条图，用于描述 2015 年中国高血压调查研究不同年龄段居民高血压患病粗率，图 4-7 为复合直条图，描述不同年份全国高血压调查患病粗率以及年龄标化患病率。{数据来源：胡盛寿,高润霖,刘力生等.《中国心血管病报告 2018》概要[J].中国循环杂志,2019,34(03):209-220.}

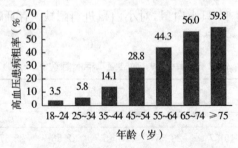

图 4-6 2015 年中国高血压调查研究不同年龄段居民高血压患病粗率

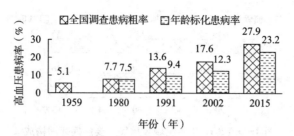

图 4-7 五次全国高血压调查高血压患病率

2. 圆图（pie chart） 又称饼图，是用圆形及圆内扇形的面积来表示指标数值大小的图形，用来表示总体中各组成部分所占的比例，对于研究结构性问题十分有用。其绘制方法如下：

（1）圆的总面积为 100％，即 360°来表示事物的全部，以圆心角所夹的面积大小来表示各组成部分所占的比例。

（2）圆内各部分一般以时钟 12：00 或 9：00 的位置作始点，按百分比从大到小顺时针方向排列。

（3）不同的颜色或图案代表不同的组成部分，可以在适当位置加图例注明，也可以在圆上注明文字和百分比。

例 4-5 2016 年中国城市居民心血管病死亡占全部死因的比率为 43.16％，肿瘤死亡占全部死因的比率为 26.06％，呼吸系统死亡占全部死因的 11.24％，损伤/中毒以及其他死亡占全部死因的比率分别为 6.08％和 13.46％。将此资料绘制成圆图，如图 4-8 所示。（数据来源：同"例 4-4"）

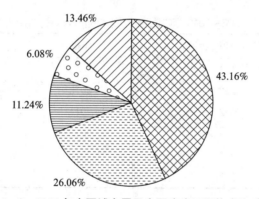

图 4-8 2016 年中国城市居民主要疾病死因构成比（％）

3. 百分条图（percent bar graph） 用矩形直条的长度表示 100％，用其中分割的各段表示各构成部分所占百分比。其绘制方法如下：

（1）先绘制一个标尺，尺度为 0～100％，以助说明。

（2）绘制一直条，以直条的长度大小表示数量的百分比，按各部分所占的百分比，从大到小把直条分成若干段。

（3）各段用不同颜色或线条表示，标出所占的百分比，并附上图例。

例 4-6 表 4-8 为 2016 年中国城乡居民主要疾病死因构成比，将表 4-8 资料绘制成百分条图，如图 4-9 所示。（数据来源：同"例 4-4"）

表 4-8 2016 年中国城乡居民主要疾病死因构成（％）

	心血管病	肿瘤	呼吸系统	损伤/中毒	其他
城市	43.16	26.06	11.24	6.08	13.46
农村	45.50	22.92	12.02	8.01	11.55

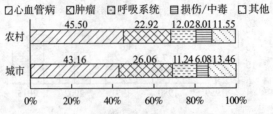

图 4-9　2016 年中国城乡居民主要疾病死因构成

（三）新增常用统计图

1. 南丁格尔玫瑰图（Nightingale rose diagram）　由英国护士和统计学家弗罗伦斯·南丁格尔发明，将柱图转化为更美观的饼图形式，是极坐标化的柱图。不同于圆图用角度表现数值或占比，南丁格尔玫瑰图使用扇形的半径表示数据的大小，各扇形的角度则保持一致。其绘制方法如下：

（1）南丁格尔玫瑰图的总面积为 100%，即 360°来表示事物的全部，以半径大小或者扇形面积大小来表示各组成部分所占的比例，各扇形的角度保持一致。

（2）玫瑰图内各部分一般以时钟 12:00 或 9:00 的位置为始点，按数值从大到小顺时针方向排列。

（3）不同的颜色或图案代表不同的组成部分，可以在适当位置加图例注明，也可以在图上注明文字和百分比。

例 4-7　表 4-9 为 2006～2016 年中国城市居民心血管病死亡率数据资料，将表 4-9 绘制成南丁格尔玫瑰图，如图 4-10 所示。

表 4-9　2006～2016 年中国城市居民心血管病死亡率（1/10 万）

年份	城市居民心血管病死亡率	年份	城市居民心血管病死亡率
2006	184	2012	252
2007	212	2013	159
2008	242	2014	262
2009	255	2015	265
2010	254	2016	265.11
2011	257	—	—

数据来源：同"例 4-4"。

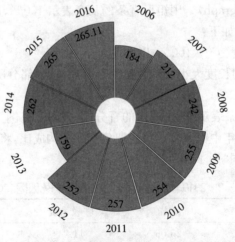

图 4-10　2006～2016 年中国城市居民心血管病死亡率（1/10 万）

2.森林图(forest plot)　是 Meta 分析和多中心研究中常用的一种统计图形,描述各个研究或中心的效应值和 95％可信区间,最后给出合并效应值和可信区间结果。

例 4-8　图 4-11 给出了腹腔镜胆总管探查联合胆囊切除术治疗胆囊胆总管结石研究文献的综合分析结果。

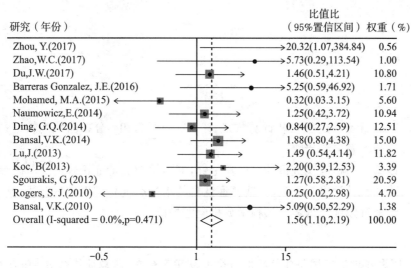

图 4-11　腹腔镜胆总管探查联合胆囊切除术治疗胆囊胆总管结石研究文献的综合分析

3.统计地图(statistical map)　是用点、线、颜色、形象或其他符号绘制于地图上,以表示某种事物的地理分布情况。

4.热图(heat map)　是用不同的颜色(或者深浅)表示观测值的大小,常用来表示疾病的时间与空间分布,生物信息学中也常用热图描述基因表达谱。

小　　结

　　统计表和统计图是统计资料整理与分析的重要工具,能代替冗长的文字叙述,使复杂的统计数字简单化、通俗化。本节要了解统计表和统计图的制作原则,明白表达的意义;正确制作统计表;学会根据统计资料选择恰当的统计图并进行绘制。

本章自测题(含答案)

(韩春蕾)

第五章

总体均数的区间估计和假设检验

学习目标

知识目标:掌握标准误的意义和计算方法;t 分布的概念和 t 分布曲线的特征;总体均数估计的方法;假设检验的意义和步骤。

能力目标:能够运用标准误进行抽样误差估计,能根据数据特征正确估计总体参数。

素质目标:建立统计学推断思维,养成严谨认真的求知态度和实事求是分析、解决问题的科学世界观,进一步提升辩证思维能力与科学分析问题的能力。

案例与思考

例 5-1 假设某地成年男子血红细胞计数服从正态分布,其总体均数 $\mu = 5.0 \times 10^9/ml$,总体标准差 $\delta = 0.50 \times 10^9/ml$。从该总体中随机抽取 100 例,检验其血红细胞计数,算得样本均数 $\overline{X} = 4.9 \times 10^9/ml$,$S = 1.4 \times 10^9/ml$。

1. 如何衡量该抽样研究的抽样误差?

2. 若无法得知该地正常成年男子血红细胞计数总体均数水平,如何根据样本信息进行估计?

本章课件

统计分析主要分为统计描述和统计推断,第二、第三、第四章分别介绍了统计描述的内容,包括定量资料、定性资料的统计描述以及统计表与统计图的应用。本章开始介绍统计推断(statistical inference)的相关内容,统计推断主要包括两方面内容:一是对总体参数进行估计,二是用假设检验的原理、方法来判断某个(或某几个)随机样本是否来源于预先假设的总体。统计推断建立在样本统计量存在抽样误差并表现为一定抽样分布规律的基础上。

第一节 均数的抽样误差与标准误差

一、标准误及其计算

上述案例属于简单随机抽样研究,通过第二章定量资料统计描述可计算得到其样本均数 $\overline{X} = 4.90 \times 10^9/ml$,样本标准差 $S = 1.4 \times 10^9/ml$。大多数情况下,医学研究的目的是总体,而实际研究中考虑到研究的可行性等因素,无法对总体中的每一个个体进行观察、试验,因此大部分研究采用抽样研究,即通过抽样的方法从总体中随机抽取一个或多个样本,通过样本信息来推断总体特征。通过抽样方法所得到的样本应具有较好的代表性,这样才能确保由样本推断总体的可靠性。由于总体中个体变异的存在,样本均数往往不太可能恰好等于总体均数,如例 5-1 中,某地成年男子血红细胞计数样本均数 $\overline{X} = 4.90 \times 10^9/ml$ 和总体均数 $\mu = 5.0 \times 10^9/ml$ 不相等。这种由于个体差异的存在,随机抽样中样本统计量和总体参数的差异以及不同样本统计量之间的差异,称为抽样误差(sample error)。

对于例 5-1,若再进行抽样试验,① 从该总体中随机抽取 $n=100$ 的 10 个样本,其血红细胞计数均数是否一定等于 $5.0\times10^9/\mathrm{ml}$？② 从该总体中随机抽取 $n=10$ 的 100 个样本,计算各个样本的血红细胞计数均数 $\overline{X}_i$,若以 100 个均数 $\overline{X}_i$ 为变量重新组成一个新的资料,该资料的分布有何规律？

某地成年男子血红细胞计数是一个研究总体,随机抽取的 $n=100$ 的样本所得的样本均数 $\overline{X}$ 和研究总体的均数不相等,样本均数和总体均数不一定相等的原因是总体中个体差异的存在。同理,如果再从该总体中进行 100 次随机抽样($n=10$),抽样所得的各个样本均数 $\overline{X}_i$ 不一定和研究总体的均数相等。

抽样误差的分布具有一定的规律。根据中心极限定理,若从正态总体 $N(\mu,\sigma^2)$ 中,反复多次随机抽取样本含量固定为 n 的样本,那么这些样本均数 $\overline{X}_i$ 也以 μ 为中心服从正态分布。即便是从非正态总体中随机抽样,当 n 足够大时,其均数 $\overline{X}_i$ 也呈现近似正态分布。多数情况下,统计量服从正态分布或近似正态分布,因此正态分布是最常用的抽样分布。

如果以样本均数做变量值,则可求得说明样本均数变异情况的标准差,样本均数的标准差称为均数的标准误,简称标准误(standard error,SE)。样本均数的抽样误差用样本均数的标准误(记作 $\sigma_{\overline{X}}$)来表示,反映样本抽样误差大小。

$$\sigma_{\overline{X}}=\frac{\sigma}{\sqrt{n}} \qquad (公式5-1)$$

其中,σ 为总体标准差,其值往往未知,常用样本标准差 S 来进行估计。因此,均数标准误的估计值为:

$$S_{\overline{X}}=\frac{S}{\sqrt{n}} \qquad (公式5-2)$$

二、标准误的应用

标准误是用来衡量抽样误差大小的统计量,说明随机抽样的可靠程度。对于同类性质的资料,标准误的值越小,说明样本均数与总体均数的差异以及样本均数间的差异越小,用样本信息推断总体特征的可靠性越强,反之,则可靠性越弱。运用标准误可以进行总体均数的区间估计(本章第三节),可以进行均数的 *t* 检验(本书第六章)。这里需注意标准差和标准误在概念、计算和应用等方面的区别和联系。

第二节 *t* 分 布

一、*t* 分布的概念

前面章节已说明,正态变量 X 采用 $Z=(X-\mu)/\sigma$ 变换,则一般的正态分布 $N(\mu,\sigma)$ 即变换为标准正态分布 $N(0,1)$。又因从正态总体抽取的样本均数 $\overline{X}$ 服从正态分布 $N(\mu,\sigma_{\overline{X}})$,因此可做正态变量 $\overline{X}$ 的 Z 变换,即:

$$Z=\frac{\overline{X}-\mu}{\sigma_{\overline{X}}}=\frac{\overline{X}-\mu}{\sigma/\sqrt{n}} \qquad (公式5-3)$$

公式 5-3 将正态分布 $N(\mu,\sigma_{\overline{X}})$ 变换为标准正态分布 $N(0,1)$,即 Z 分布。而实际工作中由于 σ 未知,$\sigma_{\overline{X}}$ 也未知,故往往是用 $S_{\overline{X}}$ 作为 $\sigma_{\overline{X}}$ 的估计值,此时对 $\overline{X}$ 采用的不是 Z 变换而是 t 变换,即:

$$t = \frac{\overline{X} - \mu}{S_{\overline{X}}} = \frac{\overline{X} - \mu}{S/\sqrt{n}}$$ （公式 5-4）

如果从一个正态总体中,抽取样本含量为 n 的多例样本,分别计算其 $\overline{X}$ 和 $S_{\overline{X}}$,然后再求出每一个 t 值,这样可有多个 t 值。这些 t 值有大有小,有正有负,其频数分布是一种连续性分布,这就是统计上著名的 t 分布(t distribution)。t 分布于 1908 年由英国统计学家 W.S.Gosset 以 Student 的笔名发表,故又称 Student t 分布(Students' t distribution)。由于 t 统计量不再依赖大样本对 μ 和 σ 做出估计,从此开创了研究小样本的新方向。

二、t 分布曲线的特征

由图 5-1 可见,t 分布曲线是单峰分布,是以 0 为中心随自由度变化而变化的一簇左右对称的曲线。曲线的中间比标准正态曲线(Z 分布曲线)低,两侧翘得比标准正态曲线略高。t 分布只有一个参数即自由度 ν,样本含量越小(严格地说是自由度 $\nu = n-1$ 越小),t 分布与 Z 分布差别越大;当 ν 逐渐增大时,t 分布逐渐逼近于 Z 分布,当 $\nu \to \infty$ 时,t 分布就完全成为 Z 分布,t 分布的极限分布就是标准正态分布。所以 t 分布曲线的形状随 ν 的变动而变化。

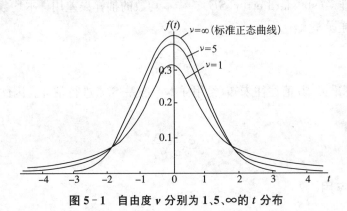

图 5-1　自由度 ν 分别为 1、5、∞ 的 t 分布

当自由度为 ν 的 t 分布曲线下双侧尾部合计面积为指定值 α 时,横轴上相应的 t 界值记为 $t_{\alpha/2,\nu}$;单侧尾部面积为指定值 α 时,则横轴上相应的 L 界值记为 $t_{\alpha,\nu}$。对于 $t_{\alpha/2,\nu}$ 值或 $t_{\alpha,\nu}$ 值,可根据 ν 和 α 值,在附表 2 查 t 界值表(附表 2)获得。

由于 t 分布是以 0 为中心的对称分布,t 界值表中只列出正值,故查表时,不管 t 值正负只用绝对值。由 t 界值表可知:① 单侧 α 和双侧 2α 的 t 界值相同,即 $t_{\alpha,\nu} = t_{\alpha/2,\nu}$;② 对于相同的自由度 ν,α 值越小,$t_{\alpha,\nu}$ 值或 $t_{\alpha/2,\nu}$ 值越大,反之越小;③ 对于相同的 α 值,自由度 ν 越小,$t_{\alpha,\nu}$ 值或 $t_{\alpha/2,\nu}$ 值越大,反之越小。当 $\nu \to \infty$ 时,则 $t_{\alpha,\infty} = Z_{\alpha}$,$t_{\alpha/2,\infty} = Z_{\alpha/2}$,故查 Z 界值表(附表 1)即可得 $\nu = \infty$ 的 t 界值。

t 分布是 t 检验的理论基础。由公式(5-4)可知,$|t|$ 值与样本均数和总体均数之差成正比,与标准误成反比。在 t 分布中 $|t|$ 值越大,其两侧或单侧以外的面积所占曲线下总面积的比重就越小,说明在抽样中获得 $|t|$ 值和更大 $|t|$ 值的机会就越小。获得 $|t|$ 值机会的大小是用概率 P 来表示的。$|t|$ 值越大,则 P 值越小;$|t|$ 值越小,则 P 值越大。根据上述的 $t_{\alpha,\nu}$ 的意义,在同一自由度下,$|t| \geqslant t_{\alpha}$(或 $t_{\alpha/2}$),则 $P \leqslant \alpha$;$|t| < t_{\alpha}$(或 $t_{\alpha/2}$),则 $P > \alpha$。

第三节　总体均数的估计

参数估计是指用样本指标(统计量)估计总体指标(参数)。参数估计方法包括点估计(point estimation)和区间估计(interval estimation)。

一、点估计

例 5 - 2　为了解某地正常成年女子血红蛋白浓度,从该地随机抽样 25 人,测得样本血红蛋白浓度平均数为 140 g/L,标准差为 14.2 g/L。试估计该地正常成年女子血红蛋白总体均数水平。

本案例中试图运用样本数据推断总体特征,这是统计推断的一个重要应用方面。本例可以用样本统计量(样本均数)直接作为总体参数(总体均数)的估计值,即运用点估计的方法估计总体均数;则该地正常成年女子血红蛋白平均数的估计值为 140 g/L。此法虽然计算简便,但由于未考虑抽样误差的因素,无法确定总体均数估计的可靠程度。因此,实际应用中常运用区间估计的方法对总体均数进行估计。

二、区间估计

区间估计是按照预先给定的概率 $(1-\alpha)$ 估计包含总体参数可能的范围,该范围亦称总体参数的可信区间(confidence interval,CI),亦称置信区间。预先给定的概率 $(1-\alpha)$ 称为可信度(confidence level),α 一般取 0.05 或 0.01,则可信度为 0.95 或 0.99,如不做特殊说明,一般取双侧 95% 可信区间。可信区间由可信下限(lower limit)和可信上限(upper limit)构成,通常记作 (C_L,C_U)。可信区间是一个开区间。

可信区间的计算一般应考虑随机变量所来自的总体分布、σ^2 是否已知、样本量等因素。常运用 t 分布法、近似正态分布法对总体均数进行可信区间的估计。

(一) t 分布方法(σ^2 未知且 n 较小)

设 $X_1,X_2,\cdots,X_n$ 是来自正态总体 $X \sim (\mu,\sigma^2)$ 的样本,$\overline{X}$ 和 S^2 分别为样本均值和样本方差,现估计总体均数 μ 的可信区间。

σ^2 未知时,总体均数 μ 的 $1-\alpha$ 可信区间为(以双侧为例):

$$(\overline{X} - t_{\alpha/2,\nu}S_{\overline{X}}, \overline{X} + t_{\alpha/2,\nu}S_{\overline{X}}) \qquad (公式 5-5)$$

即:

$$\left(\overline{X} - t_{\alpha/2,\nu}\frac{S}{\sqrt{n}}, \overline{X} + t_{\alpha/2,\nu}\frac{S}{\sqrt{n}}\right) \qquad (公式 5-6)$$

(二) 正态分布近似方法(σ^2 已知或样本量 $n>60$)

设 $X_1,X_2,\cdots,X_n$ 是来自正态总体 $X \sim (\mu,\sigma^2)$ 的样本(σ^2 已知),现估计总体均数 μ 的可信区间。

σ^2 已知时,总体均数 μ 的 $1-\alpha$ 可信区间为(以双侧为例):

$$(\overline{X} - Z_{\alpha/2}\sigma_{\overline{X}}, \overline{X} + Z_{\alpha/2}\sigma_{\overline{X}}) \qquad (公式 5-7)$$

即:

$$\left(\overline{X} - Z_{\alpha/2}\frac{\sigma}{\sqrt{n}}, \overline{X} + Z_{\alpha/2}\frac{\sigma}{\sqrt{n}}\right) \qquad (公式 5-8)$$

若 σ^2 未知,但 n 足够大(如 $n>60$),则可用 Z 分布进行总体均数估计,用标准差 S 估计 σ,此时总体均数 μ 的 $1-\alpha$ 可信区间为(以双侧为例):

$$(\overline{X} - Z_{\alpha/2}S_{\overline{X}}, \overline{X} + Z_{\alpha/2}S_{\overline{X}}) \qquad (公式 5-9)$$

即:

$$\left(\overline{X} - Z_{a/2}\frac{S}{\sqrt{n}}, \overline{X} + Z_{a/2}\frac{S}{\sqrt{n}}\right) \qquad\qquad (公式\ 5-10)$$

对于例 5-2，样本量 $n=25$，属于小样本，且 σ^2 未知，因此宜选用 t 分布法进行总体均数的区间估计，运用公式 5-6 计算其可信区间上限和下限，事先规定 $\alpha=0.05$，计算过程如下：

可信区间下限：$C_L = \overline{X} - t_{\frac{\alpha}{2},\nu}\frac{S}{\sqrt{n}} = 140 - 2.064 \times \frac{14.2}{\sqrt{25}} \approx 134.14\,(g/L)$

可信区间上限：$C_U = \overline{X} + t_{\frac{\alpha}{2},\nu}\frac{S}{\sqrt{n}} = 140 + 2.064 \times \frac{14.2}{\sqrt{25}} \approx 145.86\,(g/L)$

运用可信区间估计该地正常成年女子血红蛋白浓度总体均数 95% 可信区间为 (134.14, 145.86) (g/L)。

对于案例 5-1 提出的问题（若无法得知该地正常成年男子血红细胞计数总体均数水平，如何根据样本信息进行估计？）也可用本节提到的点估计和区间估计方法回答。例 5-1 中，在总体中随机抽取 100 例正常成年男性，样本量 $n>60$，符合正态分布近似方法应用条件，计算 95%CI 过程如下：

可信区间下限：$C_L = \overline{X} - Z_{\frac{\alpha}{2},\nu}\frac{S}{\sqrt{n}} = 4.90 - 1.96 \times \frac{1.4}{\sqrt{100}} \approx 4.63\,(\times 10^9/ml)$

可信区间上限：$C_U = \overline{X} + Z_{\frac{\alpha}{2},\nu}\frac{S}{\sqrt{n}} = 4.90 + 1.96 \times \frac{1.4}{\sqrt{100}} \approx 5.17\,(\times 10^9/ml)$

因此，该地正常成年男性血红细胞计数 95% CI 为 $(4.63, 5.17) \times 10^9/ml$。

第四节　假设检验的意义与基本步骤

从总体中进行随机抽样，目的是由样本信息推断总体特征。除上一节提到的参数估计的方法之外，假设检验是统计推断的另一方面的重要内容。

一、假设检验的基本原理

例 5-3 某研究人员测量了某地 160 名从事铅作业男性工人的血红细胞计数。计算血红细胞计数均数为 $4.8 \times 10^9/ml$，标准差为 $0.82 \times 10^9/ml$。想要了解该地从事铅作业男性工人的血红细胞计数均数（μ）是否和正常成年男性的血红细胞计数均数（μ_0）相等。

据研究表明，正常成年男子的血红细胞计数为 $5.0 \times 10^9/ml$。本研究目的即是判断从事铅作业男性与正常成年男性血红细胞计数总体均数是否有差异；即判断是否有 $\mu=\mu_0$。从该案例得到样本铅作业男性血红细胞计数均数（$\overline{X}=4.8 \times 10^9/ml$）和正常成年男性血红细胞计数均数（$\mu_0=5.0 \times 10^9/ml$）不等，造成二者不相等的可能原因是：① 从事铅作业的男性工人血红细胞计数确实低于正常成年男性，即并非来自同一总体（$\mu \neq \mu_0$）；② 因抽样误差造成二者不等，即来自同一总体（$\mu=\mu_0$），如何来确定造成二者不等的主要原因，需要用到假设检验的方法。假设检验（hypothesis testing）是指先对总体的参数或分布做出假设，再用适当的统计方法根据样本对总体提供的信息，推断此假设应当拒绝或不拒绝。

对于类似例 5-3 的研究问题，直接判断是否有 $\mu \neq \mu_0$ 比较困难。假设检验中运用小概率反证法思想，首先提出假设 $\mu=\mu_0$，基于一定的推断概率，判断在该假设成立的前提下由于抽样误差造成差异的可能性有多大。如果 $\overline{X}$ 与 μ_0 接近，其差别主要是由于抽样误差造成，则认为样本 $\overline{X}$ 来自 μ_0 的总体；如果 $\overline{X}$ 与 μ_0 相差较多，则认为 $\overline{X}$ 不是来自 μ_0 的总体。X 与 μ_0 相差多大需要基于一定的统计方法（如后续章节的 t 检验、方差分析、卡方检验、非参数秩和检验等）进行计算，进而确定由于抽样误差造成差异的可能性，由此得出结论。

二、假设检验的步骤

根据假设基本原理,假设检验主要分为以下三个步骤。

1. 建立检验假设,确定检验水准　检验假设是针对总体提出的两个相互联系、相互对立的假设,包括无效假设(也称零假设或原假设)H_0和对立假设(或备择假设)H_1,H_0和H_1须同时提出,二者缺一不可。

(1) $H_0:\mu=\mu_0$

(2) $H_1:\mu\neq\mu_0$

对于例 5-3,原假设是 $H_0:\mu=\mu_0$,铅作业男性工人与正常成年男性血红细胞计数总体均数相等;备择假设 H_1:铅作业男性工人与正常成年男性血红细胞计数总体均数不相等。

检验水准用 α 表示,α 是预先确定的概率值,表示小概率事件发生的标准。实际工作常采用 $\alpha=0.05$,α 可根据研究实际确定不同取值。

需要注意的是,假设检验是针对总体进行检验推断,而不是样本;假设检验是基于一定的概率进行推断,须事先确定检验水准 α;须同时提出 H_0 和 H_1 假设,并根据专业知识确定需要单侧检验还是双侧检验。单侧或双侧检验对应的 H_0 均为 $\mu=\mu_0$;双侧检验对应的 H_1 为 $\mu\neq\mu_0$,单侧检验对应的 H_1 为 $\mu>\mu_0$ 或 $\mu<\mu_0$,单侧检验不仅考虑是否有差异,还考虑差异的方向,即 μ 和 μ_0 的大小关系。

2. 选择合适的统计学方法,计算检验统计量　根据研究目的、研究设计的类型和资料特点(变量类型、样本大小)等因素选择合适的检验方法(如 t 检验、方差分析等),不同的检验方法,可得到不同的统计量。

3. 确定 P 值,得出推断结论　从假设检验的原理来理解 P 值,P 值是假设在 H_0 成立的前提下,统计推断拒绝 H_0 的概率值。P 值根据假设检验第二步计算得到的检验统计量来确定,在假设检验中根据样本数据求得统计量(如 t 值),再根据检验水准 α 值和自由度 ν 值查相应的界值表(如 t 检验应查 t 界值表,见附表2),若计算求得统计量绝对值大于等于或小于等于其对应的界值,则 $P<\alpha$,按照检验水准 α,拒绝 H_0,接受 H_1,差异具有统计学意义;若 $P>\alpha$,则不拒绝 H_0;这是统计结论,同时还要根据研究目的得出专业结论。

需要注意,在得出结论时,不拒绝 H_0 不等于接受 H_0;对 H_0 只能说拒绝 H_0 或不拒绝 H_0,而对 H_1 只能说接受 H_1,除此之外,其他说法均不准确。

第五节　假设检验的注意事项

一、Ⅰ型错误与Ⅱ型错误

假设检验采用小概率反证法的思想,基于一定的概率推断得出结论,因此无论拒绝 H_0 或不拒绝 H_0,其结论不可能完全正确,可能发生两类错误(表 5-1)。

表5-1　假设检验可能发生的两类错误

客观实际	假设检验的结果	
	拒绝 H_0,接受 H_1	不拒绝 H_0
H_0 成立	Ⅰ型错误(α)	推断正确($1-\alpha$)
H_0 不成立	推断正确($1-\beta$)	Ⅱ型错误(β)

1. Ⅰ型错误(type Ⅰ error)　又称第一类错误,拒绝了实际上成立的 H_0,这类错误是"弃真"错误。上节提到的检验水准 α,就是事先规定好的假设检验中允许犯Ⅰ型错误的最大概率值,Ⅰ型错误用 α 表示。在假设检验中,若规定 $\alpha=0.05$,当实际情况是 H_0 成立而假设检验结果拒绝 H_0,接受 H_1 时,表示理论上每 100 次假设检验中平均有 5 次发生这样的错误。

2. Ⅱ型错误(type Ⅱ error)　又称第二类错误,指实际情况 H_0 不成立但假设检验不拒绝 H_0,这类错误是"存伪";用 β 表示Ⅱ型错误概率值。β 只取单侧,β 值根据两总体差值 δ(如 $\mu_1-\mu_2$)、α 和 n 可计算得到。$1-\beta$ 称为检验效能(power of test)或把握度,其意义是两总体确有差别,按 α 水准能发现它们有差别的能力。例如 $1-\beta=0.90$,若两总体确有差别,则理论上 100 次假设检验中,平均有 90 次能够得出差异有统计学意义的结论。$1-\beta$ 愈大,表示假设检验的效能愈高。一般情况下对于同一检验水准 α,检验效能大的检验方法更可取。

从图 5-2 可以看出,对于某一具体的假设检验,当样本量 n 一定时,α 越小 β 越大;α 越大 β 越小。在实际应用中,Ⅰ型错误和Ⅱ型错误概率值要根据研究目的适当控制,当样本量确定时往往通过 α 值控制 β 值。若要同时减少Ⅰ类错误 α 和Ⅱ类错误 β,唯一的方法是增加样本量 n。注意:拒绝 H_0,只可能犯Ⅰ类错误,不可能犯Ⅱ类错误;"不拒绝 H_0",只可能犯Ⅱ类错误,不可能犯Ⅰ类错误。

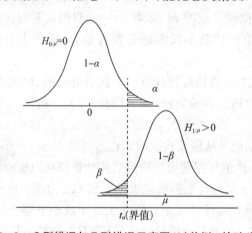

图 5-2　Ⅰ型错误与Ⅱ型错误示意图(以单侧 t 检验为例)

二、应用假设检验应注意的问题

1. 科学、合理的研究是应用假设检验的前提　研究样本从同质总体中随机抽取,确保研究样本具有较好的代表性。对比组间应均衡,具有可比性,除对比的主要研究因素(如临床新技术和传统治疗方法)不同外,其他可能影响结果的因素(如年龄、性别、病情轻重等因素)应尽可能相同或相近。

2. 不同的资料应选用不同的检验方法　应综合考虑研究目的、资料类型和分布特点、样本量大小、假设检验的适用条件等因素,选择合适的假设检验方法。每种假设检验都有相应的适用条件,如果假设检验方法选择不合适,得出的结论就不可靠。

3. 正确理解差别有无统计学意义的含义　结论中拒绝 H_0,接受 H_1,差别有统计学意义,过去又称为"差别有显著性",但不应误解为所分析的指标间差别很大,或在医学上有显著的实用价值,只能说两指标的差异由于抽样误差引起的可能性较小,故推断两指标有本质差异,但不能直接对所研究内容做出专业方面的效果评价;反之,不拒绝 H_0,差别无统计学意义,过去也称为"差别无显著性",不应误解为相差不大或一定相等。

4. 假设检验的推断结论不能绝对化　因为统计推断的结论是具有概率性的,不管拒绝 H_0 或不拒绝 H_0 都有可能发生推断错误,即Ⅰ型错误或Ⅱ型错误。在实际工作中,对同一研究资料,根据分析目的不同,可选用不同 α 值。专业意义与统计学意义上的差别是不同的,差别有统计学意义,并不意味着有专业意义。当 P 值较接近检验水准 α 值时，即样本检验统计量在界值上下波动时，做推断结论应慎重。

5. 要根据资料的性质事先确定采用双侧检验或单侧检验　应在研究设计阶段根据研究目的和专业知识事先确定单侧检验或双侧检验。对于同一检验水准 α，单侧检验比双侧检验更易得出有统计学意义的结论，因此不能因双侧检验无统计学意义而改用单侧检验。对于探索性的实验，如果事先无法假设、预测研究结局，应选择双侧检验；一般认为双侧检验比较保守和稳妥。

6. 可信区间与假设检验既有区别又有联系　可信区间用于推断总体参数，而假设检验用于判断两总体参数是否不等。可信区间具有假设检验的推断功能，若可信区间包含了 H_0，按事先规定的检验水准 α，不拒绝 H_0；若不包含 H_0，则拒绝 H_0，接受 H_1。

假设检验仅可从统计推断层面来回答是否具有统计学意义，而可信区间还可以提示差别是否有实际意义。在图 5-3 中，置信区间(1)～(3)均不包含原假设 H_0，意味着相应的差异具有统计学意义。但其中：(1) 还提示差异具有实际专业意义，值得重视；(2) 提示可能具有实际专业意义；(3) 提示无实际专业意义。图中的(4)与(5)提示均无统计学意义，但(4) 因置信区间较宽，样本量过小，抽样误差过大，难以做出结论；(5) 提示基于决策的观点，不拒绝 H_0，因为即使增加样本含量，得到的结果有统计学意义，也无实际的专业意义。

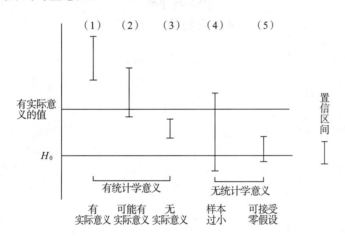

图 5-3　置信区间在统计推断上提供的信息

虽然可信区间具有假设检验的主要功能，并能提示差别的实际意义，但可信区间并不能够完全替代假设检验。可信区间只能在事先规定的置信度 $100(1-\alpha)\%$ 水平进行推断，而假设检验能够获得较为确切的概率值 P。因此，在实际应用中应把置信区间与假设检验结合起来，以提供更为全面、完整的信息。

小　　结

1. 由抽样引起的，样本统计量间及样本统计量与总体参数间的差异，称为抽样误差。标准误是反映抽样误差大小的指标，包括样本均数标准误，样本均数标准误估计值。抽样误差不可避免，但可以采取一定的措施尽量减小。抽样误差的影响因素包括样本量大小、总体方差、抽样方法等。可以通过增加样本量含量、选择适当的抽样方法以减小抽样误差。

2. 正态总体的样本均数的抽样分布形状左右对称，服从正态分布。而非正态分布在抽样的样本量足够大时(例如，$n \geqslant 60$)，样本均数的分布也近似服从正态分布。

3. 可信区间的计算公式可以利用参数估计统计量的抽样分布获得,即利用 t 分布或 z 分布计算区间两端的可信限。计算单侧可信区间需将公式中的双侧界值换成单侧界值。

4. 参数估计是指用样本统计量推断总体参数。常用的参数估计包括点估计和区间估计。区间估计是指按预先给定的可信度,计算出一个区间,使之能够包含未知的总体参数。区间越窄说明估计的准确度越高。

5. 假设检验是统计推断的另一重要内容,其目的是比较总体参数之间有无差别。基本思想是:首先对所需要比较的总体提出一个无差别的假设,然后通过样本数据去推断是否拒绝这一假设,得出结论的依据是 P 值。

6. 假设检验是基于一定的概率推断得出结论,因此无论拒绝 H_0 或不拒绝 H_0,其结论不可能完全正确,可能发生两类错误。Ⅰ型错误是指拒绝了实际上成立的 H_0,用 α 表示。Ⅱ型错误是指实际情况 H_0 不成立,但假设检验不拒绝 H_0,用 β 表示。

本章自测题(含答案)

(张 俊)

第六章

t 检 验

学习目标

　　知识目标:掌握三种设计类型的 t 检验:样本均数与总体均数比较的 t 检验、配对设计资料的 t 检验、两样本均数比较的 t 检验;掌握 t 检验与总体均数区间估计的关系;了解正态性检验与两总体方差齐性检验。

　　能力目标:具备根据不同的设计类型、研究目的和应用条件选用恰当的 t 检验方法并正确解读其统计结果的能力。

　　素质目标:帮助学生在实验设计或调查设计时正确选择研究指标,激发其开展科学研究的兴趣,提高学生对定量资料的分析水平。

案例与思考

　　根据大量调查,已知健康成年男子脉搏的均数为 72 次/分,某医生在某山区随机测定了 25 名健康成年男子脉搏数,求得其均数为 74.2 次/分,标准差为 6.5 次/分。

　　是否可以认为该山区健康成年男子脉搏数与一般健康成年男子脉搏数不同?

---

　　t 分布的发现使得小样本统计推断成为可能,因而被认为是统计学发展历史中的里程碑之一。以 t 分布为基础的检验称为 t 检验(t test),是定量资料两组均数比较的常用假设检验方法。在医学统计学中,t 检验是应用较多的一类假设检验方法。

　　t 检验的应用条件是:① 随机样本;② 来自正态分布总体;③ 两样本均数比较时,要求两样本对应总体方差相等(方差齐性)。

　　t 检验以上应用条件的考察方法,在本章"第四节　正态性检验与两总体方差齐性检验"叙述。

本章课件

第一节　样本均数与总体均数比较的 t 检验

　　样本均数与总体均数比较的 t 检验,实际上是推断该样本来自的总体均数 μ 与已知的总体均数 μ_0(常为理论值或标准值)有无差别。零假设为 $H_0:\mu=\mu_0$。而对立假设要视问题的背景而定:双侧的对立假设为 $H_1:\mu\neq\mu_0$;单侧的对立假设可以是 $H_1:\mu>\mu_0$ 或 $H_1:\mu<\mu_0$。

　　样本均数与总体均数比较的 t 检验的统计量为:

$$t=\frac{\overline{X}-\mu_0}{S/\sqrt{n}}$$

(公式 6-1)

分子是样本均数与 μ_0 的差值,分母是样本均数的标准误。公式 6-1 中的 t 统计量实为用标准误来度量的样本均数与 μ_0 的差距,没有量纲。这个差距小,有利于零假设,否则,不利于零假设。可以证明,

H_0 成立时,这个统计量服从自由度为 $\nu=n-1$ 的 t 分布。

　　我们就是根据这条知识来计算相应的 P 值,进行统计推断的。事先规定一个"小"的概率 α 作为检验水准,如果 P 值小于 α,就拒绝零假设;如果 P 值不小于 α,则不拒绝零假设。

　　例 6-1　对本章案例进行样本均数与总体均数比较的 t 检验。

　　(1) 建立检验假设,确定检验水准

　　$H_0:\mu=\mu_0$,该山区健康成年男子与一般健康成年男子脉搏数总体均数相等。

　　$H_1:\mu\neq\mu_0$,该山区健康成年男子与一般健康成年男子脉搏数总体均数不相等。

　　$\alpha=0.05$。

　　(2) 计算统计量　本例,$n=25,S=6.5,\overline{X}=74.2,\mu_0=72$,代入公式 6-1:

$$t=\frac{\overline{X}-\mu_0}{S/\sqrt{n}}=\frac{74.2-72}{6.5/\sqrt{25}}=1.692$$

　　(3) 确定 P 值,做出推断结论　本例 $\nu=25-1=24$,查附表 2,得:$t_{0.05/2,24}=2.064$,$t<t_{0.05/2,24}$,所以 $P>0.05$,按照 $\alpha=0.05$ 的水准,不拒绝 H_0,差异无统计学意义,尚不能认为该山区健康成年男子与一般健康成年男子脉搏数总体均数不相等。

第二节　配对设计资料的 t 检验

　　配对设计(paired design)是一种比较特殊的设计方式,能够很好地控制非实验因素对结果的影响,有自身配对和非自身配对之分。在医学科学研究中的配对设计主要适用于以下情况:第一,异体配对设计,包括同源配对设计和条件相近者配对设计。第二,自身配对设计。

　　配对设计资料的分析着眼于每一对中两个观察值之差,这些差值构成一组资料,用 t 检验推断差值的总体均数是否为"0"。检验假设为:

　　$H_0:\mu_d=0$,即差数的总体均数为 0。

　　$H_1:\mu_d\neq0$,即差数的总体均数不为 0。

　　当 H_0 成立时,检验统计量为:

$$t=\frac{\overline{d}-0}{S_d/\sqrt{n}}\sim t(\nu),\nu=n-1 \qquad\qquad (公式 6-2)$$

　　其中 $\overline{d}$ 为差值的均数,S_d 为差值的样本标准差,n 是对子数。同样,给定一个小概率 α 作为检验水准,如果与 t 值相应的 P 值小于给定的 α,拒绝 H_0;否则,不拒绝 H_0。

　　例 6-2　某单位研究饮食中缺乏维生素 E 与肝中维生素 A 含量的关系,将同种属的大白鼠按性别相同,年龄、体重相近配成 8 对,并将每对中的两只大白鼠随机分到正常饲料组和维生素 E 缺乏组,然后定期将大白鼠杀死,测得其肝中维生素 A 的含量如表 6-1。问不同饲料组的大白鼠肝中维生素 A 含量有无差别?

表 6-1　不同饲料组大白鼠肝中维生素 A 含量($\mu mol/g$)

对子号	正常饲料组	维生素 E 缺乏组	差值
1	3.72	2.57	1.15
2	2.09	2.51	-0.42
3	3.14	1.88	1.26
4	4.14	3.35	0.79

对子号	正常饲料组	维生素 E 缺乏组	差值
5	3.98	3.40	0.58
6	3.93	2.83	1.10
7	3.61	2.62	0.99
8	3.19	1.83	1.36
合计	—	—	6.81

（1）建立检验假设，确定检验水准

$H_0: \mu_0 = 0$，即不同饲料组的大白鼠肝中维生素 A 含量无差别。

$H_1: \mu_0 \neq 0$，即不同饲料组的大白鼠肝中维生素 A 含量有差别。

$\alpha = 0.05$。

（2）计算统计量　本例，$\bar{d} = 0.851\ \mu mol/g$，$S_d = 0.572\ \mu mol/g$，

$$t = \frac{\bar{d} - 0}{S_d / \sqrt{n}} = \frac{0.851}{0.572 / \sqrt{8}} = 4.208$$

（3）确定 P 值，做出推断结论　本例 $\nu = 7$，查附表 2，得 $t_{0.05/2,7} = 2.365$，可见 $t > t_{0.05/2,7}$，所以 $P < 0.05$，按照 $\alpha = 0.05$ 的水准，拒绝 H_0，接受 H_1，差异具有统计学意义，可以认为不同饲料组的大白鼠肝中维生素 A 含量有差别。

第三节　两样本均数比较的 t 检验

将受试对象随机分配成两个处理组，每一组接受一种处理。一般把这样获得的两组资料视为代表两个总体的两个独立样本，据此推断其总体均数是否相等。另外，从两种类型人群中分别抽取一定数量的研究对象，测量某项指标进行比较，这也属于两独立样本的资料，也要检验两个总体均数是否相等。此类检验也是基于 t 分布，故必须假定两个总体均服从正态分布。现分两种情况进行介绍。

一、两样本所属总体方差相等（方差齐性）

将两个正态分布总体分别记为 $N(\mu_1, \sigma_1^2)$ 和 $N(\mu_2, \sigma_2^2)$，检验假设为：

$H_0: \mu_1 = \mu_2$，即两样本所属的两个总体均数相等。

$H_1: \mu_1 \neq \mu_2$，即两样本所属的两个总体均数不相等。

$\alpha = 0.05$。

检验统计量为：

$$t = \frac{\overline{X}_1 - \overline{X}_2}{\sqrt{S_c^2 \left(\frac{1}{n_1} + \frac{1}{n_2} \right)}} \tag{公式 6-3}$$

其中，S_c^2 是合并方差，

$$S_c^2 = \frac{(n_1 - 1)S_1^2 + (n_2 - 1)S_2^2}{n_1 + n_2 - 2} = \frac{\sum (X_1 - \overline{X}_1)^2 + \sum (X_2 - \overline{X}_2)^2}{n_1 + n_2 - 2} \tag{公式 6-4}$$

公式 6-3 的分母是样本均数之差的标准差（标准误），检验统计量 t 实为用标准误度量的均数之差。当 H_0 成立时，统计量 t 服从自由度为 $\nu = n_1 + n_2 - 2$ 的 t 分布。根据公式 6-3 算得统计量的数

值后,利用这个 t 分布可得相应的 P 值。

例 6 - 3 测得 14 名慢性支气管炎病人与 11 名健康人的尿中 17 酮类固醇(μmol/24 h)排出量如下,试比较两组人的尿中 17 酮类固醇的排出量有无不同。

病人 X_1:10.05　18.75　18.99　15.94　13.69　17.67　20.51　17.22　14.69　15.10　9.42
　　　　8.21　7.24　24.60

健康人 X_2:17.95　30.46　10.88　22.38　12.89　23.01　13.89　19.40　15.83　26.72　17.29

经正态性检验两组人的尿中 17 酮类固醇均服从正态分布条件,且方差齐性(检验方法请见本章"第四节　正态性检验与两总体方差齐性检验"),以下进行两独立样本资料的 t 检验。

(1) 建立检验假设,确定检验水准

$H_0:\mu_1=\mu_2$,即病人与健康人的尿中 17 酮类固醇的排出量相同。

$H_1:\mu_1\neq\mu_2$,即病人与健康人的尿中 17 酮类固醇的排出量不同。

$\alpha=0.05$。

(2) 计算统计量　本例中,$\overline{X_1}=15.15$ μmol/24 h,$\overline{X_2}=19.15$ μmol/24 h,$S_c^2=29.9993$ μmol/24 h,

$$t=\frac{\overline{X_1}-\overline{X_2}}{\sqrt{S_c^2\left(\dfrac{1}{n_1}+\dfrac{1}{n_2}\right)}}=\frac{|15.15-19.15|}{\sqrt{29.9993\left(\dfrac{1}{14}+\dfrac{1}{12}\right)}}=1.80$$

(3) 确定 P 值,做出推断结论　本例,$\nu=n_1+n_2-2=23$,查附表 2,得 $t_{0.05/2,23}=2.069$,故 $t<t_{0.05/2,23}$,所以 $P>0.05$,按照 $\alpha=0.05$ 的水准,不拒绝 H_0,差异无统计学意义,尚无理由认为两组人的尿中 17 酮类固醇的排出量不同。

二、两样本所属总体方差不相等(方差不齐)

方差不齐时,两小样本均数比较可以考虑如下方法:① 进行适当的变量变换,使资料满足方差齐性;② 采用 t' 检验;③ 采用秩和检验(见本书"第十章　基于秩次的非参数检验")。

t' 检验有三种方法,包括 Satterthwaite 近似法、Cochran & Cox 近似法和 Welch 近似法。Satterthwaite 近似法和 Welch 近似法是对自由度进行校正,Cochran & Cox 近似法是对临界值进行校正。这里主要介绍 Satterthwaite 近似法。t' 检验统计量的计算公式为:

$$t'=\frac{\overline{X_1}-\overline{X_2}}{\sqrt{\dfrac{S_1^2}{n_1}+\dfrac{S_2^2}{n_2}}} \tag{公式 6-5}$$

t' 的分子仍是两样本均数之差,分母是均数之差的标准差。t' 仍是用标准差度量的均数之差。Satterthwaite 近似法 t' 检验的自由度校正公式为

$$\nu=\frac{\left(\dfrac{S_1^2}{n_1}+\dfrac{S_2^2}{n_2}\right)^2}{\dfrac{\left(\dfrac{S_1^2}{n_1}\right)^2}{n_1-1}+\dfrac{\left(\dfrac{S_2^2}{n_2}\right)^2}{n_2-1}} \tag{公式 6-6}$$

根据自由度查 t 界值表,做出推断结论。Satterthwaite 近似法是目前统计软件中使用最多的 t' 检验方法。

例 6 - 4 为了探讨血清 SIL - 2R 含量对白血病的诊断意义,随机抽取正常对照 11 人和白血病患者 13 人,分别测量得血清 SIL - 2R 含量如下。试比较正常人和白血病患者血清 SIL - 2R 含量是否

不同。

正常对照组 X_1: 179.21　180.22　183.30　160.17　187.23　185.26　165.31　185.21　178.33
　　　　　　191.36　181.32

白血病患者 X_2: 630.21　602.13　589.27　638.17　592.30　690.11　869.23　723.33　653.26
　　　　　　523.17　516.33　613.37　638.39

经检验(本章"第四节　正态性检验与两总体方差齐性检验"),两组血清 SIL－2R 含量均服从正态分布条件,但不满足方差齐性,以下进行两独立样本资料的 t' 检验。

(1) 建立检验假设,确定检验水准

$H_0: \mu_1 = \mu_2$,正常人和白血病患者血清 SIL－2R 含量总体均数相同。

$H_1: \mu_1 \neq \mu_2$,正常人和白血病患者血清 SIL－2R 含量总体均数不同。

$\alpha = 0.05$。

(2) 计算统计量　$\overline{X_1} = 179.72, \overline{X_2} = 636.87, S_1 = 9.28, S_2 = 90.41$

$$t' = \frac{|\overline{X_1} - \overline{X_2}|}{\sqrt{\dfrac{S_1^2}{n_1} + \dfrac{S_2^2}{n_2}}} = \frac{636.87 - 179.72}{\sqrt{\dfrac{9.28^2}{11} + \dfrac{90.41^2}{13}}} = 18.12$$

(3) 确定 P 值,做出推断结论

按照 Satterthwaite 近似法计算校正自由度。

$$\nu = \frac{\left(\dfrac{S_1^2}{n_1} + \dfrac{S_2^2}{n_2}\right)^2}{\dfrac{\left(\dfrac{S_1^2}{n_1}\right)^2}{n_1 - 1} + \dfrac{\left(\dfrac{S_2^2}{n_2}\right)^2}{n_2 - 1}} = \frac{\left(\dfrac{9.28^2}{11} + \dfrac{90.41^2}{13}\right)^2}{\dfrac{\left(\dfrac{9.28^2}{11}\right)^2}{11 - 1} + \dfrac{\left(\dfrac{90.41^2}{13}\right)^2}{13 - 1}} = 12.30 \approx 12$$

查 t 界值表,$t_{0.05/2, 12} = 2.179$,$t' > t_{0.05/2, 12}$,所以 $P < 0.05$,按照 $\alpha = 0.05$ 水准,拒绝 H_0,接受 H_1,差异具有统计学意义,可以认为正常人和白血病患者血清 SIL－2R 含量是不同的。

第四节　正态性检验与两总体方差齐性检验

前面已学习 t 检验应用条件,对于两样本均数比较的 t 检验,要求两样本分别来自正态总体,且两总体方差相等(方差齐性)。资料是否取自正态分布总体和是否方差齐性对统计方法的确定具有重要意义。为此,本节将介绍正态性检验与两总体方差齐性检验的方法。

一、正态性检验

(一) 图示法

1. P-P 图法　以样本的累计频率(百分比)作为横坐标,以按照正态分布计算的相应累计概率作为纵坐标,把样本值表现为直角坐标系中的散点。所得到的散点图称为 P-P 图(proportion-proportion plots)。如果资料服从正态分布,样本点应围绕第一象限的对角线散布。

2. Q-Q 图法　以样本的分位数(P_X)作为横坐标,以按照正态分布计算的相应分位数作为纵坐标,把样本值表现为直角坐标系中的散点。所得到的散点图就是 Q-Q 图(quantile-quantile plots)。如果资料服从正态分布,样本点应围绕第一象限的对角线散布。

(二) 统计检验法

1. W 检验(S.S. Shapiro 和 M. B. Wilk)　检验假设为:

H_0:样本来自正态分布。

H_1:样本不来自正态分布。

首先将取自同一总体的样本值 $X_1,\cdots,X_n$ 按升序排列为 $X_1^*,\cdots,X_n^*$。统计量为:

$$W=\frac{\left[\displaystyle\sum_{i=1}^{[n/2]}a_i(X_{n+1-i}^*-X_i^*)\right]^2}{\displaystyle\sum_{i=1}^{n}(X_i-\overline{X})^2} \qquad (公式6-7)$$

其中,$[n/2]$ 为 $n/2$ 的整数部分;a_i 需要从 W 检验专用的数表中查得。

2. D 检验(D' Agostino test) 其检验假设与 W 检验法相同,但用于样本量较大的资料。统计量为:

$$D=\frac{\displaystyle\sum_{i=1}^{n}\left(i-\frac{n+1}{2}\right)X_i^*}{n^{3/2}\sqrt{\sum(X_i-\overline{X})^2}} \qquad (公式6-8)$$

其中,X_i^* 也是按照升序排列后的第 i 个数据。

W 法与 D 法均需要查阅专门的统计用表以确定临界值。

二、两总体方差的齐性检验

设有两个随机样本分别独立地取自两个正态总体,欲判断其总体方差 σ_1^2 和 σ_2^2 是否相等,可以做如下的齐性检验。

H_0:$\sigma_1^2=\sigma_2^2$,即两独立样本资料的总体方差相等。

H_1:$\sigma_1^2\neq\sigma_2^2$,即两独立样本资料的总体方差不相等。

统计量为:

$$F=\frac{S_1^2}{S_2^2},\nu_1=n_1-1,\nu_2=n_2-1 \qquad (公式6-9)$$

其中,S_1^2 与 S_2^2 是两个样本方差。为了减少统计用表的篇幅,S_1^2 表示数值较大的那个方差。不难看出,F 统计量是方差之比,反映较大方差是较小方差的多少倍。

可以证明,H_0 成立时,F 统计量服从 F 分布。

F 分布有两个自由度,分子的自由度 ν_1 和分母的自由度 ν_2。根据两个自由度和 F 统计量的数值可以在相应界值表中查到双侧检验的 P 值,F 值越大,对应的 P 值越小。

同样,给定一个小概率 α 作为检验水准,如果与 F 值相应的 P 值小于给定的 α,拒绝 H_0;否则,不拒绝 H_0。

第五节 *t* 检验与总体均数区间估计的关系

前面已经初步介绍了区间估计与假设检验两种统计推断的方法。进行 *t* 检验的资料,可以计算相应的置信区间。如配对设计资料差值 μ_d 的双侧95%置信区间为:

$$\mu_d=\overline{d}\pm t_{\alpha/2,\nu}\frac{S_d}{\sqrt{n}} \qquad (公式6-10)$$

两独立样本资料的总体均数差值 $(\mu_1-\mu_2)$ 的双侧 $(1-\alpha)$ 置信区间计算公式为:

$$(\overline{X}_1-\overline{X}_2)\pm t_{\alpha/2,\nu}S_{\overline{X}_1-\overline{X}_2}=(\overline{X}_1-\overline{X}_2)\pm t_{\alpha/2,\nu}\sqrt{S_c^2\left(\frac{1}{n_1}+\frac{1}{n_2}\right)} \qquad (公式6-11)$$

实际上,每一种区间估计都可以对应一种假设检验方法。因此,有必要对它们之间的关系做一分析。

1. 置信区间具有假设检验的主要功能　结合例 6-2 的资料,对不同饲料组大白鼠肝中维生素 A 含量差值的总体均数 μ_d 做区间估计。按照公式 5-5 计算 95% 置信区间为

$$\bar{d} \pm t_{0.05/2,7} \frac{S_d}{\sqrt{n}} = 0.851 \pm 2.365 \times \frac{0.572}{\sqrt{8}} = (1.329, 0.373)$$

显然,$H_0: \mu_d = 0$ 不在此区间之内。这与按照 $\alpha = 0.05$ 的水准拒绝 H_0 的推断结论是等价的。

同理,H_0 两总体均数相等,即差值为 0 在此区间之内。这与按照 $\alpha = 0.05$ 的水准不能拒绝 H_0 的推断结论是等价的。

2. 置信区间可提供假设检验没有提供的信息　置信区间在回答差别有无统计学意义的同时,还可以提示差别是否具有实际意义。例如,降血压药至少要使血压平均降低 10 mmHg 以上才认为具有临床治疗意义,所以说 10 mmHg 是具有实际意义的值。

3. 假设检验比置信区间多提供的信息　假设检验可以报告确切的 P 值,置信区间只能在预先确定的置信度 $100(1-\alpha)$% 水平上进行推断。在不拒绝 H_0 的场合,假设检验可以对检验的功效做出估计,从而可以评价是否在识别差异能力较强的情形下不拒绝 H_0,而置信区间并不提供这方面的信息。

根据以上的讨论,置信区间与相应的假设检验既能提供相互等价的信息,又有各自不同的功能。把置信区间与假设检验结合起来,可以提供更为全面、完整的信息。因此国际上规定,在报告假设检验结论的同时,必须报告相应区间估计的结果。

小　　结

1. t 检验的类型有三种:① 样本均数与总体均数比较的 t 检验,又叫单样本 t 检验;② 配对设计资料均数比较的 t 检验;③ 两样本均数比较的 t 检验。

2. t 检验要求数据来自正态总体的随机样本,两样本比较还要求总体满足方差齐性。

3. 两样本比较如果数据满足正态性但不满足方差齐性可以考虑应用 t' 检验。如果数据正态性亦不满足,则可以考虑后面章节中介绍的非参数检验方法。

4. 正态性检验的方法主要有图示法与统计检验法两大类。两独立样本方差齐性检验主要应用 F 检验。

本章自测题(含答案)

（胡乃宝）

第七章

方差分析

学习目标

　知识目标:掌握方差分析的基本思想,完全随机设计、随机区组设计方差分析的变异和自由度的分解方法及假设检验过程;熟悉方差分析的应用条件,析因设计方差分析假设检验过程,多个样本均数间的两两比较;了解方差齐性检验和变量变换。

　能力目标:能够运用方差分析进行实际问题的假设检验。

　素质目标:培养统计分析思维、自主学习能力、科研意识和创新精神。

案例与思考

　某科研小组在研究某降压药物疗效的临床实验过程中,受试对象为 90 名高血压患者,设置对照组、低剂量组和高剂量组,每组 30 名患者,观察指标为用药前后的血压下降值,试比较三组患者的降压效果有无差别?

　1. 该案例可否用两样本比较的 t 检验进行分析?

　2. 如果用两样本比较的 t 检验可能会出现什么问题?

本章课件

　对于来自两个正态总体的样本均数比较,可采用 t 检验和 Z 检验,而在医学实践中,经常会遇到多个样本均数的比较,此时就需要应用本章介绍的方差分析(analysis of variance,ANOVA)。方差分析是由英国著名统计学家 R. A. Fisher 提出,又称 F 检验,包括单因素方差分析和多因素方差分析,适用于推断多个样本均数所来自的总体均数间是否有差别。

第一节　方差分析的基本思想和应用条件

一、方差分析的基本思想

　方差分析的基本思想是把全部观察值的变异按研究目的和需要分解成两个或多个部分,将各影响因素产生的变异与随机误差进行比较(是否有统计学意义),进而判断各影响因素对观测指标有无影响。用例 7-1 说明方差分析的基本思想。

　例 7-1　为研究某降脂药物的效果,某研究者开展了如下试验:将某地年龄相同、体重接近的 36 例高脂血症患者,随机分为 3 组,每组 12 例,分别为对照组、低剂量降脂药物组和高剂量降脂药物组,服用试验降脂药 1 个月后,测定血清总胆固醇(mmol/L),结果如表 7-1,试分析三组患者的总胆固醇有无差别?

表 7-1　三种不同处理水平患者的血清总胆固醇(mmol/L)

	对照组	低剂量药物组	高剂量药物组	合计
X_{ij}	7.04	6.76	4.65	
	6.65	5.83	5.92	
	6.98	7.28	4.74	
	5.78	5.12	6.16	
	6.44	7.51	5.99	
	6.77	7.74	6.07	—
	7.65	6.19	5.29	
	5.91	7.15	4.70	
	6.79	7.18	5.05	
	6.31	5.53	6.01	
	8.05	6.79	5.67	
	7.16	7.03	4.68	
n_i	12	12	12	$36(n)$
$\sum X_i$	81.53	80.11	64.93	$226.57(\sum X)$
$\overline{X}_i$	6.79	6.68	5.41	$6.29(\overline{X})$
$\sum X_i^2$	558.6583	542.3039	355.5551	$1456.5173(\sum X^2)$

表 7-1 中按完全随机设计获得的 36 个数据 X_{ij} 之间的差异可以分为以下三种变异：

1. 总变异　36 例患者接受不同处理 1 个月后测定的血清总胆固醇 X_{ij} 各不相同,即 X_{ij} 与总体均数 $\overline{X}$ 不同,这种变异称为总变异(total variation)。总变异反映所有观察值之间总的变异情况,用总离均差平方和 $SS_{总}$ 来表示,计算公式为：

$$SS_{总} = \sum (X_{ij} - \overline{X})^2 = \sum X_{ij}^2 (\sum X_{ij})^2/n, \nu_{总} = N-1 \qquad (公式 7-1)$$

式中,N 为总观察例数。

2. 组间变异　三组患者($k=3$)接受的处理水平不同,各组的样本均数 $\overline{X}_i$ 各不相同,即 $\overline{X}_i$ 与总体均数 $\overline{X}$ 不同,这种变异称为组间变异(variation between groups)。该变异既包含了三组不同处理水平的影响,同时也包括了随机误差。其大小可用各组样本均数 $\overline{X}_i$ 与总体均数 $\overline{X}$ 的离均差平方和 $SS_{组间}$ 表示,计算公式为：

$$SS_{组间} = \sum n_i(\overline{X}_i - \overline{X})^2 = \sum \frac{(\sum X_i)^2}{n_i} - (\sum X)^2/n, \nu_{组间} = k-1 \qquad (公式 7-2)$$

式中,n_i 为各处理组样本例数,k 为处理水平组数。

3. 组内变异　各组内患者的血清总胆固醇 X_{ij} 大小各不相同,即每组观察值 X_{ij} 与本组的样本均数 $\overline{X}_i$ 不同,这种变异称为组内变异(variation within groups)。组内变异仅反映随机误差,故又称为误差变异。组内变异可用组内各测量值 X_{ij} 与所在组的均数 $\overline{X}_i$ 差值的平方和 $SS_{组内}$ 表示,计算公式为：

$$SS_{组内} = \sum \sum (X_{ij} - \overline{X}_i)^2, \nu_{组内} = N-k \qquad (公式 7-3)$$

总离均差平方和可以分解为组间离均差平方和及组内离均差平方和,即：

$$SS_{总} = SS_{组间} + SS_{组内} \qquad (公式 7-4)$$

相应的总自由度也分解为组间自由度和组内自由度,即:

$$\nu_{总} = \nu_{组间} + \nu_{组内} \qquad\qquad (公式\ 7-5)$$

由于组间变异和组内变异均与自由度有关,所以不能直接比较离均差平方和。将各部分的离均差平方和除以各自的自由度,得到相应的方差,又称为均方(mean square, MS)。组间均方和组内均方的计算公式分别为:

$$MS_{组间} = \frac{SS_{组间}}{\nu_{组间}} \qquad\qquad (公式\ 7-6)$$

$$MS_{组内} = \frac{SS_{组内}}{\nu_{组内}} \qquad\qquad (公式\ 7-7)$$

将组间均方除以组内均方即得统计量 F:

$$F = \frac{MS_{组间}}{MS_{组内}} \qquad\qquad (公式\ 7-8)$$

如果本例三种不同处理水平的效应相同,即各样本所代表的总体均数相等($H_0: \mu_1 = \mu_2 = \mu_3$),则组间变异和组内变异一样,只反映随机误差作用大小,$MS_{组间}$ 接近 $MS_{组内}$,F 值接近 1;反之,如果三种不同处理水平的效应不全相同,即各样本所代表的总体均数不全相同,则 $MS_{组间} > MS_{组内}$,$F > 1$。F 值越大,P 值越小,越有理由拒绝 H_0;F 值越小,P 值越大,越有理由不拒绝 H_0。但 F 值要大到多少才有统计学意义?可以查 F 界值表得到相应的 P 值,然后根据所取的检验水准 α 做出推断结论。在附表 4(F 界值表)中,纵标目为组内自由度 ν_2,横标目为组间自由度 ν_1,表中给出了 $\alpha = 0.01$ 和 $\alpha = 0.05$ 时供方差分析用的单侧 F 界值,用 $F_{\alpha(\nu_1, \nu_2)}$ 表示。如 $F \geqslant F_{0.05(\nu_1, \nu_2)}$ 时,则 $P \leqslant 0.05$,拒绝 H_0,接受 H_1,说明各样本来自不全相同的总体,即认为各样本的总体均数不全相同。相反,如 $F < F_{0.05(\nu_1, \nu_2)}$ 时,则 $P > 0.05$,不拒绝 H_0,尚不能认为各样本的总体均数不全相同的结论。

二、方差分析的应用条件

方差分析的数据应满足以下三个基本条件:

1. 各样本是相互独立的随机样本,个体观察值间相互独立,即独立性。

2. 各样本所来自正态总体均符合正态分布,即正态性。样本量较小的数据所来自总体的正态性,时常凭经验和数据来源加以判断。根据中心极限定理,样本量较大的数据所来自的总体,其样本均数的抽样分布一般均服从或近似服从正态分布。

3. 各样本的总体方差相等,即方差齐性。对方差齐性的检验一般采用方差齐性检验,实际上只要各组样本含量相等或相近,即使方差不齐,方差分析仍然适用。

第二节　完全随机设计资料的方差分析

完全随机设计(completely randomized design)是将同质的受试对象随机地分配到各处理组,再观察其效应,是单因素多水平的实验设计方法。完全随机设计只考察一个处理因素,统计分析处理因素各个水平组间均数有无差别,又称为单因素方差分析(one-way ANOVA)。

一、完全随机设计资料离均差平方和与自由度的分解

完全随机设计方差分析的总变异如公式 7-4、公式 7-5 可分为组间变异和组内变异两部分。总变异、组间变异和组内变异的离均差平方和 SS、自由度 ν、均方 MS 和 F 计算公式如表 7-2 完全随机设计方差分析表。表中校正数 $C = (\sum X)^2 / N$。

表7-2　完全随机设计方差分析的计算公式

变异来源	SS	ν	MS	F
总变异	$\sum X^2 - C$	$N-1$	—	—
组间变异	$\sum \dfrac{(\sum X_i)^2}{n_i} - C$	$k-1$	$SS_{\text{组间}}/\nu_{\text{组间}}$	$MS_{\text{组间}}/MS_{\text{组内}}$
组内变异	$SS_{\text{总}} - SS_{\text{组间}}$	$N-k$	$SS_{\text{组内}}/\nu_{\text{组内}}$	

二、完全随机设计资料方差分析的基本步骤

以例7-1说明完全随机设计资料的方差分析的基本步骤：

（1）建立检验假设，确定检验水准

H_0：三组患者的总胆固醇总体均数相等，即 $\mu_1 = \mu_2 = \mu_3$。

H_1：三组患者的总胆固醇总体均数不等或不全相等。

$\alpha = 0.05$。

（2）计算检验统计量 F 值　据表7-2计算统计量 F。

$$C = \sum \frac{(\sum X)^2}{N} = \frac{226.57^2}{36} = 1425.943$$

$$SS_{\text{总}} = \sum X^2 - C = 1456.517 - 1425.943 = 30.574$$

$$\nu_{\text{总}} = 36 - 1 = 35$$

$$SS_{\text{组间}} = \sum \frac{(\sum X_i)^2}{n_i} - C = \frac{81.53^2}{12} + \frac{80.11^2}{12} + \frac{64.93^2}{12} - 1425.943 = 14.111$$

$$\nu_{\text{组间}} = 3 - 1 = 2$$

$$MS_{\text{组间}} = \frac{SS_{\text{组间}}}{\nu_{\text{组间}}} = \frac{14.111}{2} = 7.056$$

$$SS_{\text{组间}} = SS_{\text{总}} - SS_{\text{组内}} = 30.574 - 14.111 = 16.463$$

$$\nu_{\text{组内}} = 36 - 3 = 33$$

$$MS_{\text{组内}} = \frac{SS_{\text{组内}}}{\nu_{\text{组内}}} = \frac{16.463}{33} = 0.499$$

$$F = \frac{MS_{\text{组间}}}{MS_{\text{组内}}} = \frac{7.056}{0.499} = 14.144$$

将上述计算结果列成表7-3方差分析表。

表7-3　方差分析结果

变异来源	SS	ν	MS	F	P
总变异	30.574	35	—	—	—
组间变异	14.111	2	7.056	14.144	<0.01
组内变异	16.463	33	0.499	—	—

（3）确定 P 值，做出统计推断　以 $\nu_1 = 2, \nu_2 = 33$，查附表4 F 界值表（方差分析用），附表4中 ν_2 无33，在保守的情况下取 $\nu_2 = 32$，$F_{0.01(2,32)} = 5.34$，$F > 5.34$，得 $P < 0.01$。按 $\alpha = 0.05$ 的水准，拒绝 H_0，接受 H_1，差异有统计学意义，可认为不同处理方法对患者的血清总胆固醇影响有差别。至于三个总体均数中哪两个不同，哪两个相同，则需进一步两两比较。

第三节 随机区组设计资料的方差分析

随机区组设计(randomized block design)又称为配伍组设计,通常是将受试对象按性质(如动物的窝别、体重,人的年龄、性别等非实验因素)相同或相近者组成 b 个区组(配伍组),每个区组中的受试对象分别随机分配到 k 个处理组中。随机区组设计既要考虑处理因素的作用,还要考虑区组的作用,统计分析处理因素和区组因素各个水平组间均数有无统计学意义,因而又称为两因素方差分析(two-way ANOVA)。

例 7-2 为了解不同饲料对肝的影响,将 24 只大白鼠按窝别、体重分成 8 个配伍组,每个配伍组的 3 只大白鼠随机分配到 3 个处理组,分别用三种不同的饲料喂养 60 天后,测定其肝重占体重的比值(%),结果如表 7-4。试比较三种不同饲料喂养大白鼠后肝重占体重的比值有无差异?

表 7-4 三种饲料喂养的大白鼠肝重占体重比值(%)

区组	饲料 A	饲料 B	饲料 C	k	$\sum X_i$
1	2.62	2.82	3.92	3	9.36
2	2.23	2.77	3.32	3	8.32
3	2.36	2.76	3.04	3	8.16
4	2.41	2.82	3.45	3	8.68
5	2.33	2.73	2.98	3	8.04
6	2.57	2.51	3.00	3	8.08
7	2.39	2.43	3.41	3	8.23
8	2.33	2.87	3.56	3	8.76
b	8	8	8	24	(N)
$\sum X_i$	19.24	21.71	26.68	67.63	$(\sum X)$
$\overline{X}_i$	2.405	2.714	3.335	2.818	$(\overline{X})$
$\sum X_i^2$	46.3898	59.0901	89.7150	195.1949	$(\sum X^2)$

一、随机区组设计资料离均差平方和与自由度的分解

随机区组设计方差分析的总变异分为处理组变异、区组变异和误差三部分:

$$SS_{总} = SS_{处理} + SS_{区组} + SS_{误差} \qquad (公式\ 7\text{-}9)$$

$$\nu_{总} = \nu_{处理} + \nu_{区组} + \nu_{误差} \qquad (公式\ 7\text{-}10)$$

总变异、处理组变异、区组变异和误差的离均差平方和 SS、自由度 ν、均方 MS 和 F 计算公式如表 7-5 随机区组设计方差分析表。

表 7-5 随机区组设计方差分析的计算公式

变异来源	SS	ν	MS	F
总变异	$\sum X^2 - C$	$N-1$		
处理组	$\sum_i \dfrac{(\sum X_i)^2}{b} - C$	$k-1$	$SS_{处理}/\nu_{处理}$	$MS_{处理}/MS_{误差}$
区组	$\sum_j \dfrac{(\sum X_j)^2}{k} - C$	$b-1$	$SS_{区组}/\nu_{区组}$	$MS_{区组}/MS_{误差}$
误差	$SS_{总} - SS_{处理} - SS_{区组}$	$(k-1)(b-1)$	$SS_{误差}/\nu_{误差}$	

表中，$C=\dfrac{(\sum X)^2}{N}$，k 为处理组数，b 为区组数。

二、随机区组设计资料方差分析的基本步骤

以例 7-2 资料说明随机区组设计方差分析的步骤。

(1) 建立检验假设，确定检验水准

处理组：

H_0：三种饲料喂养的大白鼠肝重占体重比值相等，即 $\mu_1=\mu_2=\mu_3$。

H_1：三种饲料喂养的大白鼠肝重占体重比值不全相等。

区组：

H_0：八个区组的大白鼠肝重占体重比值相等。

H_1：八个区组的大白鼠肝重占体重比值不全相等。

$\alpha=0.05$。

(2) 计算检验统计量 F 值 据表 7-4 计算统计量 F。

$$C=\frac{(\sum X)^2}{N}=\frac{67.63^2}{24}=190.576$$

$$SS_{\text{总}}=\sum X^2-C=195.195-190.576=4.619$$

$$\nu_{\text{总}}=N-1=24-1=23$$

$$SS_{\text{处理}}=\sum_i \frac{(\sum X_j)^2}{b}-C=\frac{19.24^2+21.71^2+26.68^2}{8}-190.576=3.590$$

$$\nu_{\text{处理}}=k-1=3-1=2$$

$$MS_{\text{处理}}=SS_{\text{处理}}/\nu_{\text{处理}}=3.590/2=1.795$$

$$SS_{\text{区组}}=\sum_j \frac{(\sum X_j)^2}{k}-C=\frac{9.36^2+8.32^2+\cdots+8.32^2+8.76^2}{3}-190.576=0.477$$

$$\nu_{\text{区组}}=b-1=8-1=7$$

$$MS_{\text{区组}}=SS_{\text{区组}}/\nu_{\text{区组}}=0.477/7=0.068$$

$$SS_{\text{误差}}=SS_{\text{总}}-SS_{\text{处理}}-SS_{\text{区组}}=4.619-3.590-0.477=0.552$$

$$\nu_{\text{误差}}=(k-1)(b-1)=(3-1)(8-1)=14$$

$$MS_{\text{误差}}=SS_{\text{误差}}/\nu_{\text{误差}}=0.552/14=0.039$$

$$F=MS_{\text{处理}}/MS_{\text{误差}}=1.795/0.039=45.502$$

$$F=MS_{\text{区组}}/MS_{\text{误差}}=0.068/0.039=1.728$$

计算结果列入表 7-6。

表 7-6 例 7-2 资料的方差分析表

变异来源	SS	ν	MS	F	P
总变异	4.619	23	—	—	—
处理组	3.590	2	1.795	45.502	<0.01
区组	0.477	7	0.068	1.728	>0.05
误差	0.552	14	0.039	—	—

(3) 确定 P 值，做出统计推断 分别以求 F 值时分子的自由度 $\nu_{\text{处理}}$ 和 $\nu_{\text{区组}}$、分母的自由度 $\nu_{\text{误差}}$ 查

附表 4 F 界值表(方差分析用),得出处理效应的 P 值和区组效应的 P 值。本例中,对于处理组,$P<0.01$,按 $\alpha=0.05$ 的水准,拒绝 H_0,接受 H_1,差异有统计学意义,可认为 A、B、C 三种饲料的效果不全相同。对于区组,$P>0.05$,按 $\alpha=0.05$ 的水准,不拒绝 H_0,差异无统计学意义,尚不能认为八个区组的总体均数有差异。

第四节 多个样本均数间的两两比较

例 7 - 1 和例 7 - 2,经方差分析后均得到处理组间的 $P<0.05$,拒绝 H_0,说明各处理组总体均数不全相等,若要说明具体哪两个总体均数不等需进一步进行均数间的两两比较。由于涉及的对比组数大于 2,此时若仍用 t 检验对资料进行各种组合的两两均数比较,会增大犯 I 型错误的概率。如有 4 个样本均数,每两个均数间作 1 次 t 检验,则需进行 6 次 t 检验,若按照 $\alpha=0.05$ 的水准,每次检验判断正确的概率为 0.95,全部判断正确的概率为每次判断正确的概率之积,即 $0.95^6=0.735$,则犯 I 型错误的概率为 $1-0.735=0.265$,远远大于 0.05,为 0.05 的 5.3 倍。因此,多组资料的比较不能用 t 检验进行两两比较。两两比较的方法很多,本章介绍在方差分析基础上进行两两比较的常用方法:SNK - q 检验和 Dunnett - t 检验。

一、SNK - q 检验

在探索性研究中,研究设计时未考虑均数多重比较问题,经方差分析得出有统计学意义的结论后,才决定对每两个样本均数都进行比较,可采用 SNK(Students Newman Keuls)法。目的是比较每两个样本均数所代表的总体均数是否不同,其检验统计量为 q,又称 q 检验。计算公式为:

$$q=\frac{|\overline{X}_A-\overline{X}_B|}{S_{\overline{X}_A-\overline{x}_B}}=\frac{|\overline{X}_A-\overline{X}_B|}{\sqrt{\dfrac{MS_{误差}}{2}\left(\dfrac{1}{n_A}+\dfrac{1}{n_B}\right)}},\nu=\nu_{误差} \qquad (公式 7 - 11)$$

式中,$|\overline{X}_A-\overline{X}_B|$ 为两两比较中任何两个对比组均数的差值,$S_{\overline{X}_A-\overline{X}_B}$ 为均数差值的标准误;$MS_{误差}$ 为方差分析中的组内均方 $MS_{组内}$ 或误差均方 $MS_{误差}$;n_A 和 n_B 为对比组的样本例数。查表时所用的 a 值,即 A 和 B 两对比组所包含的组数,如 1 与 3 比较,包含了 1、2、3 三组,故 $a=3$,其余类推。因此在进行两两比较时,先根据样本均数的大小进行排序,并编组次(表 7 - 7)。

表 7 - 7 三个样本均数及组次

组别	对照组	低剂量药物组	高剂量药物组
均数	6.79	6.68	5.41
组次	1	2	3

例 7 - 3 对例 7 - 1 资料三组总体均数进行两两比较。

(1)建立检验假设,确定检验水准

H_0:任两对比组的总体均数相等,即 $\mu_A=\mu_B$。

H_1:任两对比组的总体均数不等,即 $\mu_A\neq\mu_B$。

$\alpha=0.05$。

(2)计算检验统计量 计算两两比较的 q 值,根据误差自由度($\nu_{误差}$)和组数(a),查 q 界值表(附表 5),列出两两比较 q 检验计算表(表 7 - 8)。

表7-8 三个样本均数间两两比较的 q 检验

对比组 (A与B)	均数之差 $(\overline{X}_A - \overline{X}_B)$	组数 (a)	q 值	q 界值		P
				0.05	0.01	
1与2	0.11	2	0.539	2.89	3.89	>0.05
1与3	1.38	3	6.765	3.49	4.45	<0.01
2与3	1.27	2	6.225	2.89	3.89	<0.01

(3) 确定 P 值,做出推断结论 按 $\alpha=0.05$ 的水准,1 与 3 比较组以及 2 与 3 比较组拒绝 H_0,接受 H_1,说明对照组与高剂量降脂药物组的血清总胆固醇有差别,低剂量降脂药物组与高剂量降脂药物组的血清总胆固醇有差别,而 1 与 2 比较组不拒绝 H_0,尚不能认为对照组与低剂量降脂药物组的血清总胆固醇有差别。

二、Dunnett-t 检验

Dunnett-t 检验适用于 $k-1$ 个处理组与一个对照组均数差别的多重比较。公式为:

$$t_D = \frac{|\overline{X}_T - \overline{X}_C|}{S_{\overline{X}_T - \overline{x}_C}} = \frac{|\overline{X}_T - \overline{X}_C|}{\sqrt{MS_{误差}\left(\dfrac{1}{n_T} + \dfrac{1}{n_C}\right)}}, \nu = \nu_{误差} \qquad (公式 7-12)$$

式中,$|\overline{X}_T - \overline{X}_C|$ 为处理组与对照组均数的差值,$S_{\overline{X}_A - \overline{x}_B}$ 为均数差值的标准误;$MS_{误差}$ 为方差分析中的误差均方 $MS_{误差}$;n_T 和 n_C 分别为处理组和对照组的样本例数。

例7-4 对例 7-1 的资料,问低剂量降脂药物组和高剂量降脂药物组与对照组比较,其血清总胆固醇总体均数是否不同?

(1) 建立检验假设,确定检验水准

H_0:任一处理组与对照组的总体均数相等,即 $\mu_T = \mu_C$。

H_1:任一处理组与对照组的总体均数不等,即 $\mu_T \neq \mu_C$。

$\alpha = 0.05$。

(2) 计算检验统计量 计算 t_D 值,根据误差自由度 $\nu_{误差}$、处理组数 $a=k-1$(不包括对照组)以及检验水准 α,查 Dunnett-t 界值表(附表6),列出 t_D 检验计算表(表7-9)。

表7-9 例7-1资料的 Dunnett-t 检验计算表

对比组 (T与C)	均数之差 $(\overline{X}_T - \overline{X}_C)$	t_D 值	t_D 界值		P
			0.05	0.01	
T_1与C	-0.11	-0.381	2.32	3.01	>0.05
T_2与C	-1.38	-4.785	2.32	3.01	<0.01

(3) 确定 P 值,做出推断结论 按 $\alpha=0.05$ 的水准,低剂量降脂药物组与对照组相比,不拒绝 H_0,差别无统计学意义,尚不能认为低剂量降脂药物组与对照组的血清总胆固醇有差别;高剂量降脂药物组与对照组相比,拒绝 H_0,差别有统计学意义,说明高剂量降脂药物组与对照组的血清总胆固醇有差别。

第五节 析因设计资料的方差分析

析因设计(factorial design)是将两个或多个实验因素的各水平进行全面组合,对各种组合都进行实验,从而探讨各实验因素的单独效应(simple effect)、主效应(main effect),以及各因素间的交互效应(interaction effect)。本章只介绍涉及 2 个处理因素、每个因素只有 2 个水平这种最简单的情形,即 2×2 析因设计的方差分析。

例 7-5 某研究者欲了解不同保存时间(因素 A)、不同温度(因素 B)对人血清皮质醇的测定值(ng/ml)有无影响,以及保存时间与温度对测定值有无交互作用,按析因设计安排了一组实验:保存时间分别为 1 天(a_1)和 3 天(a_2)两个水平,温度分别为 20 ℃(b_1)和 37 ℃(b_2)。将 16 份统一分离的血清随机分为四组,分别按 A、B 不同组合情况下的四种实验条件(a_1b_1、a_1b_2、a_2b_1 和 a_2b_2)进行测定,结果见表 7-10,试对该资料进行分析。

表 7-10 四种不同处理情况下血清皮质醇(ng/ml)的测定值

	保存时间(1 天)			保存时间(3 天)		
	a_1			a_2		合计
	温度(20 ℃)	温度(37 ℃)		温度(20 ℃)	温度(37 ℃)	
	b_1	b_2		b_1	b_2	
	193	157		154	132	
	229	198		181	122	
X	214	182		157	109	—
	228	180		131	116	
n_i 4	4	4	n_i 4	4	4	$N = \sum n_i = 16$
$\sum X_i$	864	717	$\sum X_i$	623	479	$\sum X = \sum\sum X_i = 2683$
$\overline{X}_{ij}$	216.00	179.25	$\overline{X}_{ij}$	155.75	119.75	$\overline{X} = \sum \overline{X}_{ij}/a = 167.688$
N_A	8	8	N_B	8	8	
$\sum X_A$	1581	1102	$\sum X_B$	1487	1196	—
$\overline{X}_A$	197.625	137.750	$\overline{X}_B$	185.875	149.500	

一、单独效应、主效应和交互效应

为了说明单独效应、主效应和交互效应,将表 7-10 数据的均数整理成表 7-11。

表 7-11 例 7-5 血清皮质醇测定值均数的差别

| A 因素 | B 因素 | | 平均 | b_1-b_2 |
	20 ℃(b_1)	37 ℃(b_2)		
1 天(a_1)	216.000	179.250	197.625	36.750
3 天(a_2)	155.750	119.750	137.750	36.000
平均	185.875	149.500	167.875	36.375
a_1-a_2	60.250	59.500	59.875	—

1. 单独效应 是指其他因素固定在一个水平时,某一因素不同水平之间均数的差别。当 A 因素

的水平固定在 a_1 时，B 因素的两个水平间的平均差别，即单独效应为 36.750；如 A 因素的水平固定在 a_2 时，B 因素的单独效应为 36.000。同样地，B 因素的水平固定在 b_1 时，A 因素的单独效应为 60.250，B 因素的水平固定在 b_1 时，A 因素的单独效应为 59.500。

2. 主效应 是指某一因素单独效应的平均值。若 B 因素的水平分别为 b_1 和 b_2，A 因素的单独效应分别为 60.250 和 59.500，两者的平均值 59.875 即为 A 因素的主效应。同样地，B 因素的主效应为 36.375。

3. 交互效应 是指两个或多个因素间的效应互不独立。如果 A 因素的水平变化时，B 因素的单独效应也发生变化，可认为 A、B 两个因素存在交互效应。两因素间的交互效应称为一阶交互效应，三因素间的交互效应称为二阶交互效应，以此类推。

A、B 两因素的交互效应的计算公式为：

$$AB\ 交互效应 = BA\ 交互效应$$

$$= \frac{1}{2}(a_1\ 时\ B\ 的单独效应 - a_2\ 时\ B\ 的单独效应)$$

$$= \frac{1}{2}(b_1\ 时\ A\ 的单独效应 - b_2\ 时\ A\ 的单独效应) \qquad (公式\ 7-13)$$

例 7-5 中，AB 交互效应 = BA 交互效应 $= \frac{1}{2}(36.75 - 36.00) = \frac{1}{2}(60.25 - 59.50) = 0.375$。A、B 两因素的交互效应值较小，说明 A 因素与 B 因素之间存在交互作用的可能性较小。

图 7-1 是 2×2 析因设计交互效应示意图。如果 a_1 时 B 的单独效应 $b_1 - b_2$ 等于 a_2 时 B 的单独效应 $b_1 - b_2$，图中两条直线平行，反之亦然。在实际研究工作中，如果图中两条直线几乎平行（图 7-1），则可以认为 A、B 两因素不存在交互效应。相反，如果图中两条直线与平行相差甚远，则说明 A、B 两因素可能存在交互效应。至于是否确实存在交互效应，需要通过假设检验进行判断。

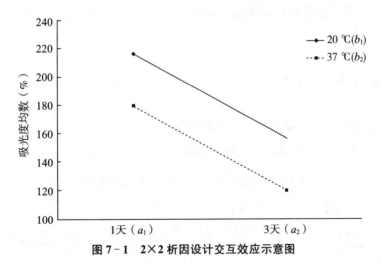

图 7-1 2×2 析因设计交互效应示意图

为了便于理解，利用上述样本资料介绍单独效应、主效应和交互效应，实际上各因素的单独效应、主效应和交互效应是否具有统计学意义，还需进行假设检验才能得出结论。

二、离均差平方和与自由度的分解

析因设计方差分析的总变异分为处理和误差两部分。2×2 析因设计的处理变异包括 A 因素、B 因素的主效应，以及 A、B 两因素的交互效应；同样，自由度也可做相应的分解。

$$SS_总 = SS_{处理} + SS_{误差} = (SS_A + SS_B + SS_{AB}) + SS_{误差} \qquad (公式\ 7-14)$$

$$\nu_{总}=\nu_{处理}+\nu_{误差}=(\nu_{A}+\nu_{B}+\nu_{AB})+\nu_{误差} \qquad (公式 7-15)$$

2×2 析因设计的方差分析计算公式如表 7-12。

表 7-12 2×2 析因设计方差分析的计算公式

变异来源	SS	ν	MS	F
总变异	$\sum X^2-C$	$N-1$	—	—
处理	$\sum(\sum X_i)^2/n_i-C$	$ab-1$	—	—
A 因素	$\sum(\sum X_A)^2/n_A-C$	$a-1$	SS_A/ν_A	$MS_A/MS_{误差}$
B 因素	$\sum(\sum X_B)^2/n_B-C$	$b-1$	SS_B/ν_B	$MS_B/MS_{误差}$
AB 因素	$SS_{处理}-SS_A-SS_B$	$(a-1)(b-1)$	SS_{AB}/ν_{AB}	$MS_{AB}/MS_{误差}$
误差	$SS_{总}-SS_{处理}$	$N-ab$	$SS_{误差}/\nu_{误差}$	—

三、2×2 析因设计资料方差分析的基本步骤

以例 7-5 资料说明 2×2 析因设计资料方差分析的步骤。

(1) 建立检验假设,确定检验水准

因素 A：

H_0：不同保存时间对人血清皮质醇的测定值无影响。

H_1：不同保存时间对人血清皮质醇的测定值有影响。

因素 B：

H_0：不同温度对人血清皮质醇的测定值无影响。

H_1：不同温度对人血清皮质醇的测定值有影响。

交互作用 AB：

H_0：因素 A 和因素 B 无交互效应。

H_1：因素 A 和因素 B 有交互效应。

$\alpha=0.05$。

(2) 计算检验统计量 F 值　据表 7-11 计算统计量 F。

$$C=(\sum X)^2/N=2683^2/16=449\ 905.5625$$

$$SS_{总}=\sum X^2-C=472\ 779-449\ 905.5625=22\ 873.4375$$

$$\nu_{总}=N-1=16-1=15$$

$$SS_{处理}=\sum(\sum X_i)^2/n_i-C=\frac{864^2+717^2+623^2+479^2}{4}-449\ 905.5625=19\ 633.1875$$

$$\nu_{处理}=2\times2-1=3$$

$$SS_A=\sum(\sum X_A)^2/n_A-C=\frac{1581^2+1102^2}{8}-449\ 905.5625=14\ 340.0625$$

$$\nu_A=2-1=1$$

$$MS_A=SS_A/\nu_A=14\ 340.0625/1=14\ 340.0625$$

$$SS_B=\sum(\sum X_B)^2/n_B-C=\frac{1487^2+1196^2}{8}-449\ 905.5625=5292.5625$$

$$\nu_B=2-1=1$$

$MS_B = SS_B/\nu_B = 5292.5625/1 = 5292.5625$

$SS_{AB} = SS_{处理} - SS_A - SS_B = 19\ 633.1875 - 14\ 340.0625 - 5292.5625 = 0.5625$

$\nu_{AB} = (2-1)(2-1) = 1$

$SS_{误差} = SS_{总} - SS_{处理} = 22\ 873.4375 - 19\ 633.1875 = 3240.2500$

$\nu_{误差} = 16 - 2 \times 2 = 12$

$MS_{误差} = SS_{误差}/\nu_{误差} = 3240.25/12 = 270.0210$

计算结果列入表 7-13。

表 7-13　例 7-5 资料方差分析表

变异来源	SS	ν	MS	F	P
总变异	22 873.4375	15	—	—	—
处理	19 633.1875	3	—	—	—
A	14 340.0625	1	14 340.0625	53.107	<0.01
B	5292.5625	1	5292.5625	19.601	<0.01
A×B	0.5625	1	0.5625	0.002	>0.05
误差	3240.2500	12	270.0210	—	—

（3）确定 P 值，做出统计推断　以计算 F 值时分子自由度 ν_1、分母自由度 ν_2 查 F 界值表（附表 4）得相应 P 值。本例 A 因素主效应的 $P < 0.01$，拒绝 H_0，差异有统计学意义，可以认为不同保存时间对人血清皮质醇的测定结果有影响；B 因素主效应的 $P < 0.01$，拒绝 H_0，差异有统计学意义，可以认为不同温度对测定结果有影响。A×B 交互效应的 $P > 0.05$，按 $\alpha = 0.05$ 的水准，不拒绝 H_0，即不能认为两个因素间存在交互效应。

第六节　多个总体方差齐性检验

方差分析的前提条件之一是各组总体方差相等（即方差齐）。因而在方差分析之前，需要进行方差齐性检验，通常采用 Bartlett 检验和 Levene 检验来进行多个总体的方差齐性检验，Bartlett 检验对资料的正态性要求严格，而 Levene 检验适用于任意分布的两组或多组资料。

一、Bartlett 检验

Bartlett 检验的基本思想是将各组的样本方差之和除以方差个数得合并方差，假如各组总体方差相等，那么，各组样本方差与合并方差相差不会很大，其统计量 χ^2 值也不会很大，即出现大的 χ^2 值的可能性很小；反之，如果各组总体方差不相等，就会出现大的 χ^2 值，因而有理由拒绝原假设。χ^2 值的计算公式如下：

$$\chi^2 = \frac{\sum \left[(n_i - 1) \ln \frac{S_c^2}{S_i^2} \right]}{1 + \frac{\sum (n-1)^{-1} - (N-k)^{-1}}{3(k-1)}}, \nu = k-1 \qquad (公式\ 7-16)$$

式中，S_i^2 是各比较组的方差，S_c^2 为合并方差，即组内或误差的均方 $MS_{组内}$ 或 $MS_{误差}$，k 是参加比较的组数，n_i 为各组的样本含量，N 为总观察例数。

例 7-6 对例 7-1 中三组资料做方差齐性检验。

(1) 建立检验假设,确定检验水准

H_0:三个总体方差相等,即 $\sigma_1^2 = \sigma_2^2 = \sigma_3^2$。

H_1:三个总体方差不全相等。

$\alpha = 0.05$。

(2) 计算检验统计量 χ^2 值 在例 7-1 中,$k=3$,$n_1=n_2=n_3=12$,各比较组的标准差分别为:$S_1=0.656$,$S_2=0.826$,$S_3=0.620$,$S_c^2 = MS_{误差} = 0.499$,代入公式(7-16)得:

$$\chi^2 = \frac{11 \times \ln\dfrac{0.499}{0.656^2} + 11 \times \ln\dfrac{0.499}{0.826^2} + 11 \times \ln\dfrac{0.499}{0.620^2}}{1 + \dfrac{3 \times (11^{-1} - 33^{-1})}{3 \times 2}} = \frac{1.507}{1.030} = 1.4631$$

$$\nu = 3 - 1 = 2$$

(3) 确定 P 值,做出统计推断 以 $\alpha = 0.05$ 的水准,$\nu = 3 - 1 = 2$,查 χ^2 界值表(附表 9),得 $\chi_{0.05,2}^2 = 5.99$,故 $P > 0.05$,不拒绝 H_0,尚不能认为三个总体方差不具有齐性。

二、Levene 检验

Levene 检验既可用于两总体方差齐性检验,也可用于多个总体的方差齐性检验。具体方法是先将原始观测值 X_{ij} 转换为相应的离差 z_{ij},然后再做单向方差分析。

离差 z_{ij} 的计算方法有以下几种:

(1) $$z_{ij} = |X_{ij} - \overline{X}_i| \qquad (公式 7-17)$$

(2) $$z_{ij} = |X_{ij} - \overline{X}_i|^2 \qquad (公式 7-18)$$

(3) $$z_{ij} = |X_{ij} - M_i| \qquad (公式 7-19)$$

式中,M_i 为第 i 组的中位数,该法又称 Brown-Forsythe 法(1974)。

(4) $$z_{ij} = \frac{(W + n_i - 2)n_i(X_{ij} - \overline{X}_i)^2 - W(n_i - 1)S_i^2}{(n-1)(n_i - 2)} \qquad (公式 7-20)$$

其中,W 一般取 0.5,用它可以调整资料分布的峰度,该法又称 O'Brien 法。

按下式计算 F 值,然后以相应自由度查 F 界值表得到结论。

$$F = \frac{(N-k)\sum n_i(\overline{z}_i - \overline{z})^2}{(k-1)\sum\sum(z_{ij} - z_i)^2}, \quad \nu_1 = k-1, \quad \nu_2 = N-k \qquad (公式 7-21)$$

Levene F 检验计算较复杂,一般均采用统计软件进行计算。

第七节　变　量　变　换

对于明显偏离正态性或方差齐性条件的资料,常采用数据变换(data transformations)或改用秩变换的非参数统计(nonparametric statistics)方法。数据变换是将原始数据作某种函数转换,如转换为平方根值。数据变换虽然改变了资料分布的形式,但不改变各组资料间的关系。它可使资料转为正态分布也可使各组达到方差齐性,以满足 t 检验或方差分析的应用条件。通常一种适当的函数转换可同时达到上述两个目的。常用的变量变换有对数变换(logarithmic transformation)、平方根变换

（square root transformation）、倒数变换（reciprocal transformation）、平方根反正弦变换（arcsine square root transformation）等，应根据资料性质选择适当的变量变换方法。几种常用的变量变换及其用途如表 7－14。

表 7－14　常用数据变换方法比较

变换方法	新的分析数据	计算公式	有小值或零值	应　用
对数变换	对数值	$y=\lg X$	$y=\lg(X+k)$	① 使服从对数分布资料正态化；② 使数据达到方差齐性；③ 使曲线直线化
平方根变换	平方根值	$y=\sqrt{X}$	$y=\sqrt{X+0.5}$	① 使服从 Poisson 分布的资料正态化；② 使各样本方差与均数呈正相关的资料达到方差齐
倒数变换	倒数值	$y=1/X$		常用于两端波动较大的资料
平方根反正弦变换	平方根反正弦值	$y=\sin^{-1}\sqrt{p}$	$y=\sin^{-1}\sqrt{1/4n}$	适合率或百分比资料，使有较多过大或过小百分率资料接近正态

本章自测题（含答案）

（李印龙　闫宇翔）

第八章

二项分布与 Poisson 分布

学习目标

知识目标：掌握二项分布的概念、应用条件及特征；Poisson 分布的概念、应用条件及特征。

能力目标：能够运用二项分布和 Poisson 分布进行实际问题的概率估计。

素质目标：培养正确的统计分析思维，具有科学的态度、创新和分析批判的精神。

案例与思考

白血病是一类造血系统的恶性肿瘤性疾病，对于人类健康造成了严重的威胁。已知某地白血病的发病率为万分之一。如果对该地随机抽查 4 万人，经严格、科学筛查发现 3 人患有白血病。

1. 此案例中白血病患者人数服从何种分布？

2. 试估计该地随机抽查 4 万人中，没有发现白血病患者的概率及发现白血病患者不超过 3 人的概率。

在前面第二章内容中介绍了关于连续型变量的一种最重要的分布——正态分布（normal distribution）。本章将介绍关于离散型变量的两种重要的分布——二项分布（binomial distribution）和 Poisson 分布（Poisson distribution）。

本章课件

第一节 二项分布

在自然界中，有许多现象的结果是不确定的，比如天气的变化，此类现象我们称为随机现象。在随机现象中，最简单的是只会出现两个可能结果的现象，比如抛掷一枚质地均匀的硬币，可能出现正面朝上和反面朝上两种结果。在医学研究中也有许多类似的现象，比如药物的作用——有效或无效，患者的生存情况——生存或死亡等，统计学中将此类现象用二分类变量表示。统计学家对这类随机现象进行研究，发现了离散型随机变量中常见的分布——伯努利分布和二项分布。

一、伯努利试验和伯努利分布

瑞士科学家詹姆斯·伯努利（James Bernoulli，1645～1705）首先对于只有两个可能结果的随机现象进行了研究，其将出现感兴趣的试验结果定义为"成功"事件，其发生概率记为 $\pi(0<\pi<1)$；相应的，未出现感兴趣的试验结果定义为"失败"事件，其发生概率为 $1-\pi$。为纪念瑞士科学家詹姆斯·伯努利这一贡献，人们将只有两种可能结果的单次随机试验，称为伯努利试验（Bernoulli trial）。比如前面提到的抛掷硬币的例子，我们可以把抛掷一次硬币看作一次伯努利试验，其概率分布称为伯努利分布（Bernoulli distribution），也称为两点分布或者 0—1 分布，是最简单的离散型概率分布。伯努利分布的概率函数为：

$$P(X) = \pi^X (1-\pi)^{1-X} = \begin{cases} \pi, 若 X=1 \\ 1-\pi, 若 X=0 \end{cases}$$

X 表示"成功"事件出现的次数,π 为"成功"事件发生的概率。

二、n 重伯努利试验和二项分布

如果某随机试验是一个伯努利试验,将其独立、重复地进行 n 次,则称这一串独立、重复的试验为 n 重伯努利试验。二项分布(Binomial distribution)是 n 重伯努利试验成功次数 x 的离散概率分布。

在 n 次相互独立、重复的伯努利试验中,用随机变量 X 表示"成功"事件出现的次数,则 X 是一个离散型随机变量,其可能的取值为 $0, 1, \cdots, k, \cdots, n$。假定每次出现"成功"事件的概率均为 $\pi (0 < \pi < 1)$,则"成功"事件出现的次数 X 取值为 k 的概率计算公式为:

$$P(X=k) = C_n^k \pi^k (1-\pi)^{n-k} = \frac{n!}{k!(n-k)!} \pi^k (1-\pi)^{n-k}, k=0, 1, \cdots n \quad (公式 8-1)$$

在这里,称"成功"事件出现的次数 X 服从二项分布,它有两个参数 n 和 π,常记为 $X \sim B(n, \pi)$。n 为"成功"次数 X 的可能取值,π 为"成功"事件出现的概率。可以看出,当 n 取值为 1 时的二项分布就是伯努利分布。

例 8-1 已知抛掷质地均匀的硬币,出现正面朝上的概率为 0.5。现有研究人员抛掷 3 次,请计算正面朝上的次数为 0 次、1 次、2 次和 3 次的概率分别为多少?

解析:根据题目中的信息可知,硬币正面朝上的次数 X 服从二项分布,可记为 $X \sim B(3, 0.5)$,X 的可能取值为 0、1、2 和 3。根据公式 8-1 可得,取值为 0 时的概率为:

$$P(X=0) = \frac{3!}{0!(3-0)!} 0.5^0 (1-0.5)^3 = 0.125$$

同理,可得取值为 1、2 和 3 的概率,见表 8-1。

表 8-1 抛掷硬币 3 次正面朝上的次数及其概率

正面朝上的次数 X	概率 $P(X)$
0	0.125
1	0.375
2	0.375
3	0.125
合计	1

从表 8-1 可知,正面朝上的次数 X 的可能取值的概率之和为 1,即 $\sum P(X) = 1$。实际上,在 n 重伯努利试验中,对于任意服从二项分布的随机变量 X,其可能取值的概率之和恒为 1,即 $\sum_{X=0}^{n} P(X) = 1$。

三、二项分布的应用条件

判断随机变量 X 是否满足二项分布应具备下列三个基本条件:

1. 互斥性 每次试验只能出现相互排斥的两种结果之一,即两种互斥结果的概率之和恒等于 1。

2. 重复性 每次试验产生某种结果(如成功)的概率 π 固定不变,是一个常数。

3. 独立性 重复试验是相互独立的,即任何一次试验结果的出现不会影响其他试验结果出现的概率。

四、二项分布的特征

1. 二项分布的图形特征 若 $X \sim B(n,\pi)$，且已知其两个参数 n 和 π，则根据公式 8-1 可计算 X 取不同值的概率 $P(X)$，以 X 为横坐标，$P(X)$ 为纵坐标，可绘制二项分布的图形，如图 8-1 所示。

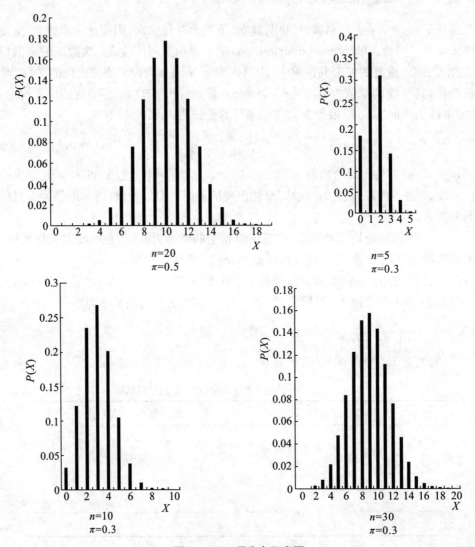

图 8-1 二项分布示意图

可以发现二项分布图的形状取决于参数 n 和 π 的取值。当 $\pi = 0.5$ 时，图形是对称的；当 $\pi \neq 0.5$ 时，图形呈偏态分布，但随着 n 的增大，分布趋于对称。

2. 二项分布的均数与标准差 在 n 重伯努利试验中，"成功"事件出现的次数 X 服从二项分布，即 $X \sim B(n,\pi)$，则随机变量 X 的总体均数、总体方差和总体标准差分别为：

$$\mu = n\pi \qquad \text{（公式 8-2）}$$
$$\sigma^2 = n\pi(1-\pi) \qquad \text{（公式 8-3）}$$
$$\sigma = \sqrt{n\pi(1-\pi)} \qquad \text{（公式 8-4）}$$

若用 p 表示"成功"事件出现的样本率，可得 $p = \dfrac{X}{n}$，则 p 的总体均数、总体方差和总体标准差分别为：

$$\mu_p = \pi \qquad \text{(公式 8-5)}$$

$$\sigma_p^2 = \frac{\pi(1-\pi)}{n} \qquad \text{(公式 8-6)}$$

$$\sigma_p = \sqrt{\frac{\pi(1-\pi)}{n}} \qquad \text{(公式 8-7)}$$

样本率的标准差也称为率的标准误,可用来描述样本率的抽样误差大小。率的标准误越小,则说明率的抽样误差越小。一般情况下,总体率 π 是未知的,此时可用样本率 p 作为总体率 π 的估计值。根据公式 8-7,则率的标准误的估计值为:

$$S_p = \sqrt{\frac{p(1-p)}{n}} \qquad \text{(公式 8-8)}$$

例 8-2 已知某地往年儿童蛲虫感染率为 20%,现从该地总人口中随机抽取 10 名儿童作为样本。请计算样本中感染人数的总体均数、标准差和率的标准误。

解析:假定 10 名儿童中感染人数为 X,根据题干信息则 X 服从二项分布,即 $X \sim B(10, 0.2)$,则:

感染人数 X 的总体均数为:$\mu = n\pi = 10 \times 0.2 = 2$(人)

总体标准差为:$\sigma = \sqrt{n\pi(1-\pi)} = \sqrt{10 \times 0.2 \times (1-0.2)} = 1.27$(人)

总体率的标准误为:$\sigma_p = \sqrt{\frac{\pi(1-\pi)}{n}} = \sqrt{\frac{0.2 \times (1-0.2)}{10}} = 0.13$

3. 二项分布与正态分布的关系 若随机变量 X 服从参数为 n 和 π 的二项分布,即 $X \sim B(n, \pi)$,当 n 足够大,π 不靠近 0 或 1 时,或者 $n\pi > 5$ 且 $n(1-\pi) > 5$ 时,随机变量 X 近似服从均数为 $n\pi$,方差为 $n\pi(1-\pi)$ 的正态分布,即 $X \sim N[n\pi, n\pi(1-\pi)]$,此时样本率 p 也近似服从正态分布 $p \sim N\left(\pi, \frac{\pi(1-\pi)}{n}\right)$。此时采用正态分布的原理处理二项分布的资料,可以简化计算。

五、二项分布的应用

1. 随机变量 X 单个取值的概率计算 服从二项分布的随机变量 X,可以利用公式 8-1 直接计算其取单个值时的概率。

例 8-3 已知某地往年儿童蛲虫感染率为 20%,现从该地总人口中随机抽取 10 名儿童作为样本。请计算样本中感染人数恰好有 2 人的概率。

解析:根据公式 8-1,感染人数恰好有 2 人的概率为:

$$P(X=2) = \frac{10!}{2!(10-2)!} 0.2^2 (1-0.2)^8 = 0.302$$

2. 随机变量 X 连续取值的概率计算 对于服从二项分布的随机变量 X,可以利用下列公式直接计算其连续取值时的累积概率。

二项分布中,"成功"事件出现的次数 X 至少为 k 次的概率:

$$P(X \geq k) = \sum_{X=k}^{n} P(X) = \sum_{X=k}^{n} \frac{n!}{X!(n-X)!} \pi^X (1-\pi)^{n-X} \qquad \text{(公式 8-9)}$$

"成功"事件出现的次数 X 至多为 k 次的概率:

$$P(X \leq k) = \sum_{X=0}^{k} P(X) = \sum_{X=0}^{k} \frac{n!}{X!(n-X)!} \pi^X (1-\pi)^{n-X} \qquad \text{(公式 8-10)}$$

"成功"事件出现的次数 X 至少为 k_1 次且至多为 k_2 次的概率:

$$P(k_1 \leq X \leq k_2) = \sum_{X=k_1}^{k_2} P(X) = \sum_{X=k_1}^{k_2} \frac{n!}{X!(n-X)!} \pi^X (1-\pi)^{n-X}$$

(公式 8-11)

例 8-4　已知某地往年儿童蛲虫感染率为 20%，现从该地总人口中随机抽取 10 名儿童作为样本。请计算：① 样本中感染人数至少有 1 人的概率；② 样本中感染人数至多有 3 人的概率；③ 样本中感染人数至少有 1 人且至多有 3 人的概率。

解：根据公式 8-9，感染人数至少有 1 人的概率为：

$$
\begin{aligned}
P(X \geqslant 1) &= \sum_{X=1}^{10} P(X) \\
&= 1 - P(0) \\
&= 1 - \frac{10!}{0!\,(10-0)!} 0.2^0 (1-0.2)^{10} \\
&= 0.893
\end{aligned}
$$

根据公式 8-10，感染人数至多有 3 人的概率为：

$$
\begin{aligned}
P(X \leqslant 3) &= \sum_{X=0}^{3} P(X) \\
&= P(0) + P(1) + P(2) + P(3) \\
&= \sum_{X=0}^{3} \frac{10!}{X!\,(10-X)!} 0.2^X (1-0.2)^{10-X} \\
&= 0.879
\end{aligned}
$$

根据公式 8-11，感染人数至少有 1 人且至多有 3 人的概率为：

$$
\begin{aligned}
P(1 \leqslant X \leqslant 3) &= \sum_{X=1}^{3} P(X) \\
&= P(1) + P(2) + P(3) \\
&= \sum_{X=1}^{3} \frac{10!}{X!\,(10-X)!} 0.2^X (1-0.2)^{10-X} \\
&= 0.772
\end{aligned}
$$

第二节　Poisson 分布

在自然界的随机现象中，有许多罕见事件，比如单位体积空间中粉尘的颗粒数量、单位体积饮用水的细菌数量等。在医疗卫生领域中，比如每 10 万新生儿中有出生缺陷的新生儿数量等，也是发病率很低的罕见事件。描述此类罕见事件发生次数的概率分布常用 Poisson 分布（Poisson distribution）。

一、Poisson 分布的概念

Poisson 分布是另一种常用的离散型概率分布，主要用于描述单位量度单元内（如单位时间、单位面积、单位容积、每 10 万人口等）某罕见现象发生次数的概率分布。1838 年，法国数学家 Poisson（1781~1840）在研究二项分布的渐近公式时首先提出，在二项分布中，当发生率 π 很小，试验次数（样本量）n 很大，且 $n\pi = \lambda$（λ 为常数）时，二项分布趋近于 Poisson 分布。

若随机变量 X 为单位量度单元内某罕见现象发生的次数，其取值为 $0,1,2,3,\cdots$，其相应取值的概率分布可以表达为：

$$
P(X) = \frac{\lambda^X}{X!} e^{-\lambda}, \quad X = 0,1,2,3,\cdots \tag{公式 8-12}
$$

称 X 服从以 λ 为参数的 Poisson 分布，记为 $X \sim P(\lambda)$。式中 X 为单位量度单元内某现象发生的次数；$\lambda = n\pi$ 为 Poisson 分布的总体均数，也即为单位量度单元内某现象的平均发生次数；e 为自然对数的底，约为 2.718 28。

二、Poisson 分布的应用条件

Poisson 分布应具备下列三个基本条件。

1. 普通性　在试验次数 n 足够大，每次试验可看作是一个"充分小的观测单位"，如极短的时间、极小的面积或体积等，在充分小的观测单位上 X 的取值最多为 1。

2. 平稳性　在同样的观察单位内，某事件的发生概率是相等的。X 的取值只与观测单位的大小有关，即 X 的取值与观测单位的大小成正比，而与观测单位的位置无关。例如，观察时间与从什么时间算起无关。

3. 独立增量性　在某个观测单位上 X 的取值与前面各观测单位上 X 的取值无关，即前面的试验结果不会影响后面的试验结果，各次试验具有独立性。

如果 n 次试验互不独立、发生概率不等，则不能将其视为 Poisson 分布。例如，具有传染性的罕见疾病的发生，由于首发病例出现后会发展为传染源，会增加罕见传染病的传播风险，进而影响到后续病例的发生，所以不符合 Poisson 分布的应用条件；细菌在牛奶中成集落存在，钉螺在繁殖期成窝状散布时，由于观察结果不独立，也不能看作 Poisson 分布。

三、Poisson 分布的特征

1. Poisson 分布的图形特征　若 X 服从参数为 λ 的 Poisson 分布，以 X 的取值为横轴，相应的概率 $P(X)$ 为纵轴，可以绘制出 Poisson 分布的图形，如图 8-2 所示。可以发现 Poisson 分布只有一个参数 λ，不同的 λ 对应不同的 Poisson 分布。因此，λ 的大小决定了 Poisson 分布的图形特征。Poisson 分布在 λ 较小时呈偏态分布，λ 越小，分布越偏；随着 λ 的增大，逐渐逼近正态分布。当 $\lambda \geqslant 20$ 时，可认为近似呈正态分布。

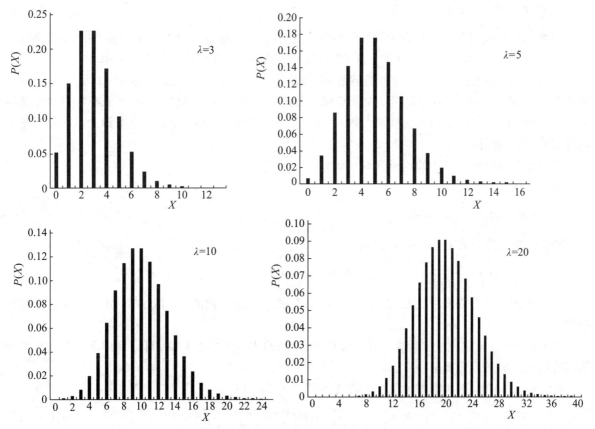

图 8-2　Poisson 分布的概率分布图

2. Poisson 分布的均数与方差　根据数理统计的理论可证明,Poisson 分布的唯一参数 λ 就是 Poisson 分布的总体均数,同时也是其总体方差,即

$$\mu=\sigma^2=\lambda \qquad\qquad (公式\ 8-13)$$

总体均数与总体方差相等是 Poisson 分布的重要特征。

3. Poisson 分布的可加性　如果 k 个相互独立的随机变量 $X_1,X_2,\cdots,X_k$ 均服从 Poisson 分布, 其参数分别为 $\lambda_1,\lambda_2,\cdots,\lambda_k$,则它们的和 $T=X_1+X_2+\cdots+X_k$ 也服从 Poisson 分布,其参数为 $\lambda=\lambda_1+\lambda_2+\cdots+\lambda_k$。根据此性质,若研究中抽样时的样本计数 X 值较小时,可以多抽取几个观察单元, 从而取得若干个样本计数 X_k,将其合并以增大 X 的计数值,便于分析。

4. Poisson 分布与二项分布、正态分布的关系　如果随机变量 X 服从参数为 n 和 π 的二项分布, 即 $X\sim B(n,\pi)$,则当 n 趋于无穷大且 $n\pi=\lambda$ 保持不变时,可以证明 X 的极限分布是以 λ 为参数的 Poisson 分布,即 $X\sim P(n\pi)$。利用这一性质,在 n 较大且 π 很小时,可用 Poisson 分布的概率作为二项分布概率的近似值,以简化计算。

如果随机变量 X 服从参数为 λ 的 Poisson 分布,当 λ 足够大(如 $\lambda\geqslant20$ 时),则 X 近似服从均数为 λ,方差为 λ 的正态分布,即 $X\sim N(\lambda,\lambda)$,此时采用正态分布原理进行统计分析更为简便。

四、Poisson 分布的应用

1. Poisson 分布单个概率计算

例 8-5　假设我国西部某水源地经过实验室检测,平均每毫升水中含有 5 个 A 细菌。现从该水源地随机抽取 1 ml 水,试计算其中有 3 个 A 细菌的概率。

解:通过题目信息,可以判断该水源地每毫升水中含有的细菌个数 X 服从 Poisson 分布,其参数 $\lambda=5$,记为 $X\sim P(5)$。根据公式 8-12 可计算 1 ml 水中含有 3 个 A 细菌的概率为:

$$P(X=3)=\frac{5^3}{3!}\mathrm{e}^{-5}=0.14$$

例 8-6　通过对某省历年卫生统计年鉴的查阅和分析发现,该省成年女性乳腺癌的发病率约为 60/10 万。现从该省随机抽取成年女性 1 万人,试计算其中有 5 位乳腺癌患者的概率。

解:根据题目信息,该省成年女性乳腺癌的发病率 $\pi=60/10$ 万,现抽取人数 $n=1$ 万,则乳腺癌患者的人数 X 服从二项分布,可以用二项分布相关公式解决此问题。结合 Poisson 分布与二项分布的关系,发病率 $\pi=60/10$ 万较小且抽取人数 $n=1$ 万较大,可用 Poisson 分布的概率作为二项分布概率的近似值,以简化计算。

可以求得:$\lambda=n\pi=10\ 000\times60/100\ 000=6$

根据公式 8-12 可得:

$$P(X=5)=\frac{6^5}{5!}\mathrm{e}^{-6}=0.16$$

根据二项分布公式 8-1,也可求得:

$$P(X=5)=\frac{10\ 000!}{5!\ (10\ 000-5)!}0.0006^5(1-0.0006)^{10\ 000-5}=0.16$$

可以发现二项分布计算的结果与 Poisson 分布的结果是一致的,但 Poisson 分布的计算要简单很多。

2. Poisson 分布累积概率计算　对于服从 Poisson 分布的随机变量 X,可以利用下列公式直接计算其连续取值时的累积概率。

Poisson 分布中,随机事件出现的次数 X 至多为 k 次的概率:

$$P(X\leqslant k)=\sum_{X=0}^{k}P(X)=\sum_{X=0}^{k}\frac{\lambda^X}{X!}\mathrm{e}^{-\lambda} \qquad\qquad (公式\ 8-14)$$

出现的次数 X 至少为 k 次的概率：

$$P(X \geqslant k) = 1 - P(X \leqslant k-1) \qquad \text{（公式 8-15）}$$

例 8-7　某地新生儿先天性心脏病的发病率约为 8‰。试计算该地 300 名新生儿中至多有 3 人患先天性心脏病的概率有多大？至少有 5 人患先天性心脏病的概率有多大？

解：根据题目信息，新生儿先天性心脏病的发病率 $\pi=0.008$，新生儿人数 $n=300$，则先天性心脏病患病人数服从二项分布，可以采用二项分布来估计；由于发病率 $\pi=0.008$ 较小，而新生儿人数 $n=300$ 较大，也可以认为先天性心脏病患病人数近似服从 Poisson 分布。在此，选择 Poisson 分布可以简化计算。

参数 $\lambda=300 \times 0.008 = 2.4$

根据公式 8-14，至多有 3 人患先天性心脏病的概率：

$$
\begin{aligned}
P(X \leqslant 3) &= \sum_{X=0}^{3} P(X) \\
&= \sum_{X=0}^{3} \frac{2.4^X}{X!} e^{-2.4} \\
&= 0.0907 + 0.2177 + 0.2612 + 0.2090 \\
&= 0.7786
\end{aligned}
$$

根据公式 8-15，至少有 5 人患先天性心脏病的概率：

$$
\begin{aligned}
P(X \geqslant 5) &= 1 - P(X \leqslant 4) \\
&= 1 - P(0) - P(1) - P(2) - P(3) - P(4) \\
&= 1 - 0.0907 - 0.2177 - 0.2612 - 0.2090 - 0.1254 \\
&= 0.096
\end{aligned}
$$

小　结

1. 二项分布是一种离散型概率分布，如随机变量 X 服从二项分布，记为 $X \sim B(n,\pi)$。二项分布应具备下列三个基本条件：每次试验只能出现相互排斥的两种结果之一；每次试验产生某种结果（如阳性）的概率固定不变，是一个常数；重复试验是相互独立的。

2. Poisson 分布是另一种重要的离散型概率分布，主要用于描述单位量度单元内（如单位时间、单位面积等）某罕见现象发生次数的概率分布。如随机变量 X 服从 Poisson 分布，记为 $X \sim P(\lambda)$。

Poisson 分布应具备下列三个基本条件：普通性；平稳性；独立增量性。

Poisson 分布可视为二项分布的特例，在二项分布中，当发生率 π 很小，试验次数（样本量）n 很大，且 $n\pi=\lambda$（λ 为常数）时，二项分布趋近于 Poisson 分布。

本章自测题（含答案）

（王翔宇）

第九章

χ^2 检验

学习目标

知识目标：掌握 χ^2 检验的基本思想和三种常见设计方案的 χ^2 检验：四格表资料的 χ^2 检验，配对四格表资料的 χ^2 检验，行×列表资料的 χ^2 检验；了解率的线性趋势 χ^2 检验、拟合优度 χ^2 检验。

能力目标：具备根据不同的资料类型、设计类型、研究目的和应用条件选用恰当的 χ^2 检验方法并正确解读其统计结果的能力。

素质目标：帮助学生在实验设计或调查设计时正确选择研究指标，激发其开展科学研究的兴趣，提高对定性资料的分析水平。

案例与思考

例 9-1 某医院肿瘤科 3 年来共治疗乳腺癌患者 $n=131$ 例，每例均观察满 5 年，其中单纯手术治疗组观察 $n_1=84$ 例，存活 $X_1=57$ 例，存活率 $p_1=67.86\%$，联合治疗（手术治疗＋术后化疗）组观察 $n_2=47$ 例，存活 $X_2=39$ 例，存活率 $p_2=82.98\%$，据此，该作者采用成组 t 检验（存活=1，死亡=0）进行假设检验，结果 $t=1.887$，$P=0.061$，差异无统计学意义，故尚不能认为联合治疗法的存活率高于单纯手术治疗法。

1. 这是什么类型的资料？该资料属于何种设计方案？

2. 该作者的结论是否正确？为什么？

3. 如何正确分析比较？

本章课件

χ^2 检验(chi-square test)又称卡方检验，是英国统计学家 K.Pearson 于 1900 年提出的一种以 χ^2 分布(chi-square distribution)和拟合优度检验(goodness-of-fit test)为理论依据，常用于定性资料统计推断的假设检验方法。本章主要介绍两个及两个以上样本率或构成比比较的 χ^2 检验，线性趋势 χ^2 检验以及频数分布的拟合优度 χ^2 检验等。

第一节　χ^2 检验的基本思想

在定量资料的统计推断里，我们介绍了 Z 检验、t 检验等统计分析方法，Z 检验与 t 检验的思路相同，都是反映在标准误的尺度下，统计量与总体参数差别的大小。而 χ^2 检验的思路与 Z 检验、t 检验不同，但也有异曲同工之妙。下面就以例 9-1 两样本率的比较为例来介绍 χ^2 检验的基本思想。

例 9-1 首先将例 9-1 原始资料整理成表 9-1 的形式。

表9-1 两种疗法治疗乳腺癌患者五年存活率的比较

处理	存活数	死亡数	合计	存活率(%)
联合治疗	39(a)	8(b)	47($a+b$)	82.98
单纯治疗	57(c)	27(d)	84($c+d$)	67.86
合计	96($a+c$)	35($b+d$)	131(n)	73.28

由表9-1可见，a、b、c、d 为4个基本数据，其余数据均可由这4个数据计算出来，该类型资料称为 2×2 列联表资料，又称四格表(fourfold table)资料。

资料显示两组患者五年存活率不同。由于样本率存在抽样误差，两组存活率间的差别是治疗方法不同造成的，还是仅仅由抽样误差所引起的？要回答这个问题，必须进行假设检验。

例9-1的无效假设 $H_0:\pi_1=\pi_2$，即两种治疗方法的总体存活率相同，两样本存活率的差别仅由抽样误差所致。由于此时总体情况未知，故用两样本合计的存活率作为总体存活率的点估计值，即 $H_0:\pi_1=\pi_2=73.28\%$。在此假设成立的基础上，可以推算出每个格子的期望频数，称为理论频数(theoretical frequency)，用符号 T 来表示；样本观察到的频数称为实际频数(actual frequency)，用符号 A 表示。若 H_0 成立，则联合治疗组理论存活人数为 $47×73.28\%=34.44$(人)，单纯治疗组理论存活人数为 $84×73.28\%=61.56$(人)，余仿此，可计算出两组的理论死亡人数分别为 12.56 人和 22.44人。

在实际计算中，理论频数 T 可用公式9-1来计算。

$$T_{RC}=\frac{n_R n_C}{n} \tag{公式9-1}$$

式中，T_{RC} 表示第 R 行(row)第 C 列(column)格子的理论频数，n_R 为该格子相应行的合计数，n_C 为该格子相应列的合计数，n 为总例数。

例如，表9-1第一行第一列格子的理论频数为：

$$T_{11}=\frac{47×96}{131}=34.44$$

以此类推，其余3个格子的理论频数分别为：

$$T_{12}=\frac{47×35}{131}=12.56$$

$$T_{21}=\frac{84×96}{131}=61.56$$

$$T_{22}=\frac{84×35}{131}=22.44$$

然后，利用实际频数 A 与相应的理论频数 T，得到 χ^2 统计量为：

$$\chi^2=\sum\frac{(A-T)^2}{T} \tag{公式9-2}$$

由公式(9-2)可以看出 χ^2 值的大小反映了实际频数与理论频数的吻合程度，吻合程度高，χ^2 值就小；反之，χ^2 值就大。

χ^2 检验的基本思想：若 H_0 成立，则各个格子的 A 与 T 相差不应很大，即 χ^2 统计量不应该很大；A 与 T 相差越大，χ^2 值就越大，相应的 P 值也就越小，当 $P\leqslant\alpha$，根据小概率原理，则有理由怀疑 H_0 的真实性，继而拒绝 H_0，从而做出接受 H_1 的统计推断；如果 $P>\alpha$，则没有充分的理由拒绝 H_0。

由公式(9-2)可以看出，由于每个格子的 $\frac{(A-T)^2}{T}\geqslant0$，格子越多，$\chi^2$ 值也就越大，即 χ^2 值的大小除了与 A 和 T 的差值有关外，还和格子数有关。因而考虑 χ^2 值大小的同时，应同时考虑格子数的多少(严格地说是自由度 ν 的大小),这样才能更准确地反映 A 与 T 的吻合程度。

四格表及行×列表的自由度,是指在表中周边合计数不变的前提下,基本数据可以自由变动的格子数。如表 9-1 中基本数据有 4 个,其中任一数据发生变化,其余 3 个数据由于受周边合计数的限制,只能随之相应变动,故其自由度为 1;若基本数据大于 4 个,则自由度也必大于 1。自由度 ν 可按公式(9-3)计算:

$$\nu = (行数 - 1) \times (列数 - 1) \qquad (公式 9-3)$$

按式(9-2)算得的 χ^2 值近似服从自由度为 ν 的 χ^2 分布。χ^2 分布是一种连续型随机变量的概率分布。设有 ν 个相互独立的标准正态分布随机变量 $Z_1, Z_2, \cdots, Z_\nu$,则 $Z_1^2 + Z_2^2 + \cdots + Z_\nu^2$ 的分布称为服从自由度为 ν 的 χ^2 分布,记为 χ_ν^2,即:

$$\chi_\nu^2 = Z_1^2 + Z_2^2 + \cdots + Z_\nu^2 \qquad (公式 9-4)$$

χ^2 分布的形状完全依赖于自由度的大小,随着 ν 的增加,曲线逐渐趋于对称;当 ν 趋于 ∞ 时,χ^2 分布逼近正态分布。如图 9-1 中给出了自由度为 $\nu=1$、$\nu=3$ 和 $\nu=5$ 的三种 χ^2 分布的概率密度曲线。在不同自由度 ν 下,χ^2 分布右侧尾部面积为 α 时的临界值记为 $\chi_{\alpha,\nu}^2$,详见 χ^2 界值表(附表 9)。$\chi^2 < \chi_{\alpha,\nu}^2$,则 $P > \alpha$;$\chi^2 \geqslant \chi_{\alpha,\nu}^2$,则 $P \leqslant \alpha$。

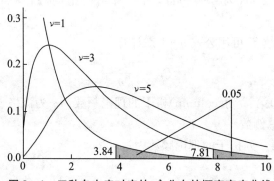

图 9-1 三种自由度对应的 χ^2 分布的概率密度曲线

第二节 四格表资料的 χ^2 检验

四格表资料又称 2×2 列联表资料,其 χ^2 检验主要用于两个独立样本率的假设检验,常见于实验性研究中 2 个完全随机设计样本的样本率比较及观察性研究中分别从 2 个不同总体抽样获得的样本的样本率比较。一般将这类资料整理成表 9-1 的计算格式。

一、四格表资料 χ^2 检验的基本公式

现以例 9-1 资料为例,列成表 9-2 形式的 χ^2 计算表,用 χ^2 检验法比较两种疗法的存活率有无差别。

表 9-2 两种疗法治疗乳腺癌患者五年存活率的比较

处理	存活数	死亡数	合计	存活率(%)
联合治疗	39(34.44)	8(12.56)	47	82.98
单纯治疗	57(61.56)	27(22.44)	84	67.86
合计	96	35	131	73.28

注:括号内数据为理论频数。

(1) 建立检验假设,确定检验水准

$H_0:\pi_1=\pi_2$,即两总体存活率相等。

$H_1:\pi_1\neq\pi_2$,即两总体存活率不等。

$\alpha=0.05$。

(2) 计算 χ^2 值和自由度 将 A 与 T 的值代入式(9-2),得:

$$\chi^2=\sum\frac{(A-T)^2}{T}=\frac{(39-34.44)^2}{34.44}+\frac{(8-12.56)^2}{12.56}+\frac{(57-61.56)^2}{61.56}+\frac{(27-22.44)^2}{22.44}=3.52$$

$$\nu=(2-1)\times(2-1)=1$$

(3) 确定 P 值,做出统计推断 按 $\nu=1$ 查 χ^2 界值表(附表9),$\chi^2_{0.05,1}=3.84$,本例中,$\chi^2=3.52<$ 3.84,则 $P>0.05$,按 $\alpha=0.05$ 的水准,不拒绝 H_0,差异无统计学意义,尚不能认为单纯手术疗法与联合疗法治疗乳腺癌的存活率有差别。

二、四格表 χ^2 检验专用公式

为简化计算,省去求理论频数的过程,对于独立样本四格表资料,还可用四格表专用公式计算 χ^2 值。

$$\chi^2=\frac{(ad-bc)^2n}{(a+b)(c+d)(a+c)(b+d)} \qquad \text{(公式9-5)}$$

式中,a、b、c、d 为四格表的实际频数,n 为总合计例数。

将例 9-1 相应数据代入公式(9-5),得:

$$\chi^2=\frac{(39\times27-8\times57)^2\times131}{47\times84\times96\times35}=3.52$$

可见,与前面的基本公式计算结果相同。

三、四格表 χ^2 值连续性校正

χ^2 分布本身是一种连续型分布,而基于频数计算的 χ^2 值是离散的,只是近似服从 χ^2 分布。对于四格表资料,在 $n\geq40$,且所有格子的 $T\geq5$ 时,这种近似性才较好,当有格子的理论频数小于 5 时,这种近似程度降低。为改善 χ^2 值分布的连续性,英国统计学家 F. Yates 提出了专门针对四格表的连续性校正(correction for continuity)的方法,又称 Yates 校正(Yates's correction)。连续性校正 χ^2 公式为:

$$\chi^2=\sum\frac{(|A-T|-0.5)^2}{T} \qquad \text{(公式9-6)}$$

$$\chi^2=\frac{(|ad-bc|-n/2)^2n}{(a+b)(c+d)(a+c)(b+d)} \qquad \text{(公式9-7)}$$

因此,在分析独立样本四格表资料时,需根据具体情况做不同处理。

1. 当 $n\geq40$,且任一格 $T\geq5$ 时,用公式(9-2)或公式(9-5)计算 χ^2 值。

2. 当 $n\geq40$,且任一格 $1\leq T<5$ 时,用公式(9-6)或公式(9-7)计算校正的 χ^2 值。

3. 当 $n<40$ 或任一格的 $T<1$ 时,用确切概率法。

例 9-2 某医师将门诊的偏头痛病人随机分为两组,分别采用药物和针灸两种方法治疗,结果见表 9-3,问两种疗法的有效率有无差别?

表 9-3 两种疗法治疗偏头痛的效果比较

疗法	有效	无效	合计	有效率(%)
药物	24	8	32	75.00
针灸	31	2	33	93.94
合计	55	10	65	84.62

(1) 建立检验假设,确定检验水准

$H_0: \pi_1 = \pi_2$,即两种疗法治疗偏头痛的有效率相同。

$H_1: \pi_1 \neq \pi_2$,即两种疗法治疗偏头痛的有效率不同。

$\alpha = 0.05$。

(2) 计算 χ^2 值和自由度 本例中药物组治疗无效时对应格子的理论频数在四个格子中最小,为

$T_{12} = \dfrac{32 \times 10}{65} = 4.92, 1 \leqslant T_{12} < 5$,而 $n > 40$,故应计算校正的 χ^2 值。将数据代入式(9-7),得:

$$\chi^2 = \frac{(|ad-bc|-n/2)^2 n}{(a+b)(c+d)(a+c)(b+d)} = \frac{(|24 \times 2 - 8 \times 31| - 65/2)^2 \, 65}{32 \times 33 \times 55 \times 10} = 3.14$$

$$\nu = 1$$

(3) 确定 P 值,做出统计推断 按 $\nu = 1$ 查附表 9,得 $P > 0.05$,按 $\alpha = 0.05$ 的水准,不拒绝 H_0,差异无统计学意义,尚不能认为两种疗法治疗偏头痛的有效率不同。

如果本例用式(9-5)计算 χ^2 值,$\chi^2 = 4.477 > \chi^2_{0.05,1} = 3.84$,则 $P < 0.05$,按 $\alpha = 0.05$ 的水准,拒绝 H_0,接受 H_1,差异有统计学意义,与校正的结果相反。所以 χ^2 检验时一定要注意其应用条件,否则可能会得出错误的统计结论。

第三节　配对四格表资料的 χ^2 检验

定性资料和定量资料一样,有时也通过配对的方法进行试验,如每一对试验对象分别给予不同的处理,或同一试验对象先后给予不同的处理。只是定量资料的配对试验结果是数值变量,而定性资料的配对试验结果是分类变量。配对设计且试验结果为"二分类"的资料,当配对的结果仅有四种情况时,称为配对 2×2 列联表或配对四格表,如表 9-4。

表 9-4 配对四格表形式

甲	乙		合计
	+	−	
+	a	b	$a+b$
−	c	d	$c+d$
合计	$a+c$	$b+d$	n

对于配对四格表,虽与前述独立样本的四格表形式相似,即都对应 a、b、c、d 四个格子,但内容及检验方法不一样。在独立样本的四格表资料中(如表 9-1),联合治疗组与单纯治疗组的数据是相互独立的;但在表 9-4 中,由于研究对象先按某种方式配成对,再按甲、乙两种属性统计,所得结果不是相互独立的,因此不能直接采用前述的独立样本四格表资料的 χ^2 检验。

由表 9-4 可以看出:

甲的阳性率 $= \dfrac{a+b}{n}$

乙的阳性率 $=\dfrac{a+c}{n}$

甲、乙的阳性率之差 $=\dfrac{a+b}{n}-\dfrac{a+c}{n}=\dfrac{b-c}{n}$

由此可见,在配对四格表中,a、d 在比较两种属性的阳性率有无差异时不起作用,故只需比较甲$_+$乙$_-$的对子数 b 与甲$_-$乙$_+$的对子数 c 之间的差别来反映两种属性的阳性率的差异,则无效假设 H_0 为 $B=C$,即 b、c 代表的总体相等,b、c 对应的理论频数均为 $\dfrac{b+c}{2}$。将这两个格子的实际频数和理论频数代入式(9-2),得:

$$\chi^2 = \frac{\left(b-\dfrac{b+c}{2}\right)^2}{\dfrac{b+c}{2}} + \frac{\left(c-\dfrac{b+c}{2}\right)^2}{\dfrac{b+c}{2}} = \frac{(b-c)^2}{b+c} \qquad \text{(公式 9-8)}$$

即配对设计四格表的 χ^2 检验公式为:

$$\chi^2 = \frac{(b-c)^2}{b+c}, \quad \nu=1 \qquad \text{(公式 9-9)}$$

上式又称 McNemar 检验(McNemar's test),是无效假设 H_0 成立,即总体 $B=C$ 条件下,式(9-2)的特例。

当 $b+c<40$ 时,需做连续性校正,公式如下:

$$\chi^2 = \frac{(|b-c|-1)^2}{b+c}, \quad \nu=1 \qquad \text{(公式 9-10)}$$

例 9-3　某研究者欲探讨痰培养和结核菌素皮肤试验在肺结核检出上的差异,分别采用两种方法对 60 名肺结核患者进行检查,"+"号表示阳性,"-"号表示阴性,结果见表 9-5。问两种方法的检出阳性率有无差别?

表 9-5　痰培养和结核菌素皮肤试验的检出结果

痰培养	结核菌素皮肤试验		合计
	+	-	
+	28	6	34
-	20	6	26
合计	48	12	60

(1) 建立检验假设,确定检验水准

$H_0:B=C$,即两种方法的检出阳性率相同。

$H_1:B\neq C$,即两种方法的检出阳性率不同。

$\alpha=0.05$。

(2) 计算 χ^2 值和自由度　本例 $b+c=26<40$,故用式(9-10)计算 χ^2 值:

$$\chi^2 = \frac{(|b-c|-1)^2}{(b+c)} = \frac{(|6-20|-1)^2}{(6+20)} = 6.5$$

$$\nu=1$$

(3) 确定 P 值,做出统计推断　查附表 9,得 $P<0.05$,按 $\alpha=0.05$ 的水准,拒绝 H_0,接受 H_1,差异有统计学意义,可以认为两种方法的检出阳性率不同。由于痰培养的检出阳性率为 56.67%,结核菌素皮肤试验的阳性率为 80.00%,则结核菌素皮肤试验的检出阳性率高于痰培养。

第四节 $R \times C$ 列联表资料的 χ^2 检验

对于行数或列数大于 2 的资料,统称为行×列表,简记为 $R \times C$ 列联表。$R \times C$ 列联表资料的 χ^2 检验主要用于多个样本率的比较,两个或多个构成比的比较以及双向无序分类资料的关联性检验。其 χ^2 检验除可用基本公式 9-2 外,还可用下面的简化公式,省去计算理论数的麻烦。

$$\chi^2 = n\left(\sum \frac{A^2}{n_R n_C} - 1\right) \qquad \text{(公式 9-11)}$$

式中符号的意义与公式 9-1、公式 9-2 相同。自由度按公式 9-3 计算。

一、多个样本率的比较

例 9-4 某市重污染区、一般市区和农村出生婴儿的致畸情况如表 9-6,问三个地区出生婴儿的致畸率有无差别?

表 9-6 某市三个地区出生婴儿的致畸率比较

方案	畸形数	无畸形数	合计	致畸率(‰)
重污染区	114	3278	3392	33.61
一般市区	404	40 143	40 547	9.96
农村	67	8275	8342	8.03
合计	585	51 696	52 281	11.19

(1) 建立检验假设,确定检验水准

$H_0: \pi_1 = \pi_2 = \pi_3$,即三个地区出生婴儿的致畸率相等。

H_1:三个地区出生婴儿的致畸率不等或不全相等。

$\alpha = 0.05$。

(2) 计算 χ^2 值和自由度 将表 9-6 的数据代入式(9-11),得:

$$\chi^2 = n\left(\sum \frac{A^2}{n_R n_C} - 1\right)$$

$$= 52\,281 \times \left(\frac{114^2}{3392 \times 585} + \frac{3278^2}{3392 \times 51\,696} + \frac{404^2}{40\,547 \times 585} + \frac{40\,143^2}{40\,547 \times 51\,696} + \frac{67^2}{8342 \times 585} + \frac{8275^2}{8342 \times 51\,696} - 1\right)$$

$$= 167.11$$

$$\nu = (3-1) \times (2-1) = 2$$

(3) 确定 P 值,做出统计推断

按 $\nu = 2$ 查附表 9,得 $\chi^2_{0.05,2} = 5.99$,本例中 $\chi^2 = 167.11 > 5.99$,故 $P < 0.05$,按 $\alpha = 0.05$ 的水准,拒绝 H_0,接受 H_1,差异有统计学意义,可认为三个地区出生婴儿的致畸率有差别。

注意:这里只说明三个地区的致畸率总的来说有差别,不能说任意两个地区之间都有差别。要想了解某两者之间的差别有无统计学意义,需进一步进行多个率的两两比较。

二、两个或多个构成比的比较

例 9-5 某医院研究鼻咽癌病人与眼科病人的血型构成情况有无不同,资料如表 9-7,问其血型构成有无差别?

表9-7　鼻咽癌病人与眼科病人的血型构成比较

组别	A 型	B 型	O 型	AB 型	合计
鼻咽癌病人	55(31.25)	45(25.57)	57(32.38)	19(10.80)	176(100.00)
眼科病人	44(39.28)	23(20.54)	36(32.14)	9(8.04)	112(100.00)
合计	99	68	93	28	288

注:括号内数据为构成比(%)。

(1)建立检验假设,确定检验水准

H_0:鼻咽癌病人与眼科病人血型的总体构成比相同。

H_1:鼻咽癌病人与眼科病人血型的总体构成比不同。

$\alpha=0.05$。

(2)计算 χ^2 值和自由度

将表9-7的数据代入式(9-11),得:

$$\chi^2 = n\left(\sum \frac{A^2}{n_R n_C} - 1\right)$$

$$= 288 \times \left(\frac{55^2}{176 \times 99} + \frac{45^2}{176 \times 68} + \frac{57^2}{176 \times 93} + \frac{19^2}{176 \times 28} + \frac{44^2}{112 \times 99} + \frac{23^2}{112 \times 68} + \frac{36^2}{112 \times 93} + \frac{9^2}{112 \times 28} - 1\right)$$

$$= 2.56$$

$$\nu = (2-1) \times (4-1) = 3$$

(3)确定 P 值,做出统计推断

按 $\nu=3$ 查附表9,得 $\chi^2_{0.05,3}=7.81$,本例中 $\chi^2=2.56<7.81$,故 $P>0.05$,按 $\alpha=0.05$ 的水准,不拒绝 H_0,差异无统计学意义,故尚不能认为鼻咽癌病人与眼科病人的血型构成有差别。

三、双向无序列联表资料的关联性检验

对于两个分类变量皆为无序分类变量的行×列表资料,又称为双向无序 $R×C$ 表资料。表 9-6 和表 9-7 是对于两个或多个样本而言,若是一个样本的双向无序 $R×C$ 表资料,如表9-8,研究者常常分析两个变量之间有无关联以及关联的密切程度,此时可用行×列表资料 χ^2 检验来推断两个分类变量间有无关联。

例9-6　某医生按两种血型分类系统(ABO 和 MN 血型系统)统计某地 6044 人的血型分布,结果如表9-8,问两种血型的分布间有无关联?

表9-8　某地 6044 人 ABO 和 MN 两种血型分类系统的分布

ABO 血型	MN 血型			合计
	M	N	MN	
O	431	490	902	1823
A	388	410	800	1598
B	495	587	900	1982
AB	137	179	325	641
合计	1451	1666	2927	6044

(1) 建立检验假设,确定检验水准

H_0:两种血型之间无关联。

H_1:两种血型之间有关联。

$\alpha = 0.05$。

(2) 计算 χ^2 值和自由度

$$\chi^2 = 6044 \times \left(\frac{431^2}{1823 \times 1451} + \frac{388^2}{1598 \times 1451} + \cdots + \frac{325^2}{641 \times 2927} - 1 \right) = 13.97$$

$$\nu = (4-1) \times (3-1) = 6$$

(3) 确定 P 值,做出统计推断 按 $\nu = 6$ 查附表 9,得 $\chi^2_{0.05,6} = 12.59$,本例中 $\chi^2 = 13.97 > 12.59$,故 $P < 0.05$,按 $\alpha = 0.05$ 的水准,拒绝 H_0,接受 H_1,可以认为两种血型之间有关联性。如果进一步分析其关联的密切程度,可计算 Pearson 列联系数 r,其公式为:

$$r = \sqrt{\frac{\chi^2}{n + \chi^2}} \qquad \text{(公式 9 - 12)}$$

r 的取值范围在 0~1 之间,0 表示不相关,越接近于 1,表示关系越密切,1 表示完全相关。注意,r 只表示两指标间的关联程度,并不表示关联的方向。本例中,$r = \sqrt{\dfrac{13.97}{6044 + 13.97}} = 0.048$,由此看出,两种血型系统间虽然有关联性,但列联系数 r 较小,虽然有统计学意义,可认为关系不太密切。

四、$R \times C$ 列联表 χ^2 检验的注意事项

1. χ^2 检验要求理论频数不宜太小,否则可能导致分析的偏性。Cochran(1954 年)将理论频数太小界定为:有 1/5 以上格子的理论频数小于 5,或有 1 个格子的理论频数小于 1。

对于理论频数太小的情形,大致有四种处理方法:

(1) 最好增大样本含量,以达到增大理论频数的目的。

(2) 将理论频数太小的行或列与性质相近的邻行或邻列合并,以增大理论频数。不过,行或列合并时应注意从专业角度判断其是否合理。

(3) 删去理论频数太小的格子所对应的行或列。

(4) 用确切概率法。

上述合并或删除的方法都会损失信息,一般不推荐使用。

2. 在实际应用中,对于 $R \times C$ 列联表资料要根据其分类类型和研究目的选用恰当的检验方法。对于两个分类变量皆为无序分类变量的资料,若研究目的为多个样本率(或构成比)的比较,可用行×列表资料的 χ^2 检验;若研究目的为分析两个分类变量间有无关联及关联的密切程度,可用行×列表资料的 χ^2 检验以及 Pearson 列联系数进行分析。对于分组变量(如疗法)是无序的,而指标变量(如疗效按等级分组)是有序的单向有序 $R \times C$ 列联表资料,其研究目的为比较不同疗法的疗效时,应用秩和检验或 Ridit 检验,若做行×列表资料的 χ^2 检验,只能说明各处理组的效应在构成比上有无差异。此外,对于两个分类变量皆为有序且属性相同的 $R \times C$ 列联表资料,其研究目的为分析两种方法的一致性时,宜用一致性检验或称 Kappa 检验(具体请参阅有关书籍)。

3. 当多个样本率(或构成比)比较的 χ^2 检验,结论为拒绝 H_0 时,只能认为各总体率(或总体构成比)之间总的来说有差别,但不能说明它们彼此之间都有差别或某两者间有差别。若想进一步了解哪两者的差异有统计学意义,需要进行多个样本率(或构成比)的两两比较。

五、多个样本率(或构成比)的两两比较

针对多个样本率(或构成比)两两比较的方法较多,如调整检验水准后进行两两比较、χ^2 分割、估

计两率之差的置信区间等。现以例 9-4 为例,介绍一种调整检验水准后的两两比较方法,其他方法可参阅有关书籍。

将多个样本率(或构成比)比较的列联表资料拆分为多个四格表,若直接用四格表 χ^2 检验进行统计推断,会因拆分的四格表彼此不独立而增大犯 I 型错误的概率。因此,在实际计算时,需要将检验水准 α 调整为 α'。α' 计算公式为:

$$\alpha' = \frac{\alpha}{m} = \frac{\alpha}{k(k-1)/2+1} \qquad \text{(公式 9-13)}$$

式中,m 为比较的次数,k 为比较的样本组数。

例 9-7　对例 9-4 中三个地区出生婴儿的致畸率的分析结果做进一步的两两比较。

本例 3 个样本率的两两比较,共要进行 $m=3(3-1)/2+1=4$ 次比较,即 1 次总 χ^2 检验和 3 次两两比较 χ^2 检验,故:

$$\alpha' = \frac{0.05}{4} = 0.0125$$

(1) 建立检验假设,确定检验水准

H_0:任意对比组间的致畸率相等。

H_1:任意对比组间的致畸率不等。

$\alpha'=0.0125$。

(2) 计算 χ^2 值　将行×列表进行拆分,形成 3 个四格表,如表 9-9。然后再计算 χ^2 值,确定 P 值范围。

表 9-9　三个地区出生婴儿致畸率的多重比较

比较	地区	畸形数	无畸形数	合计	致畸率(‰)	χ^2	ν	P 值
1	一般市区	404	40 143	40 547	9.96			
	农村	67	8275	8342	8.03	2.71	1	＞0.05
	合计	471	48 418	48 889	9.63			
2	一般市区	404	40 143	40 547	9.96			
	重污染区	114	3278	3392	33.61	150.21	1	＜0.001
	合计	585	51 696	52 281	11.79			
3	农村	67	8275	8342	8.03			
	重污染区	114	3278	3392	33.61	103.87	1	＜0.001
	合计	181	11 553	11 734	15.43			

(3) 确定 P 值,做出统计推断　从表 9-9 可看出一般市区和农村致畸率之间的差异无统计学意义,而其余各组之间,即一般市区和重污染区,农村和重污染区致畸率之间的差异有统计学意义,重污染区的致畸率高于一般市区和农村。

第五节　率的线性趋势 χ^2 检验

当率是按某自然顺序的等级分层,或连续性变量等级化后再分层的情况下,可采用 Cochran Armitage 趋势检验(Cochran Armitage trend test)以分析率随该分层因素变化的线性趋势,公式如下:

$$\chi^2 = \frac{N(N\sum tZ - T\sum nZ)^2}{T(N-T)[N\sum nZ^2 - (\sum nZ)^2]}, \nu = 1 \qquad \text{(公式 9-14)}$$

式中,N 是总人数,n 是各组人数,T 是总阳性数,t 是各组阳性数,Z 是各组的评分。分组变量评分的原则是:若是按数量分组的资料评分,则评分需与分组间隔相适应(一般取其数量的组中值为等级评分);若是按性质分组的资料评分,则将数字依次排列,给以顺序性的评分,如1、2、3、4、…(或…、4、3、2、1)。

下面通过例9-8说明率的线性趋势 χ^2 检验的步骤。

例 9-8 为了解某地老年人抑郁症状检出情况,抽样调查了8300名年龄在60岁及以上的老年人,结果见表9-10,问该地老年人抑郁症状检出率是否有随受教育程度增加而降低的趋势?

表9-10 某地不同受教育程度老年人抑郁症状检出情况

受教育程度	调查人数(n)	检出人数(t)	检出率(%)	分数(Z)	tZ	nZ	nZ^2
文盲	2074	989	47.69	1	17	144	144
小学未毕业	1901	839	44.13	2	38	296	592
小学毕业	1889	686	36.32	3	75	405	1215
初中毕业	1451	410	28.26	4	164	628	2512
高中及以上	985	194	19.70	5	275	840	4200
合计	8300	3118	—	—	7335	22 272	74 520

(1)建立检验假设,确定检验水准

H_0:该地老年人抑郁症状检出率无随受教育程度增加而降低的趋势。

H_1:该地老年人抑郁症状检出率有随受教育程度增加而降低的趋势。

$\alpha=0.05$。

(2)计算 χ^2 值和自由度 由于本例是按受教育程度高低分组,相应的评分为1、2、3、4、5。趋势 χ^2 检验所需中间结果见表9-10的后3列,用公式9-14计算 χ^2 值:

$$\chi^2 = \frac{N(N\sum tZ - T\sum nZ)^2}{T(N-T)[N\sum nZ^2 - (\sum nZ)^2]}$$
$$= \frac{8300(8300\times7335 - 3118\times22\ 272)^2}{3118(8300-3118)(8300\times74\ 520 - 22\ 272^2)}$$
$$= 307.55$$
$$\nu = 1$$

(3)确定 P 值,做出统计推断 查附表9,得 $P<0.005$,按 $\alpha=0.05$ 的水准,拒绝 H_0,接受 H_1,可以认为该地老年人抑郁症状检出率有随受教育程度增加而降低的趋势。

第六节 资料分布的拟合优度检验

一、拟合优度检验的概念

拟合优度检验(goodness of fit test)用于检验样本实际频数分布与拟合的理论频数分布是否符合,或者检验此样本是否来自某种假定的理论分布。拟合的理论分布不同,计算理论频数时所采用的概率分布函数就不同。常用的拟合优度检验为 χ^2 检验,其基本方法与步骤如下:

1. 将数据编制成频数表,求出实际频数 A。

2. 根据欲拟合的理论分布,求出各组段的理论概率和理论频数 T。

3. 根据实际频数和理论频数,按公式9-2计算 χ^2 值。

$$\chi^2 = \sum \frac{(A-T)^2}{T}$$

χ^2 值近似服从 χ^2 分布,自由度 $\nu=$(组数-1)$-$估计的参数个数。

4. 确定相应的概率 P,做出推断结论。

二、二项分布的拟合优度检验

例 9 - 9 某研究人员研究某种疾病的家族聚集性,在某地区随机抽查了 200 户"三口"之家,记录每个家庭的患病人数,结果全家无该病的有 154 户,家庭中有 1 人患病的有 25 户,有 2 人患病的有 16 户,三人全患病的有 5 户。试分析该病在该地是否存在家族聚集性。

分析:在一个家庭中,如果一个成员的发病不影响其他成员发病,那么资料应该服从二项分布;否则,说明家庭成员的发病对其他成员有影响,即发病具有家族聚集性。

(1) 建立检验假设,确定检验水准

H_0:该疾病的资料服从二项分布,即该病不具有家族聚集性。

H_1:该疾病的资料不服从二项分布,即该病具有家族聚集性。

$\alpha=0.05$。

(2) 计算理论频数与 χ^2 值 首先,根据样本数据估计二项分布的参数——患病率 π。

$$\pi=\frac{\text{患病人数}}{\text{调查人数}}=\frac{1\times25+2\times16+3\times5}{3\times200}=0.12$$

因此,需要检验家族患病人数 X 是否服从二项分布 $B(3,0.12)$。

根据第八章中所介绍二项分布公式的概率函数 $P(X)=C_n^X\pi^X(1-\pi)^{n-X}$,计算患病人数 X 的概率分布。例如,$P(1)=C_3^1 0.12^1\times(1-0.12)^2=0.2788$。以此类推。

理论频数 T 由理论概率 $P(X)$ 乘以总户数得到。例如,$X=0$ 的理论频数为:

$$T=P(0)\times200=0.6815\times200=136.30$$

其他计算类似。由于患病人数 $X=3$ 的理论频数小于 5,所以计算 χ^2 值时将其与 $X=2$ 的组段合并。计算结果如表 9 - 11。

表 9 - 11 二项分布拟合优度检验计算表

患病人数 X	实际频数 A	理论概率 $P(X)$	理论频数 T	$(A-T)^2$	$(A-T)^2/T$
(1)	(2)	(3)	(4)$=$(3)$\times200$	(5)	(6)
0	154	0.6815	136.30	313.29	2.30
1	25	0.2788	55.76	946.18	16.97
2	16	0.0380	7.60 }	170.56	21.48
3	5	0.0017	0.34 }		
合计	200	1.0000	200	—	40.75

(3) 确定 P 值,做出推断结论 根据表 9 - 11 可得 $\chi^2=\sum\frac{(A-T)^2}{T}=40.75$。由于本例在计算 χ^2 值时将最后两组合并,因此组数为 3 组;用样本数据估计了二项分布的患病率,估计的参数为 1。因此,自由度为 $\nu=(3-1)-1=1$。查 χ^2 界值表(附表 9),得 $\chi^2_{0.005,1}=7.88$,现 $\chi^2>7.88$,故 $P<0.005$。在 $\alpha=0.05$ 的水准上,拒绝 H_0,接受 H_1,可推断该资料不服从二项分布,即该病具有家族聚集性。

三、Poisson 分布的拟合优度检验

例 9 - 10 某研究人员统计了某地一年的流行性出血热病例 196 例,按天统计发病例数,其中没有病例报告的有 254 天,报告 1 例的有 68 天,报告 2 例的有 25 天,报告 3 例的有 9 天,报告 4 例的有 7

天,5 例及以上的有 2 天,如表 9-12。试检验流行性出血热每天的报告人数是否服从 Poisson 分布。

分析:本例研究的目的是检验某地一年中每天报告的流行性出血热病例人数是否服从 Poisson 分布。首先根据样本数据估计待拟合的 Poisson 分布的总体均数 λ,$\lambda = 196/365 = 0.537$,即需要检验每天报告的病例人数是否服从参数 $\lambda = 0.537$ 的 Poisson 分布。

(1) 建立检验假设,确定检验水准

H_0:每天报告的病例人数 X 服从 Poisson 分布,即 $X \sim P(0.537)$。

H_1:每天报告的病例人数 X 不服从 Poisson 分布。

$\alpha = 0.05$。

(2) 计算理论频数与 χ^2 值 根据第八章中所介绍 Poisson 分布的有关公式可计算出每天报告病例人数 X 的概率分布。

$$P(0) = e^{-\lambda} = e^{-0.537} = 0.5845$$

$$P(1) = P(0) \cdot \frac{\lambda}{X} = 0.5845 \times \frac{0.537}{1} = 0.3139$$

依此类推。注意:最后一行的理论概率利用 $P(X \geqslant 5) = 1 - P(X \leqslant 4)$ 计算。理论频数等于 365 乘以理论概率。例如,报告 1 例患者的理论天数为:$365 \times 0.5845 = 213.3425$,余计算类似。

注意:由于 $X = 4$ 及 $X \geqslant 5$ 两组的理论频数 $T < 5$,因此将它们合并到 $X = 3$ 组中。T 值合并后,组数相应减少,自由度也相应减小。计算结果如表 9-12。

表 9-12 Poisson 分布拟合优度检验计算表

每天报告的病例数 X	实际频数 A	理论概率 $P(X)$	理论频数 T	$(A-T)^2$	$(A-T)^2/T$
(1)	(2)	(3)	(4)	(5)	(6)
0	254	0.5845	213.3425	1653.032	7.748
1	68	0.3139	114.5735	2169.091	18.932
2	25	0.0843	30.7695	33.287	1.082
3	9	0.0151	5.5115 ⎫		
4	7	0.0020	0.7300 ⎬	136.551	21.625
≥5	2	0.0002	0.0730 ⎭		
合计	365	1.0000	—	—	49.387

(3) 确定 P 值,做出推断结论 根据表 9-12 可得 $\chi^2 = 49.387$;由于合并后的组数为 4,且利用样本数据估计了 Poisson 分布的参数 λ,因此,自由度 $\nu = 4 - 1 - 1 = 2$。查 χ^2 界值表(附表 9),$\chi^2_{0.005,2} = 10.60$,现 $\chi^2 > 10.60$,则 $P < 0.005$。在 $\alpha = 0.05$ 的水准上,拒绝 H_0,接受 H_1。可推断该地一年中每天报告的流行性出血热病例数不服从 Poisson 分布。

小　结

1. χ^2 检验以 χ^2 分布和拟合优度检验为理论依据,应用范围广泛,主要包括两个及两个以上样本率或构成比比较的 χ^2 检验,频数分布的拟合优度 χ^2 检验,线性趋势 χ^2 检验等。

2. 使用 χ^2 检验时应注意理论频数不能太小。一般要求不能有 1/5 以上格子的理论频数小于 5,或有 1 个格子的理论频数小于 1。对于理论频数太小的情形,最好增大样本含量,以增大理论频数。也可使用确切概率法进行统计推断。不推荐使用合并或者删除理论频数太小的行或列,因为会损失信息。

独立样本的四格表当 $n \geqslant 40$，且有 $1 \leqslant T < 5$ 时，可用公式 9 - 6 或公式 9 - 7 计算校正 χ^2 值；当 $n < 40$ 或 $T < 1$ 时，应当用四格表的确切概率法。若配对四格表在检验两处理有无差别，$b + c < 40$ 时用公式 9 - 10 计算校正 χ^2 值。

3. 在实际应用中，对于 $R \times C$ 列联表资料要根据其分类类型和研究目的选用恰当的检验方法。结果为有序多分类变量的 $R \times C$ 列联表，χ^2 检验只能比较各处理组的效应构成比是否有差别。若要比较各处理组的平均效应大小是否有差别，应该用秩和检验或 Ridit 检验。

4. 当多个样本率（或构成比）比较的 χ^2 检验，结论为拒绝 H_0 时，只能认为各总体率（或总体构成比）之间总的来说有差别，但不能说明它们彼此之间都有差别或某两者间有差别。若想进一步了解哪两者的差异有统计学意义，需要进行多个样本率（或构成比）的两两比较。

5. 当率是按某自然顺序的等级分层，或者在连续性变量等级化后再分层的情况下，可采用 Cochran Armitage 趋势检验分析率随该分层因素变化的趋势。

6. 拟合优度检验根据样本的频数分布检验其总体分布是否服从某特定的理论分布。要求样本含量充分大，每个组段的理论频数不能太小。

本章自测题（含答案）

（刘　娅）

第十章
基于秩次的非参数检验

学习目标

知识目标:掌握非参数检验的概念和适用条件,掌握非参数检验与参数检验的区别,熟悉不同设计类型秩和检验的基本思想,掌握不同设计类型秩和检验的编秩、求秩和、计算统计量和 P 值确定的方法,熟悉多重比较的方法。

能力目标:具备深度分析数据的能力,并能运用不同设计类型的秩和检验解决实际问题。

素质目标:激发学生的学习兴趣,培养学生的批判性思维和不断探索的科学精神。

案例与思考

对某病一般用常规疗法进行治疗,有效率达 80%,今用某新疗法治疗同样情况的病人,有效率为 70%,从表 10-1 数据看,新疗法治愈率高于前者,但总有效率低于前者,问两疗法的疗效有无差别。

表 10-1 常规疗法与新疗法的疗效比较

疗效	常规疗法	新疗法
治愈	80	17
显效	280	25
好转	320	25
无效	170	28
合计	850	95

1. 研究采用何种设计类型?
2. 该组资料属于何种类型资料?
3. 运用前面章节介绍的卡方检验,能否回答两疗法的疗效有无差别?

第一节 非参数检验概述

本章课件

前面介绍的 t 检验、Z 检验和 F 检验均属于参数检验(parametric test),是针对特定的总体参数如 μ、σ^2、π 进行推断的假设检验,有其特定的前提条件,诸如总体分布为正态分布,由中心极限定理判断其抽样分布呈近似正态分布,以及二项分布近似正态分布等,故此类方法称为参数检验。

但当资料不符合其参数检验的特定前提条件时,则需采用其他的检验方法。非参数检验(nonparametric test)是相对于参数检验的另一个重要分支,是一系列不涉及上述特定的总体参数,其前提条件更宽泛或不做严格限定,而进行推断的假设检验方法,也常称为任意分布检验(distribution-free test)。

由于大多数的非参数检验不依赖于总体分布类型,方法易懂,结论可靠,当样本量比较小时,手工计算简单,所以应用十分广泛。适用于不满足参数检验的条件又无适当的数据转换方法达到要求的资料、等级资料以及定性资料。

但如果资料满足参数检验的条件,我们还应首选参数检验,因为此时与参数检验相比,由于非参数检验利用的信息更少,非参数法的检验效能(power)即 $1-\beta$,略低于参数法;在相同 α 检验水准下,需要更大的样本量来弥补其不足,才能获得与参数检验一致的结论,如单样本 Z 检验 $n=60$,而相应的符号检验(sign test)则需 $n=100$,即非参数检验符号检验的效率(efficiency)是 60%。

本章仅介绍基于秩次的非参数检验方法,包括 Wilcoxon 符号秩和检验、Wilcoxon 秩和检验、Kruskal-Walllis 检验和 Friedman 检验。

第二节 配对样本 Wilcoxon 符号秩和检验

Wilcoxon 符号秩和检验(Wilcoxon signed-rank sum test),亦称符号秩和检验,用于推断配对样本差值的中位数是否为零,也可用于推断单个样本中位数与已知总体中位数是否相等,适用于不满足参数检验条件的定量资料和等级资料。

例 10-1 某医师用某药治疗矽肺,治疗前后患者血红蛋白测定量如表 10-2 所示,能否认为治疗前后的血红蛋白值有所不同?

表 10-2 治疗前后患者血红蛋白值(g/L)

患者号 (1)	治疗前 (2)	治疗后 (3)	差值 (4)=(3)-(2)	秩次 (5)
1	122	122	0	—
2	135	133	−2	−2
3	130	161	31	9
4	161	159	−2	−2
5	137	166	29	8
6	128	113	−5	−4
7	153	155	2	2
8	134	140	6	5.5
9	141	150	9	7
10	158	164	6	5.5

$T_+=37$　$T_-=8$

对表 10-2 中第(4)栏差值进行正态性检验,$W=0.826$,$P=0.040$,差值不是来自正态分布的总体,不能用配对 t 检验,该资料宜用 Wilcoxon 配对法。

检验步骤如下:

(1)建立检验假设,确立检验水准

$H_0:M_d=0$,即差值的总体中位数等于 0。

$H_1:M_d\neq0$,即差值的总体中位数不等于 0。

$\alpha=0.05$。

(2)求差值　计算每对观察值的差值,见表 10-2 第(4)栏。

（3）编秩次　按差值的绝对值从小到大编秩次，即 1、2、3、…、n，并按差值的正负标上正负号，如表 10-2 第（5）栏。编秩次时应注意：① 差值为 0 时，不计秩次，但对子数 n 相应减去 0 的个数。② 差值的绝对值相等，称相持（tie）。若差值符号不同，各取平均秩次；若差值符号相同，可顺次编秩，也可各取平均秩次。然后按差值的正负给秩次加上正负号。

（4）求秩和，确定检验统计量 T 值　分别求出正负秩次之和，正秩和以 T_+ 表示，负秩和以 T_- 表示。本例 $T_+ = 37$，$T_- = 8$。并可通过 $T_+ + T_- = n(n+1)/2$ 来验证，如本例 $37 + 8 = 9(9+1)/2$，说明计算无误。任取 T_+ 或 T_- 作检验统计量 T，本例 $T = 8$。

（5）确定 P 值，做出推断

1）查表法：当 $n \leqslant 50$ 时，查 T 界值表（附表 10）。查表时，自左侧找到 n，若检验统计量 T 值在上、下界值范围内，其 P 值大于表上方相应概率水平；若 T 值恰好等于上、下界值或在界值的范围以外，则 P 值小于相应的概率水平。本例 $T = 8$，查表，$T_{0.05/2,9}$ 为 $5 \sim 40$，故 $P > 0.05$。按 $\alpha = 0.05$ 的检验水准，不拒绝 H_0，差异无统计学意义，尚不能认为治疗前后的血红蛋白值有差别。

2）正态近似法：当 $n > 50$ 超出 T 界值表（附表 10）的范围，可利用秩和分布近似正态分布的原理，按公式 10-1 计算 Z 值，式中的连续校正数 0.5，基于秩和分布是不连续的，而 Z 分布是连续的。

$$Z = \frac{|T - n(n+1)/4| - 0.5}{\sqrt{n(n+1)(2n+1)/24}}$$　　　　　（公式 10-1）

当相持较多（如超过 25%），用公式 10-1 求得 Z 值偏小，宜改用校正公式 10-2。

$$Z_C = \frac{|T - n(n+1)/4| - 0.5}{\sqrt{\dfrac{n(n+1)(2n+1)}{24} - \dfrac{\sum(t_j^3 - t_j)}{48}}}$$　　　　　（公式 10-2）

式中，t_j 为第 $j(j = 1, 2, \cdots)$ 次相持所含相同秩次的个数。

本法的基本思想是：假设某种处理无作用，则每个受试对象处理前后所得的结果，其差值的总体分布呈以中位数等于零的对称分布，理论上，T_+、T_- 均等于 $n(n+1)/4$，由于抽样误差，T_+ 与 T_- 应相差不大；若 T_+ 与 T_- 相差悬殊，则有理由按检验水准拒绝 H_0，接受 H_1。

第三节　两个独立样本比较的 Wilcoxon 秩和检验

Wilcoxon 秩和检验（Wilcoxon rank sum test），用于比较两独立样本分别代表的总体分布位置是否有差别，适用于不满足参数检验条件的定量资料和等级资料。

例 10-2　测得铅作业与非铅作业工人的血铅含量（mol/L），如表 10-3 第（1）、第（3）栏。问两组工人的血铅值有无差别？

表 10-3　两组工人的血铅含量比较

非铅作业组 （1）	秩次 （2）	铅作业组 （3）	秩次 （4）
0.24	1	0.82	9
0.24	2	0.86	10.5
0.29	3	0.96	12
0.34	4	1.20	14

续表

非铅作业组 (1)	秩次 (2)	铅作业组 (3)	秩次 (4)
0.43	5	1.63	15
0.58	6	2.06	16
0.62	7	2.11	17
0.72	8	—	—
0.86	10.5	—	—
1.01	13	—	—
$n_2 = 10$	$T_2 = 59.5$	$n_1 = 7$	$T_1 = 93.5$

对表 10-3 资料经方差齐性检验 $F = 0.519$，$P = 0.008$，不满足参数检验的条件，该资料宜用 Wilcoxon 两样本比较法。

(1) 建立检验假设，确立检验水准

H_0：两组工人血铅含量的总体分布位置相同。

H_1：两组工人血铅含量的总体分布位置不同。

$\alpha = 0.05$。

(2) 编秩　将两组数据由小到大统一编秩，编秩时相同数据为相持。若不同组，各取平均秩次；若同一组，可顺次编秩，也可各取平均秩次。

(3) 求秩和，确定检验统计量 T 值　以 n_1 和 n_2 分别代表两样本含量，以样本含量小者为 n_1，其秩和 T_1 为统计量 T；若 $n_1 = n_2$，可取任一组的秩和为 T。

(4) 确定 P 值，做出推断

1) 查表法：当 $n_1 \leqslant 10, n_2 - n_1 \leqslant 10$ 时，查 T 界值表(附表 11)。查表时，若统计量 T 值在某一行的上界值、下界值范围内，其 P 值大于表上方相应的概率水平；若 T 值等于上界 T 值、下界值或在界值的范围以外，则 P 值小于相应的概率水平。

本例 $T = 93.5$，以 $n_1 = 7, n_2 - n_1 = 3$，查附表 11，双侧 $T_{0.01(7,3)}$ 为 37～89，现 T 值在此范围以外，故 $P < 0.01$。按 $\alpha = 0.05$ 的检验水准，拒绝 H_0，接受 H_1，差异有统计学意义。故可认为两组工人血铅含量的总体分布位置不同，铅作业工人的血铅含量高于非铅作业的工人。

2) 正态近似法：当 n_1 或 $n_2 - n_1$ 超出附表 11 的范围，可利用秩和分布近似正态分布的原理，按公式 10-3 计算 Z 值。

$$Z = \frac{\mid T - n_1 \times (N+1)/2 \mid - 0.5}{\sqrt{n_1 \times n_2(N+1)/12}} \qquad (公式 10-3)$$

式中，$N = n_1 + n_2$。当相持较多时(超过 25%)，应按公式 10-4 对 Z 值进行校正。

$$Z_C = \frac{Z}{\sqrt{C}} = \frac{Z}{\sqrt{1 - \sum(t_j^3 - t_j)/(N^3 - N)}} \qquad (公式 10-4)$$

式中，t_j 为第 j 次相持所含相同秩次的个数。

例 10-3　某医院医师观察比较中药厚朴麻黄汤与某西药治疗慢性支气管炎合并肺气肿病人的疗效，见表 10-4 第(2)和第(3)栏。问两种药物的疗效有无差别？

表 10-4 两种药物治疗慢性支气管炎合并肺气肿病人的疗效比较

疗效	中药组	西药组	合计	秩次范围	平均秩次	秩 和	
						中药组	西药组
(1)	(2)	(3)	(4)	(5)	(6)	(7)=(2)(6)	(8)=(3)(6)
控制	62	29	91	1~91	46	2852	1334
显效	69	54	123	92~214	153	10 557	8262
有效	71	64	135	215~349	282	20 022	18 048
无效	27	68	95	350~444	397	10 719	26 996
合计	$n_2=229$	$n_1=215$	444	—	—	$T_2=44\ 150$	$T_1=54\ 640$

因本例属于单向有序(等级)资料的比较,宜用 Wilcoxon 两样本比较法。

(1)建立检验假设,确立检验水准

H_0:两种药物的疗效总体分布位置相同。

H_1:两种药物的疗效总体分布位置不同。

$\alpha=0.05$。

(2)编秩 先计算各等级的合计人数,见第(4)栏,再确定秩次范围。如疗效控制者91例,其秩次范围为1~91,平均秩次为(1+91)/2=46,依此得第(6)栏。

(3)求秩和,确定检验统计量 T 值 分别计算两组各自的秩和,见表10-4第(7)、第(8)栏合计:$T_1=54\ 640$,$T_2=44\ 150$。确定检验统计量,$T=T_1=54\ 640$。

(4)确定 P 值,做出推断 由于 $n_1=215$,超出附表11的范围,故需用正态近似法。本例 $n_1=215$,$T_1=54\ 640$,$N=444$,代入公式10-4:

$$Z=\frac{\mid T-n_1\times(N+1)/2\mid-0.5}{\sqrt{n_1\times n_2(N+1)/12}}=\frac{\mid54\ 640-215\times(444+1)/2\mid-0.5}{\sqrt{215\times229(444+1)/12}}=5.0340$$

因本例为等级资料,需按公式10-4校正。

$$C=1-\sum(t_j^3-t_j)/(N^3-N)$$

$$=1-\frac{(91^3-91)+(123^3-123)+(135^3-135)+(95^3-95)}{444^3-444}$$

$$=0.9322$$

则 $Z_C=Z/\sqrt{C}=5.040/\sqrt{0.9322}=5.2139$

查标准正态分布表,得 $P<0.001$,按 $\alpha=0.05$ 的检验水准,拒绝 H_0,接受 H_1,可认为两种药物对治疗慢性支气管炎合并肺气肿病人的疗效分布位置不同,中药的疗效好于西药。

本法的基本思想是:假设两样本来自同一总体或分布位置相同的两个总体,则 T 应等于或接近 $n_1(N+1)/2$,也可以说,两样本的平均秩次 T_1/n_1 与 T_2/n_2 应相等或接近;若 T 与 $n_1(N+1)/2$ 相差悬殊,超出抽样误差可解释的范围,则有理由按检验水准拒绝 H_0,接受 H_1。

第四节 完全随机设计多个样本比较的 Kruskal-Wallis 检验

完全随机设计多个样本比较的 Kruskal-Wallis 检验,亦称 K-W 检验或 H 检验,本法由 Kruskal 和 Wallis 在 Wilcoxon 秩和检验的基础上扩展而来,主要适用于不满足方差分析检验条件的完全随机设计多组定量资料以及等级资料的比较,目的是推断多组样本分别代表的总体分布位置是否不同。

例 10-4 某医生分别测定了正常人、单纯性肥胖和皮质醇增多症患者血浆中总皮质醇的含量，每组 10 人，如表 10-5。问三组的血浆总皮质醇含量有无差别？

表 10-5 三组的血浆总皮质醇含量比较

健康对照组		单纯性肥胖组		皮质醇增多症组	
皮质醇含量	秩次	皮质醇含量	秩次	皮质醇含量	秩次
0.4	1	0.6	2	9.9	20
1.9	4	1.2	3	10.2	21
2.2	6	2.0	5	10.6	22
2.5	8	2.4	7	13.0	23
2.8	9	3.1	10.5	14.0	25
3.1	10.5	4.1	14	14.8	26
3.7	12	5.0	16	15.6	27
3.9	13	5.9	17	15.6	28
4.6	15	7.4	19	21.6	29
7.0	18	13.6	24	24.0	30
R_i	96.5	—	117.5	—	251
n_i	10	—	10	—	10

表 10-5 资料经正态性检验，三个样本均不服从正态分布的总体，即不满足单因素方差分析的条件，宜用 H 检验。

（1）建立检验假设，确立检验水准

H_0：三组的血浆总皮质醇含量的总体分布位置相同。

H_1：三组的血浆总皮质醇含量的总体分布位置不同或不全相同。

$\alpha = 0.05$。

（2）编秩 每组内数值由小到大依次排队，三组统一编秩。数值相同而不同组的均编为平均秩次。

（3）求秩和，计算统计量 H 值 将各组的秩次相加即得各组的秩和 R_i（i 为组别），并按公式 10-5 计算统计量 H 值。

$$H = \frac{12}{N(N+1)} \sum \frac{R_i^2}{n_i} - 3(N+1) \qquad (公式 10-5)$$

式中，n_i 为各样本含量，$N = \sum n_i$。

本例 $H = \dfrac{12}{30(30+1)} \left(\dfrac{96.5^2 + 117.5^2 + 251^2}{10} \right) - 3(30+1) = 18.12$

（4）确定 P 值，做出推断

1）若组数 $k=3$，每组例数 $n_i \leqslant 5$ 时，可查 H 界值表（附表 12）。若 $H < H_\alpha$，则 $P > \alpha$；反之，$H \geqslant H_\alpha$，$P \leqslant \alpha$。

2）若组数 $k > 3$，或每组例数 $n_i > 5$ 时，H 分布近似服从 $\nu = k-1$ 的 χ^2 分布，可查 χ^2 界值表（附表 9），得 P 值。

本例 n_i 均为 10，$\nu = k-1 = 3-1 = 2$，查 χ^2 界值表，得 $\chi^2_{0.005,2} = 10.60$，现 $H = 18.12 > 10.60$，故 P

<0.005。按 $\alpha=0.05$ 的水准，拒绝 H_0，接受 H_1，差异有统计学意义，可认为三组的血浆总皮质醇含量有差别。

当相持较多时（如超过 25%），如等级资料，由公式 10-5 计算得 H 值偏小，宜用公式 10-6 求校正 H_C 值。

$$H_C=\frac{H}{C}=\frac{H}{1-\dfrac{\sum(t_j^3-t_j)}{N^3-N}} \qquad (公式 10-6)$$

分母 C 为校正数，t_j 为第 j 次相持所含相同秩次的个数，$N=\sum n_i$。

例 10-5 五种病人阴道涂片按巴氏细胞学分级的检查结果，见表 10-6 第(1)~(6)栏。问五种病人的细胞学分级有无程度上的差别？

表 10-6 五种病人阴道涂片的细胞学分级比较

巴氏分级 (1)	慢性炎症 (2)	不典型增生		原位癌 (5)	浸润癌 (6)	合计 (7)	秩次范围 (8)	平均秩次 (9)
		轻度 (3)	重度 (4)					
Ⅰ	21	19	0	0	0	40	1~40	20.5
Ⅱ	4	4	41	3	0	52	41~92	66.5
Ⅲ	0	0	6	11	31	48	93~140	116.5
Ⅳ	0	2	3	15	42	62	141~202	171.5
Ⅴ	0	0	0	21	77	98	203~300	251.5
n_i	25	25	50	50	150	300	—	—
R_i	696.5	998.5	3940	9335	30 180		—	—
$\overline{R}_i$	27.9	39.9	78.8	186.7	201.2		—	—

（1）建立检验假设，确立检验水准

H_0：五种病人细胞学分级的总体分布位置相同。

H_1：五种病人细胞学分级的总体分布位置不同或不全相同。

$\alpha=0.05$。

（2）编秩 先计算各等级的合计，见表 10-6 第(7)栏。再确定秩次范围，计算平均秩次，见第(8)和第(9)栏。

（3）求秩和，计算检验统计量 H 值

如第(2)栏的秩和 R_1，是用第(2)栏各等级的频数与第(9)栏平均秩次相乘再求和，即 $R_1=21\times20.5+4\times66.5=696.5$，依次仿此得各 R_i 值。

按公式 10-5 计算检验统计量 H 值：

$$H=\frac{12}{300(300+1)}\left(\frac{696.5^2}{25}+\frac{998.5^2}{25}+\frac{3940^2}{50}+\frac{9335^2}{50}+\frac{30\,180^2}{150}\right)-3(300+1)=184.7$$

本例为等级资料，需按公式 10-6 计算校正 H_C 值。

$$C=1-\frac{(40^2-40)+(52^2-52)+(148^2-148)+(62^2-62)+(98^2-98)}{300^2-300}=0.9447$$

$$H_C=H/C=184.7/0.9447=195.504$$

（4）确定 P 值，做出推断　本例对比组数 $k=5$，按 $k-1=5-1=4$，查 χ^2 界值表，得 $\chi^2_{0.005,4}=$ 14.86，现 $H_C=195.504>14.86$，故 $P<0.005$。按 $\alpha=0.05$ 的水准，拒绝 H_0，接受 H_1，差异有统计学意义，故可认为五种病人的细胞学分级有差别。

本法的基本思想：类似于单因素方差分析，假设各处理组的样本来自同一总体或各处理组的总体分布位置相同，数据混合统一编秩，则检验统计量 $H=\dfrac{\text{秩次的组间变异}}{\text{秩次的总变异}/(N-1)}$，若 H_0 成立，组间变异应较小，H 值亦较小；反之，组间变异越大，H 值越大，超出抽样误差可解释的范围时，则有理由按检验水准拒绝 H_0，接受 H_1。

第五节　多个样本间两两比较的秩和检验

对于 Kruskal-Wallis 检验，当拒绝 H_0，接受 H_1，差异有统计学意义时，可认为多个总体分布位置有差异，但不能说明任意两个总体间均是有差异的。回答究竟是哪两个或哪几个之间有差异，需做多重比较。完全随机设计多样本资料的两两比较，本节仅介绍基于 α 调整的 Dunn's z 检验。

（1）建立检验假设，确立检验水准

H_0：第 i 组与第 j 组总体分布位置相同。

H_1：第 i 组与第 j 组总体分布位置不同。

$\alpha=0.05$。

（2）计算检验统计量并确定 P 值

设 R_i、R_j 分别为第 i 组和第 j 组的秩和，n_i、n_j 为相应的样本含量，$\overline{R}_i=R_i/n_i$、$\overline{R}_j=R_j/n_j$ 为第 i 组和第 j 组的平均秩和。

1）精确法：样本含量较小时，采用两样本秩和检验的方法，求得统计量的数值后，借助统计软件得到确切的 P 值。

2）正态分布法：样本含量较大时，基于正态分布原理，其检验统计量为：

$$Z_{ij}=\frac{\overline{R}_i-\overline{R}_j}{\sigma_{\overline{R}_i-\overline{R}_j}}=\frac{\overline{R}_i-\overline{R}_j}{\sqrt{\dfrac{N(N+1)}{12}\left(\dfrac{1}{n_i}+\dfrac{1}{n_j}\right)}}\qquad（公式 10-7）$$

式中，$N=\sum n_i$ 为 k 个样本的总含量。

当相持较多时（大于 25%），需进行 Z_{ij} 值校正：

$$Z_{ijC}=\frac{Z_{ij}}{\sqrt{C}}=\frac{Z_{ij}}{\sqrt{1-\dfrac{\sum(t_j^3-t_j)}{N^3-N}}}\qquad（公式 10-8）$$

利用标准正态分布表或统计软件求得统计量数值所对应的 P 值。

（3）检验水准的调整（Bonferroni 法）

（4）做出推断　将任两组比较的 P 值与 α' 比较，若 $P\leqslant\alpha'$，则拒绝 H_0。

第六节　随机区组设计资料的 Friedman 检验

随机化区组设计的 Friedman 检验是由 M.Friedman 在符号检验的基础上提出来的，又称 M 检验，目的是推断各处理组样本分别代表的总体分布位置是否不同，适用于随机化区组设计不满足方差分析条件时的定量资料以及等级资料。

例 10 - 6 观察龙葵浓缩果汁对 S_{180} 实体瘤鼠 NK 细胞活性的影响，将同种属的 40 只大白鼠按窝别、性别、体重配伍为 10 个区组，建成 S_{180} 实体瘤模型，一定时间后将鼠处死，测定并计算 NK 细胞活性（%），结果见表 10 - 7。问不同剂量对 S_{180} 实体瘤鼠 NK 细胞活性的影响有无不同？

表 10 - 7 龙葵浓缩果汁不同剂量组对小鼠 NK 细胞活性（%）的比较

区组	高剂量组		中剂量组		低剂量组		肿瘤对照组	
	细胞活性	秩次	细胞活性	秩次	细胞活性	秩次	细胞活性	秩次
1	20.7	4	17.3	3	12.3	2	6.5	1
2	12.4	3	11.6	2	18.6	4	8.4	1
3	14.9	4	14.6	3	10.8	1	11.3	2
4	18.5	3	9.4	1	19.9	4	15.6	2
5	13.2	4	9.0	2.5	9.0	2.5	8.9	1
6	14.2	3	20.1	4	11.5	1	14.1	2
7	12.8	4	11.5	2	7.3	1	12.3	3
8	13.5	3	11.7	2	14.7	4	10.6	1
9	14.4	4	10.9	2	12.6	3	9.8	1
10	13.8	3	18.4	4	9.5	2	7.2	1
R_i	—	35	—	25.5	—	24.5	—	15

该资料为百分率数据，不服从正态分布，不宜用随机区组的方差分析，宜用 M 检验。

（1）建立检验假设，确立检验水准

H_0：四组 NK 细胞活性的总体分布位置相同。

H_1：四组 NK 细胞活性的总体分布位置不同或不全同。

$\alpha = 0.05$。

（2）编秩 每一区组数据由小到大编秩。编秩时，若有相同数据则取平均秩次，如第 5 区组有 2 个 9.0，均取原秩次 2 和 3 的平均秩次 2.5。

（3）计算统计量 M 值

1）分别计算四个处理组的秩和 R_i，见表 10 - 7。

2）计算平均秩和 $\overline{R}$：用公式 10 - 9 计算。

$$\overline{R} = \frac{\sum R_i}{k} = \frac{b(k+1)}{2} \qquad (公式 10 - 9)$$

式中，b 为区组数，k 为处理组数。

本例 $\overline{R} = (35 + 25.5 + 24.5 + 15)/4 = 25$。

3）计算 M 值：按公式 10 - 10 计算 M 值。

$$M = \sum (R_i - \overline{R})^2 \qquad (公式 10 - 10)$$

本例 $M = (35 - 25)^2 + (25.5 - 25)^2 + (24.5 - 25)^2 + (15 - 25)^2 = 200.5$

（4）确定 P 值，做出推断 根据区组数 b 及处理组数 k，查 M 界值表（附表 13），若 $M \geq M_{0.05}$，则 $P \leq 0.05$；反之，若 $M < M_{0.05}$，则 $P > 0.05$。

本例 $b=10$，$k=4$，查 $M_{0.05(10,4)}=131$，现 $M>M_{0.05}$，则 $P<0.05$。按 $\alpha=0.05$ 的水准拒绝 H_0，接受 H_1，差异有统计学意义，故可认为四组 NK 细胞活性有差别。

如果处理组数 k 或区组数 b 超出附表 13 的范围，可采用 χ^2 分布近似法，按公式 10-11 计算 χ^2 值。

$$\chi^2 = \frac{12}{bk(k+1)}\sum R_i^2 - 3b(k+1), \nu = k-1 \qquad (公式 10-11)$$

当各区组相同的秩次较多时，应按公式 10-12 进行校正：

$$\chi_C^2 = \chi^2/C \qquad (公式 10-12)$$

其中，$C = 1 - \sum(t_j^3 - t_j)/bk(k^2-1)$，$t_j$ 为第 $j(j=1,2,\cdots)$ 次相持所含相同秩次的个数。由于 $C<1$，故校正的 $\chi_C^2 > \chi^2$，相应 P 值减小。

本法的基本思想：假设各处理组的样本来自同一总体或各处理组的总体分布位置相同，则各区组内变量值取秩次 $1,2,\cdots,k$ 的概率相等，那么各处理组的秩和应等于或接近 $\overline{R}=b(k+1)/2$，M 值反映了 k 处理组的秩和与 $\overline{R}$ 的偏差的程度。M 值越大，就越有理由怀疑各处理组的总体分布位置不同或不全同。随着 b 和 k 的增大，M 值近似服从自由度为 $k-1$ 的 χ^2 分布。

第七节　随机区组设计资料的两两比较

当随机区组资料多个样本比较的秩和检验认为各总体的位置不同时，可进一步做两两比较的秩和检验。其方法步骤如下：

（1）建立检验假设，确立检验水准

H_0：任两组的总体分布位置相同。

H_1：任两组的总体分布位置不同。

$\alpha=0.05$。

（2）计算检验统计量并确定 P 值

设 R_i、R_j 分别为第 i 组和第 j 组的秩和，$\overline{R_i}$、$\overline{R_j}$ 为其平均秩次。

1）精确法：样本含量较小时，采用配对设计的秩和检验方法，求得统计量的数值后，借助统计软件得到确切的 P 值。

2）正态分布法：样本含量较大时，基于正态分布原理，其检验统计量为：

$$Z_{ij} = \frac{\overline{R_i} - \overline{R_j}}{\sigma_{\overline{R_i}-\overline{R_j}}} = \frac{\overline{R_i} - \overline{R_j}}{\sqrt{\dfrac{k(k+1)}{6b}}} \qquad (公式 10-13)$$

利用标准正态分布表或统计软件求得统计量数值所对应的 P 值。

（3）检验水准的调整（Bonferroni 法）

（4）做出推断　将任两组比较的 P 值与 α' 比较，若 $P \leqslant \alpha'$，则拒绝 H_0。

小　　结

1. 非参数检验是一系列不涉及特定的总体参数，其前提条件更宽泛或不做严格限定，而进行推断的假设检验方法，亦称为任意分布检验。

　　2. 秩和检验适用于等级资料和不满足参数检验条件的定量资料,后者包括不满足参数检验条件又无适当的数据转换方法的资料、分布不明的资料、一端或两端无确定值的资料。

　　3. 不同设计类型秩和检验的编秩、求秩和、计算统计量和 P 值确定的方法有所不同。注意相持较多时,统计量的校正。

本章自测题(含答案)

（彭　欣）

第十一章

直线相关与回归

学习目标

知识目标：明确直线相关、直线回归的意义和应用的注意事项。

能力目标：能够运用直线相关与回归对医学实际问题进行分析和解释。

素质目标：养成初步双变量关联性分析能力，辨识疾病发生和临床疗效的影响因素。

案例与思考

为了解某地主要慢性病及其相关危险因素在不同人群的流行状况，分析慢性病相关危险因素的变化趋势，以便为制定和评价卫生政策、干预措施提供参考依据，该地疾病预防控制中心对该地18岁及以上常住居民进行慢性病监测，监测内容除了个人基本信息、吸烟、饮食、慢性病情况外，还检测了身高、体重、腰围等指标。

1. 从该研究资料中如何考察腰围与体重有无关系？

2. 如何表达腰围与体重之间的关系密切程度和方向？

3. 如何对身高与体重之间的数量依存关系进行表达？

第一节 直 线 相 关

生物医学研究中常常需要考察两个变量之间的关系，如血糖与胰岛素水平、身高与体重等，这时可用相关分析方法。

一、直线相关的概念

例 11-1 在某地随机抽取16名成年男子，测其腰围、身高与体重，测量结果见表11-1。据此数据如何判断腰围与体重之间的关系？

本章课件

表 11-1 16名成年男子腰围、身高与体重数据

编号	腰围(cm)	身高(cm)	体重(kg)	编号	腰围(cm)	身高(cm)	体重(kg)
1	92.4	164.1	71.7	9	75.0	146.5	46.9
2	93.0	155.0	70.3	10	77.3	158.8	61.9
3	80.3	154.2	49.4	11	104.2	171.5	89.9
4	73.6	160.7	59.3	12	85.3	163.1	63.5
5	86.1	156.1	67.5	13	81.2	162.0	65.2
6	104.4	171.1	92.3	14	102.5	171.4	96.5
7	72.4	144.6	44.1	15	93.5	162.6	73.0
8	102.9	180.3	96.4	16	99.3	154.2	71.8

例 11-1 中腰围与体重之间有无关系,最简便的方法是在平面直角坐标系中绘制散点图(scatter plot):把腰围作为变量 X,体重作为 Y,16 对测得值在直角坐标系中一一标出对应的点,如图 11-1 所示。

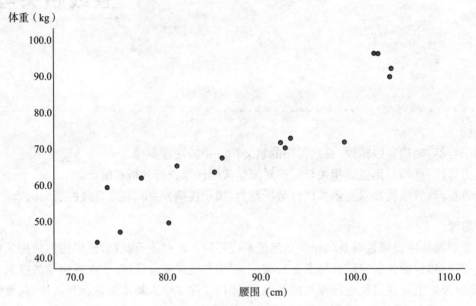

图 11-1 成年男子腰围与体重间关系的散点图

由图 11-1 明显看出腰围相同的成年男子,体重大小不一,但从总的趋势看,腰围大的,体重大;反之,腰围小的,体重小。说明腰围与体重之间可能存在着直线趋势的联系,且变化方向相同。

两个随机变量 X、Y 之间这种呈直线趋势的关系称为直线相关(linear correlation),亦称简单相关(simple correlation),适用于 X 和 Y 都服从正态分布的资料;严格地讲,适用于双变量正态分布资料(bivariate normal distribution)。

为判断两个变量间有无直线相关关系,可将每对 (X_i,Y_i) 值所代表的点绘在直角坐标系中,形成散点图,如图 11-2 所示。图中点的分布可出现以下几种情况。

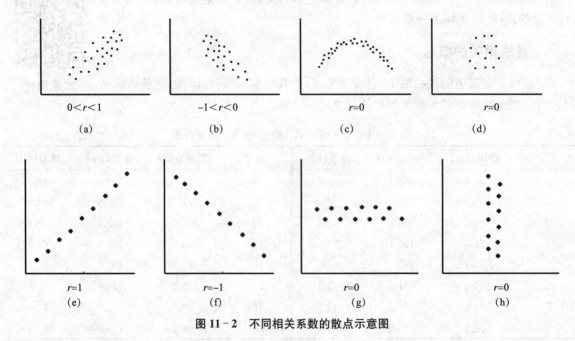

图 11-2 不同相关系数的散点示意图

1. 正相关(positive correlation)　如图 11-2(a),各点分布呈椭圆形,Y 随 X 的增大而增大,X 亦随 Y 的增大而增大,两变量呈同向变化趋势。椭圆范围内各点的排列愈接近椭圆长轴,相关愈密切。当所有点都在一条直线上时[见图 11-2(e)],称为完全正相关(perfect positive correlation)。

2. 负相关(negative correlation)　见图 11-2(b),各点分布呈椭圆形,Y 随 X 的增大而减小,X 亦随 Y 的增大而减小,两变量呈反向变化趋势。各点排列愈接近椭圆的长轴,相关愈密切。当所有点都在一条直线上时[见图 11-2(f)],称为完全负相关(perfect negative correlation)。在生物医学中,完全正相关或完全负相关情形甚为少见。

3. 无相关　见图 11-2(d)、(g)、(h),X 不论增大或减小,Y 的大小不受其影响;反之亦然。在图 11-2(g)和图 11-2(h)中,虽然各点分布在一条直线附近,但由于该直线与 X 轴或 Y 轴平行,X 与 Y 的消长互不影响,这种情况亦为无相关。

4. 非线性相关　如图 11-2(c),图中各点的排列呈现非直线趋势,而是某种曲线形状。这种情况称为非线性相关。

二、相关系数及其计算

散点图可以直观地描述两个定量变量之间联系的方向和密切程度,但是散点图受坐标轴比例或散点以外空白区域大小的影响而可能造成视觉上的偏差,故需用统计指标加以表达。而直线相关系数即是表示两个变量间直线关系的统计指标。直线相关系数(linear correlation coefficient),又称 Pearson 积矩相关系数,简称相关系数,是定量描述两个变量间直线相关的密切程度和方向的统计指标。样本相关系数用 r 表示,总体相关系数用 ρ 表示。相关系数没有单位,取值在 $-1 \sim +1$ 范围内,其绝对值越接近 1,两个变量间的相关密切程度越高;越接近 0,线性相关密切程度越低;相关系数大于 0 为正相关,小于 0 为负相关,等于零为零相关(包括无相关和非线性相关)。

相关系数的计算公式为:

$$r = \frac{l_{XY}}{\sqrt{l_{XX}l_{YY}}} = \frac{\sum (X-\overline{X})(Y-\overline{Y})}{\sqrt{\sum (X-\overline{X})^2 \sum (Y-\overline{Y})^2}} \qquad \text{(公式 11-1)}$$

式中,$\sum (X-\overline{X})^2$ 为 X 的离均差平方和,用 l_{XX} 表示;

$\sum (Y-\overline{Y})^2$ 为 Y 的离均差平方和,用 l_{YY} 表示;

$\sum (X-\overline{X})(Y-\overline{Y})$ 为 X 与 Y 的离均差乘积之和,简称为离均差积和,用 l_{XY} 表示,其值可正可负。

例 11-2　计算表 11-1 腰围(X)与体重(Y)之间的相关系数。

解:由散点图 11-1,判断两变量间有直线趋势,且为正相关,可以做直线相关分析。

$n=16,\overline{X}=89.0,\overline{Y}=70.0$,代入式(11-1),得:

$$\sum (X-\overline{X})^2 = 1998.2$$

$$\sum (Y-\overline{Y})^2 = 4187.4$$

$$\sum (X-\overline{X})(Y-\overline{Y}) = 2667.9$$

$$r = \frac{2667.9}{\sqrt{1998.2 \times 4187.4}} = 0.922$$

这里 r 为正值,表示腰围与体重呈正相关关系。

三、直线相关系数的假设检验

样本相关系数 r 是总体相关系数 ρ 的估计值,存在抽样误差。即使从 $\rho=0$ 的总体中随机抽样,r 也不会等于 0。所以算得 r 后需检验其是否来自 $\rho=0$ 的总体。常用的检验方法有两种。

一是直接查相关系数 r 界值表(附表 14):根据自由度 $\nu=n-2$,查 r 界值表,比较 $|r|$ 与界值,统计量绝对值越大,概率 P 越小;统计量绝对值越小,概率 P 越大。对例 11-2 资料,查界值表得 $r_{0.001/2,14}=0.742$,从而 $P<0.001$,即相关系数有统计学意义。

二是采用 t 检验:总体 $\rho=0$ 的所有样本相关系数呈对称分布,故对 r 的检验可用 t 检验。对例 11-1 资料 r 进行 t 检验的步骤为:

(1) 建立检验假设　$H_0:\rho=0$;$H_1:\rho\neq0$。$\alpha=0.05$。

(2) 计算 r 的标准误

$$S_r=\sqrt{\frac{1-r^2}{n-2}} \qquad\qquad (公式\ 11-2)$$

本例,$S_r=0.103$。

(3) 计算 t 值

$$t_r=\frac{|r-0|}{S_r}=\frac{|r|}{\sqrt{\dfrac{1-r^2}{n-2}}},\nu=n-2 \qquad\qquad (公式\ 11-3)$$

本例,$t_r=\dfrac{0.922}{0.103}=8.91$,$\nu=14$

(4) 查 t 界值(附表 2),做出推断结论　$t_{0.001/2,14}=4.14$,$t_r=8.91>t_{0.001/2,14}$,故 $P<0.001$,按 $\alpha=0.05$ 水准拒绝 H_0,接受 H_1,可认为腰围与体重呈正相关关系。

第二节　直线回归

一、直线回归的概念

在医学现象中,很多变量间如身高与体重、血糖与血红蛋白等都存在一定的数量变化关系且呈直线关系。下面通过实例说明直线回归的概念。

例 11-3　根据例 11-1 中表 11-1 数据考察身高与体重之间的数量依存关系。

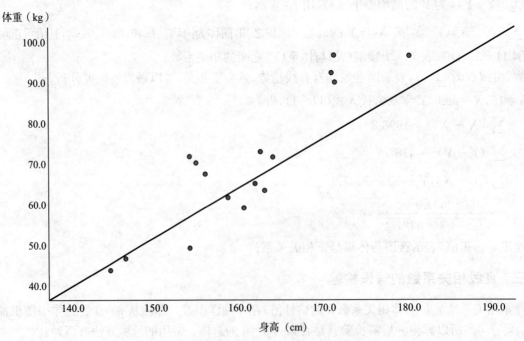

图 11-3　成年男子身高与体重间关系的散点图

由图 11-3 可见,成年男子身高与体重间存在着明显的直线趋势,随着身高的增加,其体重增加,散点呈现线性趋势。这种拟合的直线与两变量间完全确定的函数关系不同,散点并不完全在一条直线上,直线回归分析就是以身高为自变量(independent variable,记作 X),体重为因变量(dependent variable,记作 Y),求出直线回归方程描述两变量间的数量关系并进行统计推断。直线回归方程的形式表达为:

$$\hat{Y} = a + bX \qquad\qquad (公式 11-4)$$

式中,$\hat{Y}$ 为给定 X 时 Y 的估计值。a 称为常数项,是方程的截距(intercept),指 $X=0$ 时回归直线与 Y 轴交点到原点的距离。$a>0$ 表示回归直线与 Y 轴的交点在 X 轴的上方;$a<0$ 表示回归直线与 Y 轴的交点在 X 轴的下方。b 称为回归系数(regression coefficient)相当于直线方程中的斜率,表示 X 变化一个单位量时,$\hat{Y}$ 平均变化 b 个单位量,反映了自变量 X 对因变量 Y 的线性影响。$b>0$ 表示随 X 值的增加,Y 值呈增加的趋势;$b<0$ 表示随 X 值增加,Y 值呈减少的趋势。

二、直线回归方程的计算

1. 计算回归系数与截距　直线回归方程中的回归系数 b 与常数项 a,可以用最小二乘估计(least square estimate)计算获得。注意,每一例实测的 Y 值与 X 经回归方程估计的 $\hat{Y}$ 值(即直线上的点)或多或少存在一定的差距,这些差距可以用 $(Y-\hat{Y})$ 来表示,称为残差(residual)。要使回归方程比较"理想",应该使这些残差尽量小一些,最小二乘法估计可使残差的平方和达到最小。残差的平方和计算公式为:

$$\sum (Y-\hat{Y})^2 = \sum [Y-(a+bX)]^2 \qquad\qquad (公式 11-5)$$

计算斜率 b 的公式为:

$$b = \frac{\sum (X-\overline{X})(Y-\overline{Y})}{\sum (X-\overline{X})^2} = \frac{l_{XY}}{l_{XX}} \qquad\qquad (公式 11-6)$$

计算截距 a 为:

$$a = \overline{Y} - b\overline{X} \qquad\qquad (公式 11-7)$$

本例:$n=16$,$\overline{X}=161.0$,$\overline{Y}=70.0$,$\sum (X-\overline{X})^2=1347.1$,$\sum (X-\overline{X})(Y-\overline{Y})=2130.2$,代入公式 11-6、公式 11-7 得:

$$b = \frac{2130.2}{1347.1} = 1.581$$

$$a = 70.0 - 1.581 \times 161.0 = -184.5$$

即直线回归方程为:

$$\hat{Y} = -184.5 + 1.581X$$

2. 作回归直线　为直观分析可在自变量 X 的取值范围内,任取两个相距较远的点 $M(x_1,\hat{y}_1)$ 和 $N(x_2,\hat{y}_2)$,连接 M 和 N 描出回归直线。本例取 $x_1=155.0$,得 $\hat{y}_1=60.5$,即点 M 坐标为(155.0,60.5);再取 $x_2=171.5$,得 $\hat{y}_2=86.6$,即点 N 坐标为(171.5,86.6),连接 M、N 两点即绘出回归直线(见图 11-3)。

三、回归系数的假设检验

若总体回归系数 $\beta=0$,无论 X 如何变化,都不会影响 $\hat{Y}$,回归方程就没有意义。然而,由于抽样误差的影响,即便从 $\beta=0$ 的总体中进行随机抽样,样本回归系数 b 也不会恰好等于零。因此有必要

对 b 进行假设检验,具体有方差分析和 t 检验两种方法,两者的检验结果等价。

1. 方差分析法　检验直线回归方程是否成立,即 $H_0:\beta=0$ 是否成立。方差分析的基本思想是将因变量 Y 的总变异离均差平方和 $SS_{总}=\sum(Y-\overline{Y})^2$ 分解成 $SS_{回归}=\sum(\hat{Y}-\overline{Y})^2$ 和 $SS_{误差}=\sum(Y-\hat{Y})^2$ 两部分,即

$$SS_{总}=SS_{回归}+SS_{误差} \qquad (公式11-8)$$

然后计算统计量:

$$F=\frac{MS_{回归}}{MS_{误差}}=\frac{SS_{回归}/1}{SS_{误差}/(n-2)}$$

式中,$MS_{回归}$ 为回归均方(regression mean square),$MS_{误差}$ 为残差均方(residual mean square)。总变异的自由度为 $\nu_{总}=n-1$,回归自由度 $\nu_{回归}=1$(一个自变量),误差自由度 $\nu_{误差}=\nu_{总}-\nu_{回归}=n-2$。离差平方和除以自由度,即可得到回归均方与误差均方,进而得到 F 值。上述过程可用方差分析表(表11-2)表示。

表 11-2　回归分析的方差分析表

方差来源	离均差平方和	自由度	均方	F
总	$SS_{总}$	$n-1$	—	—
回归	$SS_{回归}$	1	$SS_{回归}/1$	$MS_{回归}/MS_{误差}$
误差	$SS_{误差}$	$n-2$	$SS_{误差}/(n-2)$	—

表 11-2 中:

$$SS_{回归}=bl_{XY} \qquad (公式11-9)$$
$$SS_{误差}=SS_{总}-SS_{回归} \qquad (公式11-10)$$

本例 $H_0:\beta=0$;$H_1:\beta\neq0$。$\alpha=0.05$。

表 11-3　例 11-3 资料回归分析的方差分析表

方差来源	离均差平方和	自由度	均方	F
总	4187.4	15	—	—
回归	3368.6	1	3368.6	57.6
误差	818.8	14	58.5	—

查 F 界值表(附表4),得 $F>F_{0.01,14}=8.86$,$P<0.01$,按 $\alpha=0.05$ 的水准,拒绝 H_0,接受 H_1,可认为成年男子身高与体重间有线性回归关系。

2. t 检验　当 $\beta=0$ 成立时,b 服从正态分布,可用 t 检验方法检验 b 是否有统计学意义。检验的统计量为:

$$t=\frac{b-0}{S_b}=\frac{b}{S_{Y\cdot X}/\sqrt{l_{XX}}},\nu=n-2 \qquad (公式11-11)$$

$$S_{X\cdot Y}=\sqrt{\frac{SS_{误差}}{n-2}} \qquad (公式11-12)$$

式中,S_b 是样本回归系数 b 的标准误;$S_{Y\cdot X}$ 为标准估计误差(standard error of estimate),反映了因变量 Y 在扣除自变量 X 的线性影响后的离散程度,$S_{Y\cdot X}$ 越小表示回归方程的估计精度越高。若 $t\geqslant t_{\alpha/2,\nu}$,则 $P\leqslant\alpha$,拒绝 H_0,接受 H_1,认为 Y 与 X 的线性回归关系存在。

本例作 t 检验:$H_0:\beta=0$;$H_1:\beta\neq0$。$\alpha=0.05$。根据原始数据已经计算出 $b=1.581,l_{XX}=$

$1347.1, SS_{误差}=818.8$。代入公式 11-11、公式 11-12 得：

$$S_{X \cdot Y}=\sqrt{\frac{818.8}{16-2}}=7.65$$

$$t=\frac{1.581}{7.65/\sqrt{1347.1}}=7.58, \nu=16-2=14$$

$|t|>t_{0.001,14}=4.14, P<0.001$。按 $\alpha=0.05$ 的水准，拒绝 H_0，结论同前。

注意：本例 $\sqrt{F}=\sqrt{57.6}=7.58=t$。当 $\nu=1$ 时，F 值的平方根等于 t 值（$\nu_{误差}$ 即为 t 的自由度 ν）。当自变量只有 1 个时，方差分析与 t 检验的结果是等价的。

第三节 直线相关和回归分析时应注意的问题

一、相关分析和回归应注意的问题

1. 作回归和相关分析时一定要结合专业背景，须有实际意义，不能把毫无关联的两种现象做回归、相关分析。

2. 进行回归和相关分析之前，应绘制散点图。观察点的分布有直线趋势时，才适宜作回归、相关分析。如果散点图呈明显曲线趋势，应使之直线化再行分析。散点图还能提示资料有无可疑异常点。离群点很可能对正确评价两变量间关系产生较大影响，如图 11-4(a)。对异常点的识别与处理需要从专业知识和现有数据两方面综合考虑。

3. 分层资料合并需慎重。如图 11-4(b)中，分别看两样本，其两个变量不相关，但若将两样本合并却造成正相关的假象；图 11-4(c)中，原本分层看各具正相关性，而合并后却显示不相关；图 11-4(d)中，分别看两样本呈正相关，合并后却变成负相关。

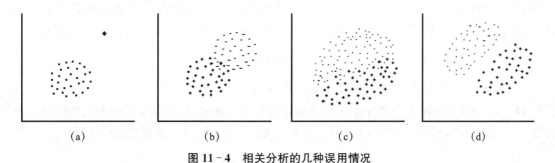

(a)　　　　　(b)　　　　　(c)　　　　　(d)

图 11-4　相关分析的几种误用情况

4. 直线回归方程的应用范围一般以自变量的取值范围为限。若无充分理由证明超过自变量取值范围外还是直线，应避免外延。

5. 相关或回归关系不一定是因果关系，也可能是伴随关系。

二、线性回归与相关的区别与联系

（一）区别

1. 资料要求　直线回归要求因变量 Y 服从正态分布，X 是可以精确测量和严格控制的变量，一般称为Ⅰ型回归；直线相关要求两个变量 X、Y 服从双变量正态分布，这种资料若进行回归分析称为Ⅱ型回归。

2. 应用情况　线性回归说明两变量依存变化的数量关系，直线相关说明两变量间的相关关系的方向和程度。

3. 意义　回归系数 b 表示 X 每增加（减少）一个单位时，Y 平均改变 b 个单位；r 说明具有直线关系的两个变量间关系的密切程度与相关方向。

4. 计算　$b=l_{XY}/l_{XX}$；$r=l_{XY}/\sqrt{l_{XX}l_{YY}}$。

5. 取值范围　$-\infty<b<+\infty$；$-1\leqslant r\leqslant 1$。

6. 单位　b 有单位；r 没有单位。

（二）联系

1. 方向一致　对一组数据若能同时计算 b 和 r，则它们的符号一致。

2. 假设检验等价　对同一样本，r 和 b 的假设检验得到的 t 值相等，即 $t_b=t_r$。

3. 用回归解释相关　决定系数 $r^2=\dfrac{l_{XY}^2}{l_{XX}l_{YY}}=SS_回/SS_总$，回归平方和越接近总平方和，则 r^2 越接近 1，说明引入相关的效果越好。

第四节　秩　相　关

在一些生物医学研究中获得的数据不服从正态分布或其总体分布未知，或存在末端开口数据，或观测结果是等级资料，不适合用直线相关分析，此时可用秩相关（rank correlation），亦称等级相关，来描述两变量间联系的程度与方向。

这类方法对原变量的分布不做要求，属非参数统计方法。其中最常用的统计量是 Spearman 秩相关系数 r_s，又称等级相关系数。其值介于 -1 与 1 之间，$r_s<0$ 为负相关，$r_s>0$ 为正相关。类似于直线相关系数，秩相关系数 r_s 是总体秩相关系数 ρ_s 的估计值。

一、Spearman 等级相关系数的计算

可先将 n 对实测值 x_i 与 $y_i(i=1,2,3,\cdots,n)$ 分别从小到大排序编秩，得到秩次 R_X 和 R_Y；将 R_X 代替 X，R_Y 代替 Y，代入直线相关系数公式 11-1 计算，即公式 11-13，可得到等级相关系数。

$$r_s=\frac{\sum(R_X-\overline{R}_X)(R_Y-\overline{R}_Y)}{\sqrt{\sum(R_X-\overline{R}_X)^2\sum(R_Y-\overline{R}_Y)^2}} \tag{公式 11-13}$$

例 11-4　某实验用白蚊伊蚊 c6/36 细胞微量培养中和试验，检测临床诊断为乙型脑炎患者的晚期血清，并与血凝抑制剂试验进行比较，测量结果见表 11-4。问两种试验方法是否存在相关性？

表 11-4　Spearman 秩相关系数计算表
（微量中和与血凝抑制试验的血清效价）

编号	微量中和效价		血凝抑制试验效价	
	X	秩次 R_X	Y	秩次 R_Y
(1)	(2)	(3)	(4)	(5)
1	316	9	1280	6.5
2	640	10	2560	9
3	<10	1	320	3
4	79	6.5	2560	9
5	25	4.5	80	1
6	16	2	2560	9
7	25	4.5	320	3

续表

编号	微量中和效价		血凝抑制试验效价	
	X	秩次 R_X	Y	秩次 R_Y
(1)	(2)	(3)	(4)	(5)
8	160	8	320	3
9	20	3	640	5
10	79	6.5	1280	6.5

解：将两组变量分别从小到大定出秩次，见表 11-4 第(3)、第(5)栏。按公式 11-13 求出 r_s：

$$r_s = \frac{\sum (R_X - \overline{R}_X)(R_Y - \overline{R}_Y)}{\sqrt{\sum (R_X - \overline{R}_X)^2 \sum (R_Y - \overline{R}_Y)^2}} = \frac{24.75}{\sqrt{81.50 \times 78.00}} = 0.31$$

二、秩相关系数的统计推断

类似直线相关系数的检验，秩相关系数的检验假设为：

$H_0: \rho_s = 0$；$H_1: \rho_s \neq 0$。$\alpha = 0.05$。

当 $n \leq 50$ 时，可查秩相关系数 r_s 界值表(附表 15)，如果 $r_s \geq$ 临界值，则拒绝 H_0；当 $n > 50$ 时，可按照公式 11-2、公式 11-3 进行 t 检验。

例 11-5　对例 11-4 的秩相关系数做假设检验。

例 11-4 算得秩相关系数 $r_s = 0.31$，$n = 10$，查 r_s 界值表，$r_s < r_{10, 0.05/2} = 0.648$，$P > 0.05$，按 $\alpha = 0.05$ 的水准，不拒绝 H_0。尚不能认为微量中和与血凝抑制试验的血清效价之间有正的等级相关关系。

小　　结

1. 直线相关分析适用于描述满足双变量正态分布的两变量间直线相关的密切程度和方向；当资料不满足正态分布条件或为等级资料时，采用 Spearman 秩相关方法；直线回归用于分析变量间数量变化的线性依存关系，区分自变量与因变量。

2. 回归或相关分析时须先做散点图，以核实其是否具有直线关系，是否有异常点或应分层等。

3. 相关系数只能描述两变量间数量上的关联，并不意味着是因果关系。

本章自测题(含答案)

（王　玖）

第十二章
实验研究与设计

　　科学研究是人类探索自然界未知领域的认知活动，承载着创新知识、革新技术、推动社会进步和发展、为人类社会服务的使命，社会发展需要经常进行科学研究，其中实验研究是常见的科学研究方法之一。

本章课件

第一节　实验研究

一、实验研究的概念

　　实验研究（experimental research）是指设计的实验因素或处理因素在其他干扰因素被严格控制的条件下，观察其对实验结果或实验效应的作用及影响。实验设计作为一个统计的专用名词，在统计的发展史上具有重要作用，也是统计推论的开端，是英国统计学家 Fisher 在 *Statistical Methods for Research Workers* 和 *The Design of Experiments* 两本著作中提出的。

　　实验设计（experiment design）是指研究人员对实验因素做合理的、有效的安排，最大限度地减少实验误差，使实验研究达到高效、快速和经济的目的。在医学科研领域，常进行医学实验设计。医学实验设计（medical experimental design）是将实验设计的基本原理和方法应用于医学领域，主要包括基础医学、临床医学和预防医学。其目的是研究如何科学地、合理地安排实验因素，研究并排除实验中所有影响实验结果及效应的各种干扰因素的作用。实验设计的基本构成包括三个基本要素及三个基本原则。三个基本要素是受试对象、处理因素和实验效应。三个基本原则是随机化的原则、对照的原则和重复的原则。

二、实验研究的特点

周密的实验研究设计应该做到用较少的人、财、物和实践,最大限度地获得丰富、可靠的信息资料。因此,实验研究具备以下三个基本特点:第一,研究人员能够按照实验设计的目的及要求设置处理因素;第二,受试对象可以通过随机化原则随机地接受某种处理因素或某种处理因素的不同水平;第三,由于应用了随机化原则,使各比较组之间达到了较好的均衡性,因而最大限度地减少了非处理因素对实验效应及结果的干扰和影响。同时由于实验研究具备以上特点,也就需要在实验设计时做到以下几点:第一,合理安排研究因素,提高研究质量;第二,严格控制非处理误差,使研究结果能够更好地真实表达该研究的真实情况,使研究结果保持较好的稳定性;第三,正确估算样本量,争取以最少的资源消耗,获取尽可能真实、丰富的信息资料。

三、实验研究的分类

实验研究有多种分类方法,一般常根据研究对象的不同分为以下三大类。

1. 动物实验(animal experiment) 用人工饲养繁殖的动物进行实验研究。其特点是容易控制处理因素及背景干扰因素,实验误差较小、实验成本较低、观察的实验效应较为客观。如果在实验研究中,出现因各种原因导致动物意外死亡或缺失时,可根据情况予以补充,收集资料及分析资料均较为方便。由于动物与人体之间在种属等方面存在很大差异,因此动物实验的研究结果不能直接推论到人体,而是可以作为人体研究的参考依据或基础数据。常用于医学研究的实验动物有大白鼠、小白鼠、豚鼠、兔子、猫、狗、羊和猪等,还可以是猴及其他灵长目类动物。各种动物都有其自身的特点,在选择动物时,要根据研究目的先确定动物的种类,还应特别注意动物的性别、年龄、品系等特征。

2. 临床试验(clinical trial) 以人作为实验对象的研究,按科学的实验方法,研究疾病在临床阶段规律的试验。以人作为实验对象的研究,由于实验对象情况复杂,并收到政策、法律以及伦理的限制和保护,需要按照对照、随机、双盲等原则进行严格的实验设计和实施。临床试验研究的对象主要是病人或健康人,选择病人可以作为实验组也可以作为对照组,选择病人除考虑病人本身的特征外,还要考虑疾病的特征,如病情的发展状况、常规治疗方案的疗效情况、病人的生存状况是否存在危险等多方面。选择健康人一般是作为试验的对照组,考虑的各方面因素与病人相同或相近。

3. 社区干预试验(community intervention trial) 是指对社区中的所有人群施加某种处理因素并观察一段较长的时间。其目的是通过干扰某些在人群中存在的危险因素或施加某种保护性措施,观察处理因素在社区人群中产生的效应或预防效果。典型的社区干预试验的实例之一是在社区人群的饮水中加入氟化物以观察是否能够降低人群的龋齿发生率。由于社区干预试验中涉及人群数量多,人群结构复杂,不易控制处理因素及背景干扰因素,且难以在对人群给予处理因素时进行随机化分配,其试验效果及效应的确切性往往不易准确判断或确定。

第二节 实验设计的基本要素

实验设计包含三个基本要素,即实验对象、处理因素和实验效应,三个基本要素是相互联系的。在实验设计阶段,研究人员应根据实验研究的目的,紧紧抓住这三个基本要素,并通过全面考虑如何去合理有效地安排这三个基本要素,以明确实验设计的方向。实验设计是实验研究中最为重要和关键的一步,必须给予高度重视,故每位研究人员或每个研究小组都应认真对待。

一、实验对象

实验对象(study subjects) 是指在实验研究中研究人员所要观察和处理的客体,即处理因素作用的对象。实验对象可以是人、动物、植物、器官、组织、细胞、血清、微生物、尿液、粪便等生物材料。

（一）实验对象的基本条件

1. 敏感性　是指实验对象接受处理因素后，容易显示实验效应。

2. 特异性　是指实验对象接受处理因素后，能产生可以排除其他效应特定的实验效应。

3. 稳定性　是指实验对象产生的实验效应仅在特定范围内波动，且波动相对较稳定。

4. 经济性　是指实验对象容易获取且性价比高。

5. 可行性　是指实验对象可以施加处理因素及获取标本。

6. 相似性　是指动物产生的实验效应尽可能与人体实验效应接近。

（二）常用实验对象的基本特征

1. 动物医学研究中的各个领域几乎都要用到实验动物　使用动物作为实验对象非常方便，安全性高，性价比高，涉及伦理的风险性较小，且实验动物在实验全周期中易于获得饲养、管理及观察，十分方便且容易做到。

选择动物实验时一般要考虑动物的种类、种属、品系、窝别、性别、年龄、体重、健康状况、是否容易饲养和存活、对施加的处理因素的反应特征等方面。

2. 以人作为观察对象的实验研究，涉及的问题很多且较为复杂　一般应考虑下列几个方面：

（1）一般条件　性别、年龄、民族、个人嗜好、生活习惯、居住地区等。

（2）健康状况　既往病史、家族成员病史、目前健康状况、身体发育状况等。

（3）社会因素　职业、文化程度、经济条件、居住条件、家庭状况、心理状况、个性特征、病人及其家属的合作态度等。

（4）疾病因素　病种、病型、病期、病程、病情、诊断方法、诊断标准、试验研究的时间期限等。

（5）机体材料　标本的获取部位、获取条件、新鲜程度、保存方法、培养条件、运输及传送方式等。

（6）外界环境因素　医院规模、医疗水平、医疗设备、医护人员的水平及素质、病房的大小、病房中病人数量、病人距离医院的远近，以及就诊的方便程度等。

所有上述因素及一些无法预知的偶然因素都可以影响实验效应及试验结果，导致虚假的、失真的或错误的结论。

人作为实验对象，常用于临床治疗方案的疗效观察研究，以及某种疫苗在人群中预防某种疾病的效果观察等。在临床治疗工作中，每一位病人都可以作为一个观察对象，但是，按照实验设计的对照、随机、双盲三个基本原则，如想在特定时期内选择几组除处理因素不同外，其他各方面条件都基本一致的病例，则相当困难。同一种疾病的病人可以去不同的医院就诊治疗，同一种疾病的病情在不同的病人身上的表现也不尽相同，甚至相差很大，加之病人不同的个性特点、心理状态和复杂的背景，都会给临床工作者选择病人进行临床试验研究带来困难。有些针对某一种疾病的研究工作，由于病人少，为了收集到足够数量的病人，一边研究一边收集病例，使得研究工作持续数月，甚至数年。因此，从事针对病人的临床试验研究，在选题和设计上要考虑病人的特点。

二、处理因素

处理因素（study factor）是指由研究人员施加于实验对象并能产生一定实验效应或实验结果的因素。医学研究中常用的处理因素主要可分为三类：① 物理因素，水、光、电、磁、声、温度、射线、微波、超声波等；② 化学因素，药物、激素、毒物等各种有机和无机化合物等；③ 生物因素，寄生虫、真菌、细菌、病毒、微生物及其生物制品等。

在实验研究中，由于影响实验结果的因素多而复杂，在设计处理因素时，应做如下考虑：① 抓实验效用的主要处理因素；② 明确处理因素和非处理因素；③ 处理因素的标准化。

三、实验效应

实验效应(experimental effect)　是指处理因素施加于实验对象或受试对象,实验对象产生的反应及表现,这些反应或表现可以是主观的,也可以是客观的。

（一）选择观察指标的要求

1. 关联性　是指观察指标与研究目的有着本质而密切的联系,能够确切反映处理因素的实验效应,这些指标可以通过查阅文献或根据以往经验而获得。

2. 客观性　是指能够借助检测手段及方法所观测记录的指标,如血压、血红细胞计数、心电图、尿铅含量等。

3. 精确性　包括准确度和精密度两层含义。准确度是指实际测量值与真值的接近程度,准确度越高,测量值越接近真值,误差则越小,尽管真值往往未知,但准确度越高,指标的可靠性越高。精密度是指在重复观察及测量时,观察值与其平均值的接近程度,精密度越高,说明重复的测量值越接近,检测设备或手段的稳定性越好,但如果测量仪器或设备未经严格校正,其精密度再高,也不能反映测量值的准确度,所以,测量指标的准确度应该放在首位。

4. 稳定性　是指观察指标变异度的大小,稳定性高,则变异度小,指标的代表性强,反之亦然。稳定性一般可以用该指标的变异系数来表示,如果变异系数不超过 $15\%\sim20\%$,则该指标的稳定性较好。

5. 灵敏性　是指各种检测手段和方法能够检测出实验效应微小变化的能力,灵敏性越高,则检测出实验效应微小变化的能力越强。

6. 特异性　是指检测指标的排他性,是观察指标对某种特殊实验效应及结果的反映能力。特异性越强,观察指标反映某种实验效应的能力越强,特异性对诊断严重疾病的意义非常重要,如果某检测指标特异性强,则该指标对确诊和早期发现严重疾病具有直接意义。例如,检测指标甲胎蛋白对确诊早期肝癌具有重要意义。

（二）消除心理偏倚的方法

心理偏倚是指研究人员及实验对象由于各自的心理偏倚预期而在观察或描述实验效应时产生的误差。例如,医护人员容易认为自己使用的治疗方案要好于其他人的治疗方案。病人则容易受医院规模大小、医疗设备的先进程度、医院医疗水平的高低、医护人员是权威还是普通等多方面的心理影响。这些影响可以导致病人主观感觉的偏倚。消除上述心理偏倚的方法一般使用盲法设计。

盲法设计(design of blind method)是指使研究人员或病人不知道具体的研究设计方案,从而避免双方由于心理偏倚造成的实验效应的误差。盲法设计一般分为单盲(single blind)及双盲(double blind)。单盲是指实验对象不知道自己被施加何种处理因素,不知道该处理因素的预期结果或效应,而研究人员知道具体的设计方案。该法主要用于消除实验对象的心理偏倚。双盲是指试验执行者及实验对象均不知道具体的设计方案及处理因素的预期结果或效应,只有该实验设计的总负责人知道具体的设计方案。双盲可以避免和消除医护人员和病人双方的心理偏倚。盲法设计在临床试验中应用广泛,尤其是针对病人的单盲,应用更为广泛。

第三节　实验设计的基本原则

实验结果是处理因素和非处理因素共同作用而产生的效应,如何控制和排除非处理因素的干扰,正确评价处理因素的效应,是实验设计的基本任务,为了使实验能够更好地控制随机误差,避免系统误差,以较少的实验投入取得较为真实、可靠的信息,达到经济、高效的目的。实验设计的基本原则,主要包括随机化的原则、对照的原则和重复的原则,这三个基本原则最早由英国统计学家 Fisher 提出,符合这三个基本原则的临床实验被称为随机对照试验(randomized controlled trial,RCT)。

一、随机化的原则

（一）概念及用途

随机化（randomization）是指总体中的每一个实验个体都有均等的机会被抽取或被分配到实验组及对照组中去。随机化原则的核心是机会均等性。使用随机化方法可以消除在抽样及分组过程中，由于研究人员对实验对象主观意愿的选择而造成实验效应的误差。这种误差主要是因为实验对象被抽取的机会不均而产生的。

（二）随机化的方法

在日常工作中，随机化的方法有多种，常用的有随机数字法、抽签法、抓阄法等。随机数字法是统计学家根据随机抽样原理编制的，一般有随机数字表和随机排列表。普通函数型电子计算器也可以显示随机数字。随机数字表中出现数字 0~9 的机会或概率是均等的。实验设计中常用完全随机化和分层随机化。

二、对照的原则

对照（control）是指在实验研究中，使实验对象在处理因素和非处理因素的不同实验条件下，表达实验效应的差异有一个科学的对比方法。对照的主要目的是为了排除非处理因素对实验效应的影响或干扰，消除非处理因素对实验结果的影响，从而把处理因素的实验效应分离出来使实验组和对照组具有较好的可比性。对照组的正确与否，对于实验结果、实验效应具有重大影响。

设立对照组，要充分考虑"均衡性"原则，即实验组与对照组只有处理因素的不同，其他对实验结果、实验效用有影响的非处理因素尽量一致。

实验研究中设置对照组是非常重要的。常用的对照方法有下列六种：

（一）空白对照

空白对照（blank control）是指对照组不施加任何处理因素，即对照组的处理因素为"空白"。常用于观察防疫系统疫苗接种效果、可致癌物质的动物诱癌实验等。例如，研究某疫苗预防某病发病的作用，随机抽取某城市的两个背景条件相同或相近的社区。A 社区为实验组，对社区中所有人群中的个体接种某疫苗；B 社区为对照组，对其所有人群中的个体不给予任何处理因素，B 社区人群即为空白对照组。经过一年时间，观察两个社区某病的发病情况。

注意：在动物实验研究中，可以使用空白对照，而在针对人体的临床实验研究，一般不能使用空白对照。对照组可以使用常规疗法以保证病人的生命安全，而对危重病人则更要注意不能使用空白对照。

（二）标准对照

标准对照（standard control）是指以公认或习惯的标准方法、标准值或正常值作为对照。这些对照值或标准值一般是多个地区多年累积的经验结果，具有参考价值和意义。临床试验研究中可以用常规疗法或经验疗法作为标准对照组，以判断新的治疗方式或药物对于疾病的治疗效果。

（三）实验对照

实验对照（experimental control）是指对照组虽未施加处理因素，但却施加了某种与处理因素有关的实验因素，这是一种比较特殊的非处理因素，目的为保证实验组和对照组接受相同的损伤和刺激。例如，研究赖氨酸对促进儿童的生长发育作用，实验组儿童的课间餐为加赖氨酸的面包，对照组课间餐为不加赖氨酸的面包，两组儿童面包的数量是一致的。这里，面包是与处理因素有关的实验因素。两组儿童除是否添加赖氨酸外，其他条件一致，这样才能显示和分析赖氨酸的作用。类似的实验对照还有假灌注、假手术、假注射等。

（四）自身对照

自身对照（self control）是指对照组和实验组在同一个实验对象身上进行，如身体对称部位或实验前后两阶段分别接受不同的处理，一个为对照，一个为实验，比较其差异。例如，在动物的对称皮肤部位观察其不同实验品的致敏反应。又如，研究某药的降压效果，以实验对象服用降压药前的血压值为对照。严格来说，后一种设计使用的不是同期对照，若实验前后某些环境因素或自身因素发生改变并可能影响实验结果，这样的对照是不合理的。因此，在实验中常常需要另外设立一个平行的对照组，用实验组与对照组处理前后效应的差值来进行比较。

（五）相互对照

相互对照（mutual control）是指不专门设置对照组，而以各实验组之间互为对照，比较各处理因素实验效应的相对大小及作用，即每一组既是实验组又是其他组的对照组，一般在探索某种处理因素对实验结果的影响不明确的情况下使用。例如，临床试验研究中用数种治疗方案治疗同一种情况的疾病，这几种治疗方案即为相互对照，其疗效的优劣是一个相互比较的结果。

（六）安慰剂对照

安慰剂（placebo）是指一种无药理、毒理作用的假想药，其与治疗药物在外观、剂型等方面无差别，不能被实验对象识别。安慰剂对照是指将安慰剂施加于对照组的实验对象。安慰剂对照是一种特殊的空白对照，其主要目的是排除病人或实验对象的心理偏倚，心理偏倚可使实验效应产生误差，人作为实验对象具有复杂的心理过程，极易受到各种外界因素的影响和干扰。因此，在某些研究中可以设置安慰剂对照，安慰剂可用生理盐水、葡萄糖液、淀粉等制成，其在外观及剂型上应与实际使用的药物相同或相似。

三、重复的原则

重复（replication）是指实验组和对照组的实验对象应具有一定数量的重复观测，即两者需要达到一定的数量。重复表现为两个含义：其一是样本含量的大小；其二是同一试验重复次数的多少。

随机误差是客观存在的，只有在同一实验条件下对同一观测指标进行多次重复测定，才能估计出随机误差的大小，只有试验单位足够多时才能获得随机误差比较小的统计量，重复在统计学上的主要作用就是控制和估计实验中的随机误差。

实验研究确定样本含量的基本要求是在保证样本的实验结果具有较好的准确性和可靠性的前提下，确定使用最少的样本例数，以节约人力、物力、财力和时间，减小实验难度和负担。确定样本含量的方法，一般有公式计算法和查表法。

第四节 样本含量的估计

一、确定样本含量的意义

样本含量即实验单位数的多少，又称样本大小，样本量过小指标不稳定、检验效能低，样本量过大，浪费人力、物力、财力，难以对条件进行控制。正确确定样本含量是实验设计中的一个重要部分，在估计样本含量时，应当注意克服两种倾向：某些研究工作者片面追求增大样本例数，认为样本例数越大越好，甚至提出"大量观察"是确定样本含量的一个重要原则，其结果导致人力、物力和时间上的浪费。由于过分追求数量，可能引入更多的混杂因素，对研究结果造成不良影响；另一种倾向是在科研设计中，忽视应当保证足够的样本含量的重要性，使得样本含量偏少，检验效能 $1-\beta$ 偏低，导致总体中本来存在的差异未能检验出来，出现了非真实的阴性结果，这是当前医学研究中值得注意的问题。此外,所需样本含量的大小还与个体差异和所研究的试验要求的精度有关。因此,在医学科研设计中,必须根据资料的性质,借助适当的公式,进行样本含量的估计。另一方面,当医务工作者阅读专业文献时,对于那些假设检验的阴性结果($P > 0.05$),有必要复核样本含量和检验效能是否偏低,以便正确分析假设检验的结论。

二、样本含量估计的基本条件及要求

(一)处理因素的效应差值 δ

Δ 是指总体参数间的差别,可以是两个总体均数或总体率的差值。例如,两总体均数间的差值 $\delta = \mu_1 - \mu_2$,两总体率间的差异 $\delta = \pi_1 - \pi_2$。总体参数可使用公认的标准值、常规值或经样本预试验而获得的估计值。

(二)确定总体标准差 σ

由于总体标准差 σ 往往未知或不易获得,一般可用预试验的样本标准差 SS 来估计或代替。

(三)确定 Ⅰ 型错误的概率 α

α 又称为检验水准或显著性水平,α 越小,所需样本例数越多。习惯上,检验水准一般取 $\alpha = 0.05$,并可根据专业要求决定取单侧 α 或双侧 α。

(四)Ⅱ 型错误概率 β 或检验效能($1-\beta$)

检验效能又称为把握度,是指在特定 α 水准下,若总体间确实存在差异,则该次试验能发现此差异的概率。其中的 β 为 Ⅱ 型错误。($1-\beta$)越大,即把握度越高,所需样本例数越多。通常取 $\beta = 0.1$ 或 $\beta = 0.2$,相应的检验效能为 0.9 或 0.8。一般检验效能不宜低于 0.75,否则 Ⅱ 型错误增大,"假阴性"的概率增加。

用公式计算法所确定的样本例数进行试验研究的意义:若总体参数间确实相差 δ,则预期有($1-\beta$)的把握概率,按 α 检验水准得出有统计学意义的结论。

三、常用样本含量估计方法

样本含量估计的方法较多,有些公式较为复杂,计算繁琐。本节只介绍最常用的几种方法。

(一)样本均数与总体均数的比较

样本均数与总体均数的比较可用于配对定量资料均数的比较。其计算公式为:

$$n = \left[\frac{(Z_\alpha + Z_\beta)S}{\delta} \right]^2 \qquad \text{(公式 12-1)}$$

式中,n 为所需样本例数,S 为样本标准差,用来作为总体标准差的估计值或替代值。δ 为容许误差,即指在该 δ 的误差大小下,可作出有统计学意义的结论。Z_α 和 Z_β 可由 t 值表($\nu \to \infty$)查得。一般 Z_α 根据专业知识可有单侧和双侧之分,而 Z_β 一般只取单侧。注意:该公式若用于配对定量资料比较时,应将公式中的 S 换为 S_d。

例 12-1　观察高血压病人服用某降压药的降压效果。其标准差 $S_d = 40$ mmHg。若平均降压 20 mmHg 才能认为有降压效果,问:需要对多少病人进行降压试验?

具体计算如下:

1. 已知 $S_d = 40$,$\delta = 20$,取单侧 $\alpha = 0.05$,$\beta = 0.10$,则 $Z_{0.05} = 1.645$,$Z_{0.10} = 1.282$。

2. 代入公式 12-1 有:

$$n = \left[\frac{(Z_\alpha + Z_\beta)S}{\delta} \right]^2 = \left[\frac{(1.645 + 1.282) \times 40}{20} \right]^2 = 34.27$$

3. 结果按条件要求,需要随机抽取 35 例病人作为一个样本进行药物的降压试验。

（二）两样本均数的比较计算公式

$$n = 2\left[\frac{(Z_\alpha + Z_\beta)S}{\delta}\right]^2$$ （公式 12-2）

式中，n 为每个样本所需的例数，一般设计为两样本例数相等；S 为两总体标准差的估计值，通常假设其相等；δ 为两均数差值；Z_α 和 Z_β 的意义同前。

例 12-2　某人欲比较 A、B 两种药物对改善贫血的疗效，假设两药增加红细胞数相差 $1(10^{12}/L)$ 及以上有专业意义。若 $S=1.8(10^{12}/L)$，α 取双侧 0.05，β 取单侧 0.10。试估计每组应需要多少例数。

具体计算如下：

1. 已知 $S=1.8$，$\delta=1$，$Z_{0.05/2}=1.96$，$Z_{0.10/2}=1.282$。

2. 代入公式 12-2 有：

$$n = 2\left[\frac{(Z_\alpha + Z_\beta)S}{\delta}\right]^2 = 2 \times \left[\frac{(1.96+1.282) \times 1.8}{1}\right]^2 = 68.11$$

3. 结果　按条件要求，每组约需 69 例，两组共计 $69 \times 2 = 138$ 例。

（三）两样本率的比较计算公式

$$n = \frac{2(Z_\alpha + Z_\beta)^2 p(1-p)}{(p_1 - p_2)}$$ （公式 12-3）

式中，n 为每组样本所需例数，p_1 和 p_2 为两总体率的估计值，p 为两样本合并率，$p = \frac{p_1 + p_2}{2}$，Z_α 和 Z_β 的意义同前。

例 12-3　用常规疗法治疗某病，有效率为 30%。今用新药 A 药治疗该病，预计其有效率约为 60%。试计算每组需多少病例。

具体计算如下：

已知 $p_1=0.3$，$p_2=0.6$，$p=(0.3+0.6)/2=0.45$，取单侧 $\alpha=0.05$，单侧 $\beta=0.10$，$Z_{0.05}=1.645$，$Z_{0.10}=1.282$。

代入公式 12-3 有：

$$n = \frac{2(Z_\alpha + Z_\beta)^2 p(1-p)}{(p_1 - p_2)} = \frac{2 \times (1.645+1.282)^2 \times 0.45 \times (1-0.45)}{(0.3-0.6)} = 47.12$$

结果每组约需 48 例病人，两组共需 $48 \times 2 = 96$ 例。

第五节　常用实验设计方法

一、完全随机设计

完全随机设计（completely randomized design）又称单因素设计（simple randomized design），是采用完全随机化分组的方法将同质的实验单位分配到各处理组，各组分别接受不同的处理，观察其实验效应，是最为常见的一种研究单因素两水平或多水平效应的实验设计方法。图 12-1 为随机分为两组示意图。可用随机数字法、抽签法或抓阄法等方法将实验对象随机分配到各实验组及对照组中。该设计的特点是简单方便，应用广泛，容易进行统计分析，但同时因其只能分析一个因素的作用，效率相对较低。如果只有两个分组时，可用 t 检验或单因素方差分析处理资料。如果组数大于等于 3 时，可用单因素方差分析处理资料。

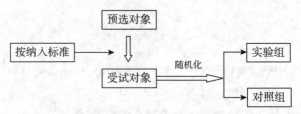

图 12 - 1 完全随机设计方案示意图

例 12 - 4 试将 15 只体重相近、性别相同小白鼠随机分为 A、B、C 三组,每组 5 只。分组方法及步骤如下:

1. 将 15 只小白鼠任意编号为 1~15 号。

2. 查随机数字表(附表 16),可以从表中任意一行或一列,任意一个方向查抄随机数字。本例由该表的第 11 行第 1 列沿水平方向查抄 15 个两位随机数字,按随机数字从小到大的顺序编序号,如果随机数相同,则先出现的为小。事先设定规则:序号 1~5 对应的小白鼠分为 A 组,序号 6~10 对应的小白鼠分为 B 组,序号 11~15 对应的小白鼠分为 C 组。分组结果如表 12 - 1。

表 12 - 1 用随机数字法将 15 只动物分为等量三组

动物编号	1	2	3	4	5	6	7	8	9	10	11	12	13	14	15
随机数字	57	35	27	33	72	24	53	63	94	09	41	10	76	47	91
序号	10	6	4	5	12	3	9	11	15	1	7	2	13	8	14
分组	B	B	A	A	C	A	B	C	C	A	B	A	C	B	C

3. 最后分组结果 3,4,6,10,12 号小白鼠分到 A 组;1,2,7,11,14 号小白鼠分到 B 组;5,8,9,13,15 号小白鼠分到 C 组。

二、配对设计

配对设计(paired design) 是将实验对象按一定条件配成对子,分别给予每对中的两个实验对象以不同的处理。配对的条件是影响实验效应的主要非处理因素。在这些非处理因素中,动物主要有种属、性别、年龄、体重、窝别等因素;人群主要有种族、性别、年龄、体重、文化教育背景、生活背景、居住条件、劳动条件等。另外,病人还应考虑疾病类型、病情严重程度、诊断标准等方面。配对设计的目的是降低、减弱或消除两个比较组的非处理因素的作用。该设计的特点是可以节约样本含量,增强组间均衡性,提高试验效率,减轻人力、物力和财力负担。在临床试验中,配对设计应用广泛,参照图12 - 2。

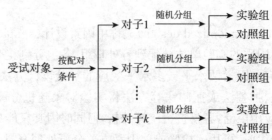

图 12 - 2 配对设计方案示意图

医学科研中常见的配对设计有下列几种类型：

1. 将两个条件相近的实验对象按 1∶1 配成对子，然后对每对中的个体随机分组，再施加处理因素观察效应。

2. 自身前后配对，临床上常见情况是把病人治疗前与治疗后的检测指标值作为一对数据，若干例病人的检测值作为若干对数据。应注意自身前后配对设计常常难以做到非处理因素（如饮食、心理状态等）相同，不提倡单独使用。在实际研究工作中，在应用自身前后配对的同时，常常需要设立一个平行的对照组。

3. 同一标本用两种方法检测。采集的同一份标本或样品，如果用两种方法进行检测，则得到一对数据，检测一批样品则得到若干对数据。

定量资料的配对数据，可用配对 t 检验处理资料。注意：此类配对定量资料一般不能用两样本比较的 t 检验做统计分析。

例 12-5　试将 10 对受试者随机分入甲、乙两个处理组。

分组方法及步骤如下：

(1) 先将受试者编号，如第一对第 1 受试者编为 1.1，第 2 受试者编为 1.2，余仿此。

(2) 从随机数字表（附表 16）中任意一行，如第 16 行最左端开始横向连续取 20 个两位数。事先规定，每对中，随机数较小者序号为 1，对应 A 组；随机数较大者序号为 2，对应 B 组。如果随机数相同，则先出现的为小。分配结果如表 12-2。

表 12-2　按配对设计的要求将 10 对病人进行分组

受试者号	1.1	2.1	3.1	4.1	5.1	6.1	7.1	8.1	9.1	10.1
	1.2	2.2	3.2	4.2	5.2	6.2	7.2	8.2	9.2	10.2
随机数字	88	53	59	35	67	77	55	70	18	38
	56	27	33	72	47	34	45	08	27	90
序号	2	2	2	1	2	2	2	2	1	1
	1	1	1	2	1	1	1	1	2	2
组别	B	B	B	A	B	B	B	B	A	A
	A	A	A	B	A	A	A	A	B	B

三、交叉设计

交叉设计（cross-over design）　是指样本按事先设计好的实验次序，在各个时期对研究对象先后实施各种处理，以比较各处理组间的差异，通常采用异体配对的方式将实验对象分为两组，将 A、B 两种处理方式先后施加于两组实验对象，随机地使一组对象先接受 A 处理，后接受 B 处理；另一组先接受 B 处理，后接受 A 处理。两种处理在全部试验过程中"交叉"进行。交叉设计克服了由于施加于实验对象的处理因素在时间上的不同而导致的实验效应的偏差。参照图 12-3。

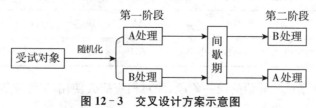

图 12-3　交叉设计方案示意图

（一）交叉设计的特点

1. 节约样本含量,试验效率高。

2. 可以均衡因施加处理因素的时间顺序不同对实验效应的影响。

3. 每个实验对象均可接受 A 和 B 两种处理因素。

4. 需用交叉设计的方差分析方法处理数据,可得到处理间、阶段间、个体间有无差别的统计检验结果。

5. 要求两种处理因素不能相互影响。观察时间不能过长,处理效应不能持续过久。

6. 在临床试验设计中,不适合于急性疾病的疗效观察。由于急性疾病的病程较短,在试验的第一阶段该病可能已经治愈,则在第二阶段不可能再显示出疗效。

7. 该设计采用双盲法设计较好,以避免试验执行者和病人的心理偏倚。

（二）设计方法

1. 将条件相近的实验对象按 1∶1 配成若干对子。

2. 用随机方法将每对中的两个个体分为两组。

3. 决定两个组中哪个组的实验对象先用 A 处理因素,后用 B 处理因素;另一组的实验对象则与此相反。例如,第一组先给 A 处理,第二组先给 B 处理;经过一定时间后,第一组再给 B 处理,第二组再给 A 处理。

4. 在试验的不同时期即前后两个阶段,A 与 B 两种处理因素既同时使用又交叉使用。两组中 A 结果与 B 结果之差即为实验效应。

例 12－6　已配成对子的 10 对病人(共计 20 例),请将他们按交叉设计要求进行 A、B 两种处理方式的随机分配。

分组方法及步骤如下:

（1）将 10 对病人任意编为 1～10 号,再将每对病人依次编号为 1.1、1.2、2.1、2.2,…

（2）从附表 16 随机数字表中任意一行,如第 21 行最左端开始横向连续取 20 个两位数。事先规定,每对中,随机数较小者序号为 1,病人先 A 后 B;随机数较大者序号为 2,病人先 B 后 A。如果随机数相同,则先出现的为小。分配结果如表 12－3。

表 12－3　按交叉设计的要求将 10 对病人进行分组

受试者号	1.1	2.1	3.1	4.1	5.1	6.1	7.1	8.1	9.1	10.1
	1.2	2.2	3.2	4.2	5.2	6.2	7.2	8.2	9.2	10.2
随机数字	53	09	72	41	79	47	00	35	31	51
	44	42	00	86	68	22	20	55	51	00
序号	2	1	2	1	2	2	1	1	1	2
	1	2	1	2	1	1	2	2	2	1
受试者号	1.1	2.1	3.1	4.1	5.1	6.1	7.1	8.1	9.1	10.1
	2.2	3.2	4.2	5.2	6.2	7.2	8.2	9.2	10.2	1.2
用药顺序	BA	AB	BA	AB	BA	BA	AB	AB	AB	BA
	AB	BA	AB	BA	AB	AB	BA	BA	BA	AB

注意:"先 A 后 B"是指试验开始的第一阶段,先对相应病人使用 A 处理因素;在试验的第二阶段对该病人使用 B 处理因素。"先 B 后 A"则与此相反。

四、随机区组设计

随机区组设计(randomized block design)又称配伍组设计或双因素设计,实际为1∶1配对设计的扩增。该设计方式是将实验对象按配对条件先划分成若干个区组或配伍组,再将每一区组中的各实验对象随机分配到各个处理组中去。设计应遵循"组内差别越小越好,组间差别越大越好"的原则。该设计的特点有:① 进一步提高了处理组的均衡性及可比性;② 可控制一般设计中的混杂性偏倚;③ 节约样本含量,增强试验效率;④ 可同时分析区组间和处理因素间的作用,且两因素应相互独立,无交互作用;⑤ 每一区组中实验对象的个数即为处理组数,每一处理组中实验对象的个数即为区组数;⑥ 可用双因素方差分析方法处理数据;⑦ 应特别注意该设计中实验对象的区组分组方法和处理组分组方法,否则将影响到该设计的均衡性及试验效率。

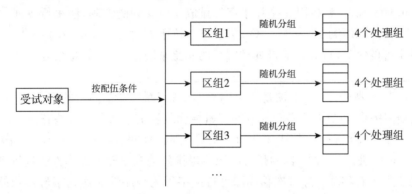

图 12-4 随机区组设计示意图

例 12-7 研究人员在进行科学研究时,要观察 2 个因素的作用。欲用 16 只动物分为 4 个区组和 4 个处理组。试进行设计及分组。

设计及分组的方法和步骤如下:

1. 该设计可采用随机区组设计方案。分析两个因素的作用可分别列为区组因素和处理组因素。两因素服从正态分布、方差齐性且相互独立。

2. 取同一品系的动物 16 只。其中每一区组取同一窝出生的动物 4 只,4 个区组即为 4 个不同窝别的动物。

3. 将每一区组的 4 只动物分别按顺序编号为 1～4 号,5～8 号,9～12 号,13～16 号,接受 A、B、C、D 4 种处理方式。

4. 查随机数字表(附表 16),任意指定一行,如第 36 行最左端开始横向连续取 16 个两位数字。再将每一区组内的 4 个随机数字由小到大排序。事先规定:序号 1、2、3、4 分别对应 A、B、C、D 四个处理组(表 12-4)。最后分组结果见表 12-5。

表 12-4 按随机区组设计要求对 16 只动物进行分组

区组编号	一				二				三				四			
动物编号	1	2	3	4	5	6	7	8	9	10	11	12	13	14	15	16
随机数	04	31	17	21	56	33	73	99	19	87	26	72	39	27	67	53
序号	1	4	3	2	2	1	3	4	1	4	2	3	2	1	4	3
组别	A	D	C	B	B	A	C	D	A	D	B	C	B	A	D	C

表 12-5　16 只动物的分组结果

区组	处理组			
	A	B	C	D
一	1	3	4	2
二	6	5	7	8
三	9	11	12	10
四	14	13	16	15

五、拉丁方设计

拉丁方(Latin square)　是指用 n 个拉丁字母排成 n 行 n 列的方阵,使每行每列中的每个字母都只出现一次,此方阵称为 n 阶拉丁方或 $n×n$ 拉丁方。拉丁方设计(Latin square design)是利用拉丁方的方式按照拉丁方的字母、行和列安排处理因素的实验来安排,常用语观察分析 3 个处理因素实验效应的设计方法。

拉丁方设计的基本要求有:① 必须是 3 个因素的试验,而且 3 个因素的水平数相等;② 3 个因素相互独立,无交互作用;③ 3 个因素实验效应的测量指标服从正态分布且方差齐性。

拉丁方设计的基本特点有:① 拉丁方设计分别用行间、列间和字母间表示 3 个因素及其不同水平;② 拉丁方方阵可以进行随机化,目的是打乱原字母排列的有序性。具体方法是将整行的字母上下移动或将整列的字母左右移动。经多次移动即可打乱字母的顺序性并达到字母排列的随机化;③ 无论如何随机化,方阵中每行每列每个字母仍只出现一次;④ 拉丁方设计均衡性强、试验效率高、节省样本含量,可用拉丁方设计的方差分析处理数据。

例 12-8　将 3×3 拉丁方的有序字母随机化,如表 12-6。

表 12-6　拉丁方有序字母随机化

	I	II	III
1	A	B	C
2	B	C	A
3	C	A	B

六、析因设计

(一) 概念及特点

析因设计(factorial design)又称析因实验(factorial experiment),是将两个及两个以上处理因素的各个水平进行全面组合,对所有组合均进行实验,又称为完全交叉分组实验设计。析因设计不仅可检验每个因素在各水平间的差异,而且可检验各因素间的交互作用。交互作用是指两个或多个因素的作用相互影响,各因素间互不独立,一个因素的水平有改变时,另一个或几个因素的效应也有相应的改变。交互作用的结果是使总的实验效应增强或降低。析因设计中用数字方式表达不同的因素数和水平数。最简单的析因设计为 2×2(或 2^2)析因设计。其意义:试验中共有 2 个因素,每个因素各有两个水平。再如,2×2×2(或 2^3)析因设计,表示试验中有 3 个因素,每个因素各有两个水平。数字表达式中的指数表示因素个数,底数表示每个因素的水平数。

析因设计的特点是:① 可分析多个因素多个水平的实验效应,可以分析各因素的独立作用及其各级交互作用;② 节省样本含量,试验效率高;③ 设计时较为复杂,计算较为繁琐。可用析因设计的方差分析处理数据。当因素个数较多时,计算量大,对计算结果的解释也会变得十分复杂。

（二）2×2析因设计作用模式

表12-7列出了2×2析因设计作用模式，其中 A 为一个因素，有 2 个水平 A_1 和 A_2；B 为另一个因素，也有 2 个水平 B_1 和 B_2。两个因素两水平的各种组合构成 4 种作用类型。通过该模式，可以分析两个因素的独立作用及其交互作用对实验效应的影响。

表 12-7　2×2析因设计作用模式

因素 A	因素 B	
	B_1	B_2
A_1	A_1B_1	A_1B_2
A_2	A_2B_1	A_2B_2

（三）交互作用的类型

设实验研究中有 A、B、C、D 4 种因素，其交互作用的类型如下：

1. 独立作用　A、B、C、D，是 4 个因素各自的单独作用。

2. 一级交互作用　A×B，A×C，A×D，B×C，B×D，C×D，是任意 2 个因素的共同作用。

3. 二级交互作用　A×B×C，A×B×D，A×C×D，B×C×D，是任意 3 个因素的共同作用。

4. 三级交互作用　A×B×C×D 是 4 个因素的共同作用。

上述独立作用与交互作用总共需进行 15 次试验，目的在于得出各因素的最佳水平及其组合。随着试验因素的增加，交互作用及试验次数会急剧增加。当试验次数很多时，则宜采用正交设计。

小　结

1. 医学实验设计是将实验设计的基本原理和方法应用于医学领域，主要包括基础医学、临床医学和预防医学。其目的是研究如何科学地、合理地安排实验因素，研究并排除实验中所有影响实验结果及效应的各种干扰因素的作用。

2. 干扰因素又称非处理因素或背景因素，是指处理因素以外的可以影响实验效应及实验结果的一切可能的因素，这些干扰因素虽然不是研究人员所要研究分析的因素，但可以影响实验结果。

3. 实验设计包含三个基本要素，即实验对象、处理因素和实验效应，三个基本要素是相互联系的。

4. 实验对象应具备敏感性、特异性、稳定性、经济性、可行性、相似性等基本条件。

5. 明确实验设计的基本原则。

6. 医学科研的设计，必须根据资料的性质，借助适当的公式，进行样本含量的估计。

本章自测题（含答案）

（徐志伟）

第十三章
横断面研究设计

学习目标

知识目标:概述横断面研究的概念、特点和研究目的,定义横断面研究的调查方法,列出横断面研究设计的主要内容,举例说明各种随机抽样方法,陈述横断面研究样本含量的主要影响因素。

能力目标:根据研究目的正确选择横断面研究的调查方法、抽样方法、确定样本含量。

素质目标:在医学科研中具备统计思维,认识到医学研究设计中统计设计的重要性。

案例与思考

为了解某大学新生保持健康体重的知识及饮食、运动等健康行为的现状,有研究者在该大学选取了 865 名大学新生,采用问卷调查、体格测量的方法对身高、体重、腰围、保持健康体重的相关知识及饮食、运动等健康行为进行了调查。研究结果显示,该大学新生保持健康体重的知识总体水平较低,缺乏保持健康体重的饮食、运动等健康行为。

1. 该研究采用了哪种研究方法? 研究目的是什么?

2. 该研究应该如何选取调查对象?

3. 该研究应该怎样确定调查新生的数量?

本章课件

横断面研究(cross-sectional study)是在医学研究中比较常用的一种观察性研究方法,通过在同一时间点或同一小段时间内收集人群中有关疾病与健康状况的资料,以描述其在地区、时间和人群中的分布规律及某些因素与疾病之间的关联,也称为现况调查或患病率调查。

第一节 横断面研究设计

一、确定研究目的

研究目的是整个研究设计的关键,研究方法、研究对象的确定、资料的统计分析都取决于研究目的。横断面研究在医学研究中常用于以下几个方面。

1. 为制订卫生决策提供依据。

2. 为制订疾病的防治方案提供依据。

3. 为疾病的病因研究提供线索。

4. 用于防治效果评价、疾病监测。

二、调查方法的选择

横断面研究中,如果对总体中的全部个体进行调查,称为普查;如果采用抽样方法对总体中部分个体进行调查,则称为抽样调查。

普查由于是对全部研究对象进行调查,所以能够发现人群中的全部病例,做到早发现、早治疗。同时普查还能够更准确地掌握疾病或健康的分布特征,揭示规律,为病因研究提供线索。

但是普查由于调查对象众多,必须有足够的人力、物力和财力支撑;同时调查对象众多也容易发生遗漏、诊断不准确等产生偏倚;不适用于患病率很低且无简单易行的诊断方法的疾病。

抽样调查是从总体中抽取一部分个体组成样本进行调查,通过抽取的样本人群明确疾病的患病率等特征,并进一步推断总体的情况。抽样调查比普查更节省人力、物力和时间。同时调查对象的人数要远远少于普查的人数,工作可以做得更加精确细致。因此在横断面研究中,抽样调查的方法应用更多一些。

要注意,当总体有限时,抽样调查不适用于患病率低的疾病,同时抽样的样本量如果超过总体的2/3,应采用普查;对于个体间变异过大的资料,样本量不大的抽样调查结果可能有较大偏倚。

三、研究对象的确定

根据研究目的确定研究对象。由于在横断面研究中常采用抽样调查的方法,这就要求确保研究对象能够更好地代表总体。随机抽样是保证样本代表性的有效手段之一,横断面研究中常见的抽样方法、样本含量的确定将在本章的第二节和第三节中详细介绍。

四、资料的收集

横断面研究资料的收集主要通过调查问卷,以面访、信访、电话访问等方式收集。调查问卷是将调查问题具体化到一系列标准提问形式的一种表格,用同样的方式对调查对象提出同样的问题,问题不能有暗示,一个问题不可出现多种理解不知如何回答的情况,问卷中应尽量避免使用专业术语和令人反感的词句。调查问卷包括两部分内容:一是备考项目,包括调查对象的姓名、性别、住址、联系方式、调查日期、调查员签名,用于再次找到调查对象和找到填表责任人;二是分析项目,是用于统计分析获得研究结果的项目。

五、资料的整理

资料整理主要包括资料的审核与资料的分组。资料的审核主要包括项目审核、数据审核和逻辑审核,利用手工或计算机进行核对和纠错,以确保数据的准确性和完整性。同时,可以对资料按属性或数量分组,如按性别分组、按年龄段分组等,以便后续进行统计分析。

六、资料的统计分析

资料的统计分析要依据不同的资料类型来进行。如果是计量资料则采用均数、标准差来进行统计描述,通过95%可信区间、适合的假设检验方法对资料进行统计推断;分类资料则采用率、构成比等进行统计描述,同时选用适当的参数估计和假设检验方法进行统计推断。也可做变量间的相关和回归分析。

七、偏倚及控制

横断面研究中,由于被调查对象选择不当、收集信息方法有缺陷等,可能产生选择偏倚和信息偏倚,影响研究结果的可靠性。因此,在调查过程中,要通过随机化原则选择调查对象、提高仪器和设备的精确度、加强调查人员培训等措施防止偏倚的产生。

第二节 横断面研究常用的抽样方法

抽样方法分为概率抽样和非概率抽样，如果在总体中，每一个个体都有被抽到的可能，而且被抽到的概率是已知或可计算的，就称为概率抽样（probability sampling）；如果在总体中每个个体被抽到的概率未知或无法计算则称为非概率抽样（non-probability sampling）。概率抽样可以计算抽样误差，在设计时可以对调查误差进行控制，能够对调查结果准确客观地评价。常用的概率抽样方法有单纯随机抽样、系统抽样、分层抽样、整群抽样和多阶段抽样。

一、单纯随机抽样（simple random sampling）

又称为简单随机抽样，是按照等概率的原则，直接从总体中抽取观察单位组成样本。单纯随机抽样是最基本的抽样方法，抽样时一般先将调查总体的全部观察单位进行编号，然后通过抽签、随机数字表、计算机软件来抽样。

单纯随机抽样的优点是均数（率）、标准误计算比较简单，便于估计误差；缺点是当调查总体例数较多时，编号比较困难。

二、系统抽样（systematic sampling）

又称为机械抽样，是先将调查总体的全部观察单位按与研究无关的某种特征进行编号排序，计算出一个抽样间隔，然后按这个间隔抽取若干观察单位组成样本。一般抽样间隔＝总体个数/样本含量。

系统抽样的优点是简便易行，同时其抽样误差小于单纯随机抽样的误差，可以按照单纯随机抽样的公式计算抽样误差。缺点是当全部观察对象排序后存在某种趋势时（呈周期性、单调递增或递减）可能会产生偏性，所以多适用于观察对象分布较均匀的总体。另外系统抽样得到的样本，各观察单位之间彼此可能并不独立。

三、分层抽样（stratified sampling）

又称为分类抽样或类型抽样，是将总体中所有观察单位按照主要特征（如年龄、性别、职业等）分成若干层，然后在各层中进行随机抽样组成样本。分层时，层内个体差异越小越好，层间差异越大越好。在样本含量确定后，分层抽样可采用按比例分配或最优分配两种方法。按比例分配是指各层分配的样本含量与该层单位数成比例，即大层多抽，小层少抽；最优分配则既考虑各层的单位数还要考虑各层的变异程度，即大层多抽，变异大的层也要多抽。

分层抽样的优点是：抽样误差小，样本含量相同的情况下一般小于单纯随机抽样、系统抽样和整群抽样；各层之间的抽样方法可以不同，各层可独立进行分析，层间亦可进行比较。缺点是分层较多时，调查和分析都比较繁琐。

四、整群抽样（cluster sampling）

整群抽样是从总体中随机抽取若干小的群体，然后由所抽取的小群体内所有观察单位构成样本的抽样方法。"群"的抽样可以采用单纯随机抽样、系统抽样、分层抽样来完成。

整群抽样的优点是在大规模调查中，易于组织，节省人力、物力和财力，能够较好地控制调查质量。缺点是在样本含量相同的情况下，整群抽样的误差要大于分层抽样、系统抽样和单纯随机抽样。一般来说，分层抽样的误差较小，其次是系统抽样，第三是单纯随机抽样，整群抽样的误差最大。在样本含量确定后，一般应多抽取"群"，而减少群内的观察单位数。

五、多阶段抽样(multistage sampling)

上述的四种抽样方法,都是一次抽样完成的,称为单阶段抽样。如果将整个抽样过程分成若干个阶段进行抽样,则称为多阶段抽样。多阶段抽样一般用于总体规模特别大或者总体的分布范围特别广的情况。这时可以按抽样单位的隶属关系或层级关系划分为几个阶段进行,不同阶段可以采用不同的抽样方法。

六、非概率抽样方法

非概率抽样方法主要包括:偶遇抽样(accidental sampling),又称为便利抽样(convenience sampling);判断抽样(judgmental sampling),又称为立意抽样(purposive sampling);定额抽样(quota sampling),也称为配额抽样;雪球抽样(snowball sampling)。我们要知道,非概率抽样方法,是不能用常规方法来计算抽样误差、推断总体特征的。

第三节　样本含量的估计

在抽样研究中,必须保证样本有足够的含量,这样通过样本来推断总体特征才能准确、稳定。同时,如果样本含量过多,又会浪费人力、物力,对调查研究带来不必要的困扰。因此,样本含量估计的目的就是在保证一定的精度和检验效能的前提下,使样本含量最少。

估计总体参数所需样本含量除了与检验水准 α、总体标准差 σ(或总体率 π)、容许误差 δ 三个条件有关外,还与抽样方法有关。抽样方法不同,估计样本含量的方法也存在差异。在估计样本含量时,还需要考虑总体包含的观察单位数,如果总体中观察单位数较少,无放回的抽样可能对抽样概率造成影响的时候,应进行校正。本节主要介绍单纯随机抽样样本含量的估计方法。

一、估计总体率所需样本含量

如果总体为无限总体,则样本含量估计的公式为

$$n = \frac{z_{\alpha/2}^2 \pi(1-\pi)}{\delta^2} \tag{公式 13-1}$$

式中,π 为总体率。

如果总体为有限总体,还需要将计算出的 n 带入校正公式校正,求出 n_c

$$n_c = \frac{n}{1 + n/N} \tag{公式 13-2}$$

式中,N 是有限总体包含的个体数。这里如果 N 足够大,n/N 的比值很小(如小于 0.05),可以不用校正,直接用 n 作为样本含量。

例 13-1　现欲了解某市初三男生健康危险行为的现状,根据以往调查资料,至少有 1 项健康危险行为的发生频率为 0.53,容许误差 δ 为 0.05,α 取 0.05,如果抽样采用单纯随机抽样,试估计抽样所需样本含量。

这里 $z_{\alpha/2} = 1.96$,$\pi = 0.53$,$\delta = 0.05$,虽然本例总体属于有限总体,但是 N 较大,估计样本含量时可以不用校正。

$$n = \frac{1.96^2 \times 0.53(1-0.53)}{0.05^2} \approx 383$$

二、估计总体均数所需样本含量

如果总体为无限总体,则估计总体均数所需样本含量的公式为:

$$n = \left(\frac{z_{\alpha/2}\sigma}{\delta} \right)^2$$

（公式 13-3）

由于总体标准差 σ 一般是未知的，可以根据以往资料或预调查结果进行估计。如果调查的总体是有限总体，经公式 13-3 计算出的 n 还应代入公式 13-2 中进行校正。

例 13-2　欲调查某地某成年人人群空腹血糖情况，预定 $\alpha=0.05$，则 $z_{\alpha/2}=1.96$，参考资料获知一般人群的空腹血糖的标准差约为 0.5 mmol/L，调查的容许误差 $\delta=0.05$。试计算所抽取的样本含量为多少。

$$n = \left(\frac{1.96 \times 0.5}{0.05} \right)^2 \approx 385 （人）$$

小　结

横断面研究是最常用的观察性研究方法，研究设计的内容主要包含研究目的的确定，研究方法的选择，研究对象的确定，研究资料的收集、整理、统计分析，以及偏倚控制等方面。横断面研究中常用的抽样方法有单纯随机抽样、系统抽样、分层抽样、整群抽样和多阶段抽样。在选择抽样方法的同时，还要根据检验水准 α、总体标准差 σ（或总体率 π）、容许误差 δ、抽样方法来估计样本的含量。资料的收集主要通过调查表，以面访、信访、电话访问等方式收集，收集到的资料整理后进行统计学分析。

本章自测题（含答案）

（赵连志）

第十四章

生 存 分 析

学习目标

知识目标:熟悉生存分析的基本概念和内容,掌握生存曲线的估算方法和比较,熟悉 Cox 比例风险回归模型。

能力目标:能够运用 Cox 比例风险回归模型进行生存分析。

素质目标:初步数据处理能力,增强医学科研素质。

案例与思考

某医院对急性单细胞淋巴癌进行临床治疗的实验,其中 11 名病人应用新化疗方案治疗,组成化疗组,12 名病人采用常规治疗方案,组成对照组,并对化疗组和对照组患者进行随访,随访这些患者治疗后至复发的缓解时间,随访结果如下表。试比较两组不同治疗方案缓解时间的差异是否存在统计学意义。

组别	缓解时间(周)										
化疗组	9	13	13^+	18	23	28^+	31	34	45^+	48	161^+	—
对照组	5	5	8	8	12	16^+	23	27	30	33	43	45

1. 上述资料中哪些数据是截尾数据?

2. 如何对两组数据进行比较?

生存分析(survival analysis)是将事件的结果和出现这一结果所经历的时间结合起来分析的一类统计方法,不仅考虑事件是否出现,而且考虑事件出现的时间长短,因此该类方法也被称为事件时间分析(time-to-event analysis)。本章介绍生存分析的基本方法,包括生存率估计的乘积极限法(Kaplan-Meier 法)和寿命表法,生存率比较的 log-rank 检验和 Breslow 检验。

本章课件

第一节 生存分析的基本概念和基本内容

生存分析资料通常采用纵向随访观察获取,如对一组患者进行不同的医疗干预后,随访患者一段时间,观察临床终结结果的发生,如死亡、复发等。下面通过案例介绍生存分析的一些基本概念和特征。

一、生存分析数据的基本特征

例 14-1 某医院进行了中晚期(2 期和 3 期)肝癌患者的临床试验,表 14-1 是其中 10 例肝癌患者治疗后的随访结果,根据不同的治疗方式将治疗组分为 A、B 两组,诊断日期为患者的入组时间,末次随访日期为结局事件发生的时间,按照结局变量发生与否将生存状态分为两组,该数据包括以下变量:

1. 随访的开始日期和结束日期,或者是生存时间＝结束日期－开始日期。
2. 在随访时间内,患者是否发生研究关注的事件(在本例中是死亡),即结局事件。
3. 与结局事件是否发生的有关因素,如治疗情况、临床分期等,称为协变量。

表 14-1 10 例中晚期肝癌患者治疗后的随访数据

编号	治疗组 (A=1,B=2)	临床分期	诊断日期	末次随访日期	生存状态 (死=1,生=0)	生存天数
1	2	3	02/07/2014	08/06/2016	1	911
2	1	2	01/13/2014	04/14/2015	1	457
3	2	3	02/05/2014	07/20/2014	1	166
4	1	3	02/24/2014	07/09/2014	1	136
5	2	3	03/15/2014	05/12/2015	0	423
6	2	2	03/17/2014	07/01/2015	0	471
7	2	3	03/24/2014	09/10/2014	0	170
8	2	2	04/05/2014	11/07/2017	1	1311
9	1	2	04/05/2014	12/15/2015	0	619
10	2	2	04/15/2014	11/28/2017	1	1322

从表 14-1 的诊断日期数据可以发现,患者陆续进入观察队列,即随访队列人群的开始日期并不统一。而且队列中随访的结束日期也不统一,部分患者在随访期间脱落了,未能观察到结局事件(死亡)的发生,即在分析此数据时,部分患者的准确生存时间是未知的。

二、生存时间和数据类型

(一) 生存时间

"事件"可细分为起始事件(initial event)与终点事件(terminal event),从起始事件到终点事件之间所经历的时间间隔,称为生存时间(survival time),临床上常把诊断日期、手术日期、治疗开始日期作为起始事件,而把出现研究关注的结局时间(如死亡、复发、残疾等)的日期作为终点事件。两事件的时间间隔即为生存时间。

(二) 数据类型

1. 完整数据　如果在随访有效时间观察到感兴趣的结局事件的发生,那么生存时间为完整数据(complete data)。例如,在表 14-1 中,编号 1、2、3、4、8、10 的生存天数为完整数据。

2. 删失数据　如果在研究结束时或随访期间对象失访时,感兴趣的结局事件仍未发生,如表 14-1 中的编号 5、6、7、9。这些对象的实际生存时间本研究无法获取,具体生存时间不详,这类生存时间称为删失数据(censored data),又称截尾数据、终检值或不完整数据(incomplete data)。删失数据可细分为左删失数据(left censored data)、区间删失数据(interval censored data)和右删失数据(right censored data)三类。右删失数据在实际工作中最为常见,用"＋"表示。

三、死亡概率、生存概率和生存率

在生存分析中,往往不能直接计算生存概率(probability of survival),而是先估计死亡概率(death rate 或 mortality rate)，再根据死亡概率估计生存概率。其原因是死亡是一个确定性的事件，容易统计事件发生的频数。设 d 为死亡数，n 为观察人数，生存概率 p，死亡概率 q 的估计见公式(14-1)。如果该时期有删失数据，则假定删失的数据发生平均为观察期中间，据此对观察人数做校正。

$$q = \frac{d}{n} \qquad \text{(公式 14-1)}$$

校正观察人数＝期初观察人数－删失数/2

很容易理解，生存概率 p 就等于 1 减去死亡概率。

$$p = 1 - q \qquad \text{(公式 14-2)}$$

生存率(survival rate)又称累积生存概率(cumulated survival probability)，如果没有删失数据，生存率可以直接估计。设 $S(t)$ 表示生存率，t 表示时间。

$$S(t) = t \text{ 时刻存活的观察例数 / 期初总观察例数} \qquad \text{(公式 14-3)}$$

如含有删失数据，则要分时段估计每个时段的生存概率 $p_i(i=1,2,\cdots,k)$，然后根据概率乘法原理将各个时段的生存概率相乘估计生存率。

$$S(t_k) = p_1 \cdot p_2 \cdots p_k = S(t_{k-1})p_k \qquad \text{(公式 14-4)}$$

死亡概率反映观察人群在某段时间期初时仍生存的条件下，其后一段时间死亡的可能性。例如，表 14-2 中数据的第二行，死亡概率 $q_2=0.111$ 表示当 9 个患者生存到 166 天的条件下，其后死亡的可能性。相对应的生存概率反映观察人群在这段时间生存下来的可能性。

表 14-2　10 例中晚期肝癌患者随访数据的生存率估计

时间(天) (1)	观察人数 (2)	死亡人数 (3)	死亡概率 (4)	生存概率 (5)	生存率 (6)	标准误* (7)
135	10	1	0.100	0.900	0.900	0.095
166	9	1	0.111	0.889	0.800	0.126
170	8	0	—	—	—	—
423	7	0	—	—	—	—
457	6	1	0.167	0.833	0.667	0.161
471	5	0	—	—	—	—
619	4	0	—	—	—	—
911	3	1	0.333	0.667	0.444	0.211
1311	2	1	0.500	0.500	0.222	0.189
1322	1	1	1.000	0.000	0.000	0.000

＊标准误的计算将在下一节介绍。

生存率反映观察人群在整个随访时间 t 生存下来的可能性。例如，临床上常用的五年生存率表示患者在治疗后 5 年仍生存的可能性。

四、生存曲线

以生存时间为横坐标，生存率为纵坐标将各个时间点的生存率以直线相连，进而绘制出的阶梯状图形为生存曲线(survival curve)。从表 14-2 可见，在不同的时间，生存率是一个变化的过程。在生存分析中，常用一条曲线将这变化的过程描述出来，这条曲线就被称为生存曲线，如图 14-1。生存分析实际上就是描述研究对象在随访期间生存曲线的变化,进而比较不同生存曲线的差别。

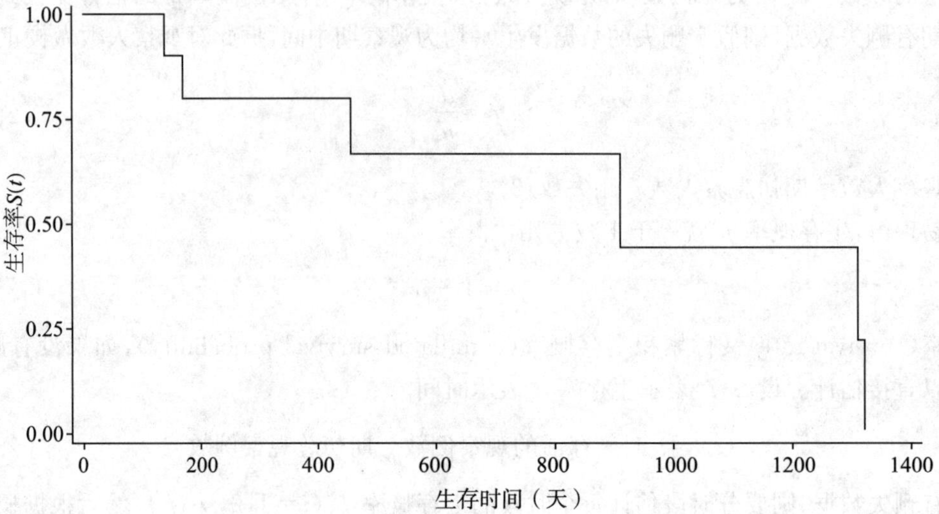

图 14 - 1　10 例中晚期肝癌患者的生存曲线

通过生存曲线可以获得以下信息:① 随着生存时间的递增,生存率逐渐从 1 至 0 进行阶梯状下降。② 可直接观察治疗方式的中位生存时间。

五、中位生存时间

中位生存时间(median survival time)又被称为生存时间的中位数,表示刚好有一半的个体其生存时间大于该时间,是生存分析中最常用的概括性统计量。在例 14 - 1 中,随访时间在 911 天时,生存率从 0.667 下降到 0.444,那么中位生存时间就是 911 天。

第二节　生存曲线的估计

常用的生存曲线估计方法有乘积极限法和寿命表法。乘积极限法适用于小样本,生存时间比较精确的数据,常见于临床试验数据。寿命表法适用于大样本,生存时间比较粗的数据,常用于社会医学和流行病学研究。

一、乘积极限法

Kaplan 和 Meier 于 1958 年提出无需将生存数据分组,而是直接估计每个时点的死亡概率和生存概率,再用概率乘法原理将生存概率连乘估计生存率(累积生存概率)的方法。

(一) 生存率估计

仍沿用例 14 - 1,下面将详细介绍乘积极限法估计生存曲线的计算步骤。

1. 将观察对象按生存时间由小到大的顺序排列,出现相同生存时间时,如果均为完整数据,则排在同一行;如果既有完整数据,又有删失数据,则分列两行,先列完整数据,后列删失数据。

2. 列出每个生存时间点的观察人数 n,即在该时点前的生存人数。

3. 列出每个生存时间点的死亡人数 d,如果是删失数据,则死亡人数为 0。

4. 按公式 14 - 1、公式 14 - 2 和公式 14 - 4 计算死亡概率、生存概率和生存率。

(二) 生存曲线绘制

将生存时间作横轴,生存率作纵轴,将各时点的生存率标在平面图上,用折线连起来,形成的阶梯状图形称为 Kaplan-Meier 生存曲线(survival curve),简称 K-M 曲线(图 14-1)。

（三）生存率的标准误和区间估计

生存率的标准误估计使用 1926 年 Greenwood 提出的计算公式 14-5。

$$SE[S(t_k)] = S(t_k)\sqrt{\sum_{i=1}^{k}\frac{d_i}{n_i(n_i-d_i)}} \qquad \text{(公式 14-5)}$$

例如,表 14-2 中 136 天生存率的标准误为:

$$SE[S(t_1)] = 0.9\sqrt{\frac{1}{10\times 9}} = 0.9 \times 0.1054 = 0.095$$

166 天生存率的标准误为:

$$SE[S(t_2)] = 0.8\sqrt{\frac{1}{10\times 9}+\frac{1}{9\times 8}} = 0.8 \times 0.1581 = 0.126$$

依此类推,详见表 14-2 的第(7)栏。

当样本比较大,生存率不接近 1 或 0 时,我们则假定其近似服从正态分布,可以用公式 14-6 正态分布原理估计参数的可信区间,即总体生存率的可信区间。

$$S(t_k) \pm Z_{a/2}SE[S(t_k)] \qquad \text{(公式 14-6)}$$

当样本比较小,生存率接近 1 或接近 0 时,正态近似法可能出现区间超出 0~1 的范围,这时需要对生存率作对数转换及估计对数转换后生存率的标准误,再用正态分布原理估计可信区间。

二、寿命表法

K-M 法可适用于各种样本,应用非常广泛,如果生存资料没有原始数据,且数据已经总结成若干时段的频数表形式,或生存资料样本含量较大,则可采用寿命表法(life table),寿命表法与 K-M 法相似,均可估计生存率及其标准误、计算可信区间、绘制生存曲线图。

例 14-2　某地随访 386 例当地 2012~2017 年所有新发结直肠肿瘤患者病例,随访至 2019 年 12 月 31 日截止。随访期间患者的死亡情况整理成表 14-3。试分析当地结直肠肿瘤患者的生存状况。

表 14-3　某地 386 例结直肠肿瘤患者的生存分析表(寿命表法)

序号 i (1)	随访年 t_{i-1} (2)	期初人数 l_i (3)	删失数 c_i (4)	校正人数 $N_i=l_i-c_i/2$ (5)	死亡数 d_i (6)	死亡概率 p_i (7)	生存概率 q_i (8)	生存率 $S(t_i)$ (9)	标准误 $SE[S(t_i)]$ (10)
1	0~	386	0	386.0	49	0.13	0.87	0.87	0.02
2	1~	337	0	337.0	56	0.17	0.83	0.73	0.02
3	2~	281	0	281.0	42	0.15	0.85	0.62	0.02
4	3~	239	0	239.0	23	0.10	0.90	0.56	0.03
5	4~	216	0	216.0	15	0.07	0.93	0.52	0.03
6	5~	201	0	201.0	9	0.04	0.96	0.50	0.03
7	6~	192	0	192.0	7	0.04	0.96	0.48	0.03
8	7~	185	46	62.0	5	0.03	0.97	0.46	0.03
9	8~	134	127	70.5	7	0.10	0.90	0.42	0.03

该资料的第(2)~(4)、第(6)栏为必要的需记录资料,其中第(2)栏为生存时间区间,第(6)栏为该区间内的死亡人数,第(4)栏为该区间内的删失人数,第(3)栏为具体时间节点的生存人数,即该区间的期初例数,分析步骤如下:

(1) 估计校正人数 $n_i = l_i - c_i/2$。

(2) 估计死亡概率和生存概率。

(3) 估计生存率。

(4) 估计生存率的标准误。

(5) 绘制生存曲线,如图 14-2。由于寿命表法估计的生存率在每个区间的变化规律是未知的,只能假定生存率在该区间均匀下降,因此绘制生存曲线采用折线图。

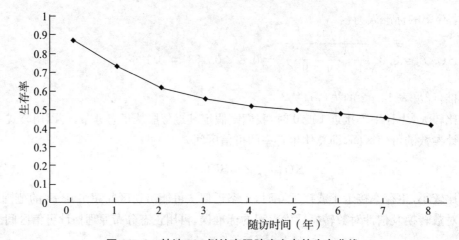

图 14-2 某地 386 例结直肠肿瘤患者的生存曲线

第三节 生存曲线比较

临床研究往往需要比较两条生存曲线的差别是否具有统计学意义。例如,经两种不同治疗方案治疗后,某种疾病患者的生存曲线差别是否存在统计学意义。常用假设检验的方法有 log-rank 检验和 Breslow 检验(又称 Wilcoxon 检验)。

例 14-3 某医院对急性淋巴细胞性白血病进行临床治疗的实验,其中 11 名病人应用新化疗方案治疗,组成化疗组,12 名病人采用常规治疗方案,组成对照组,并对化疗组和对照组患者进行随访,随访这些患者治疗后至复发的缓解时间,随访结果如表 14-4。试比较两组不同治疗方案的缓解时间的差异是否存在统计学意义。

表 14-4 23 例急性淋巴细胞性白血病患者临床治疗后至复发的缓解时间

组别	缓解时间(周)										
化疗组	9	13	13[+]	18	23	28[+]	31	34	45[+]	48	161[+]	—
对照组	5	5	8	8	12	16[+]	23	27	30	33	43	45

+删失数据。

由于该研究样本量较小,采用 K-M 法分别估计两组患者的生存曲线,结果如图 14-3。结果显示新化疗方案组患者生存率较高。该差异是真实的,还是由抽样误差引起,需要通过假设检验来判断。现拟采用 log-rank 检验比较两种化疗方案治疗后病例的生存时间差异是否有统计学意义(见表 14-5)。

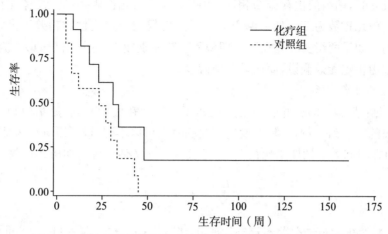

图 14-3　23 例急性淋巴细胞性白血病患者两种治疗的生存曲线

1. 建立检验假设,确定检验水准

$H_0: S_1(t) = S_2(t)$,即两种化疗方案的白血病患者生存曲线相同。

$H_1: S_1(t) \neq S_2(t)$,即两种化疗方案的白血病患者生存曲线不同。

$\alpha = 0.05$。

表 14-5　23 例急性淋巴细胞性白血病患者两种化疗的生存曲线 log-rank 检验

序号	时间(周)	对照组				化疗组				合计	
i	t_i	n_{1i}	d_{1i}	T_{1i}	V_{1i}	n_{2i}	d_{2i}	T_{2i}	V_{2i}	N_i	D_i
(1)	(2)	(3)	(4)	(5)	(6)	(7)	(8)	(9)	(10)	(11)	(12)
1	5	12	2	1.0435	0.4764	11	0	0.9565	0.4764	23	2
2	8	10	2	0.9524	0.4739	11	0	1.0476	0.4739	21	2
3	9	8	0	0.4211	0.2438	11	1	0.5789	0.2438	19	1
4	12	8	1	0.4444	0.2469	10	0	0.5556	0.2469	18	1
5	13	7	0	0.4118	0.2422	10	1	0.5882	0.2422	17	1
6	13+	7	0	0.0000	0.0000	9	0	0.0000	0.0000	16	0
7	16+	7	0	0.0000	0.0000	8	0	0.0000	0.0000	15	0
8	18	6	0	0.4286	0.2449	8	1	0.5714	0.2449	14	1
9	23	6	1	0.9231	0.4556	7	1	1.0769	0.4556	13	2
10	27	5	1	0.4545	0.2479	6	0	0.5455	0.2479	11	1
11	28+	4	0	0.0000	0.0000	6	0	0.0000	0.0000	10	0
12	30	4	1	0.4444	0.2469	5	0	0.5556	0.2469	9	1
13	31	3	0	0.3750	0.2344	5	1	0.6250	0.2344	8	1
14	33	3	1	0.4286	0.2449	4	0	0.5714	0.2449	7	1
15	34	2	0	0.3333	0.2222	4	1	0.6667	0.2222	6	1
16	43	2	1	0.4000	0.2400	3	0	0.6000	0.2400	5	1
17	45	1	1	0.2500	0.1875	3	0	0.7500	0.1875	4	1
18	45+	0	0	0.0000	0.0000	3	0	0.0000	0.0000	3	0
19	48	0	0	0.0000	0.0000	2	1	1.0000	0.0000	2	1
20	161+	0	0	0.0000	0.0000	1	0	0.0000	0.0000	1	0
合计	—	—	11	7.3107	4.0076	—	7	10.6893	4.0076	—	—

当无效假设成立时,两组的生存分布相同,用两组合并的死亡概率作为总体死亡概率的估计值,估计每个时点的期望死亡数为 T。如果两组的实际死亡数与期望死亡数相差不大,那么有把握认为无效假设是真实的。如果两组实际死亡数与期望死亡数差别较大,计算出来的 χ^2 值大于相应检验水准的 χ^2 值,则有理由拒绝无效假设,而接受备择假设。

2. 估计统计量的计算步骤

(1) 将两组数据(表 14-5)合并的观察人数和死亡数列在最后两列,见第(11)、第(12)栏。注意每发生死亡或删失的时点列一行,实际上发生删失的时点可以不列行,不影响计算结果。

(2) 计算各组在时间 t_i 上的期望死亡数 T_{ki} 按公式 14-7 估计各组期望死亡数。

$$T_{ki} = \frac{D_i}{N_i} \times n_{ki}, k = 1, 2 \qquad (公式\ 14-7)$$

例如,序号 1,对照组:$T_{11} = 2/23 \times 12 = 1.0435$,化疗组:$T_{21} = 2/23 \times 11 = 0.9565$,依此类推,见表 14-5 中的第(5)栏和第(9)栏。

(3) 计算各组在时间 t_i 上的期望死亡数的方差 V_{ki}

按公式 14-8 估计。公式 14-8 中的 ω 为权重,log-rank 检验中该权重为 1,即不用加权,设每个观察时点死亡概率的权重相同。而 Breslow 法则 $\omega = N_i$,即以每时点的观察总人数为权重。一般来说,在随访初期,观察人数较多,估计的死亡概率也更稳定,权重也更大。因此,Breslow 法对早期的生存率差异更敏感,相对来说,log-rank 法对晚期生存率差异更敏感。

$$V_{ki} = \omega^2 \frac{n_{ki}}{N_i} \times \left(1 - \frac{n_{ki}}{N_i}\right) \times \left(\frac{N_i - D_i}{N_i - 1}\right), k = 1, 2 \qquad (公式\ 14-8)$$

表 14-5 中的第(6)栏和第(10)栏是按 log-rank 法计算的期望死亡数的方差。例如,序号 1:

$$对照组: V_{11} = \frac{12}{23} \times \left(1 - \frac{12}{23}\right) \times \left(\frac{23-2}{23-1}\right) \times 2 = 0.4764$$

$$化疗组: V_{21} = \frac{11}{23} \times \left(1 - \frac{11}{23}\right) \times \left(\frac{23-2}{23-1}\right) \times 2 = 0.4764$$

可以看出,两组估计的方差相等,任意计算一个组的方差即可。

(4) 计算各组的实际死亡总数 d_k、期望死亡总数 T_k 和方差合计值 V_k

见表 14-5 合计行。注意:$d_1 + d_2 = T_1 + T_2$,如本例 11+7=7.3107+10.6893=18,可用来核对计算。

(5) 计算 χ^2 值 Log-rank 法按公式 14-9 计算 χ^2 值,Breslow 法按公式 14-10 计算 χ^2 值。

$$\chi^2 = \frac{(d_k - T_k)^2}{V_k} = \frac{\left(\sum d_{ki} - \sum T_{ki}\right)^2}{\sum V_{ki}}, \nu = 1, k = 1\ 或\ k = 2 \qquad (公式\ 14-9)$$

$$\chi^2 = \frac{\sum \omega_i (d_{ki} - T_{ki})^2}{V_k}, \nu = 1, k = 1\ 或\ k = 2 \qquad (公式\ 14-10)$$

根据表 14-5 的数据取任意一组合计值资料,如得到对照组合计实际死亡数为 11 例,期望死亡数为 7.3107,期望死亡数的方差为 4.0076,代入公式 14-9 得:

$$\chi^2 = \frac{(11 - 7.3107)^2}{4.0076} = 3.396$$

3. 确定 P 值,做出统计推断 查 χ^2 界值表(附表 9),得 $\chi^2_{0.05,1} = 3.84$,现在 $\chi^2 < \chi^2_{0.05,1}$,$P > 0.05$,差异无统计学意义,尚不能认为新化疗方案生存率高于对照组化疗方案。由于该研究样本量较小,也不能排除统计功效不足的可能,需要继续进一步研究。

该例如果用 Breslow 法进行假设检验,列表如表 14-6。

表 14-6 23 例急性淋巴细胞性白血病患者两种化疗的生存曲线 Breslow 检验

序号 i	时间（周）	对照组				合计		
		n_{1i}	d_{1i}	T_{1i}	V_{1i}	N_i	D_i	$\omega_i(d_{1i}-T_{1i})$
1	5	12	2	1.0435	252.00	23	2	22.00
2	8	10	2	0.9524	209.00	21	2	22.00
3	9	8	0	0.4211	88.00	19	1	−8.00
4	12	8	1	0.4444	80.00	18	1	10.00
5	13	7	0	0.4118	70.00	17	1	−7.00
8	18	6	0	0.4286	48.00	14	1	−6.00
9	23	6	1	0.9231	77.00	13	2	1.00
10	27	5	1	0.4545	30.00	11	1	6.00
12	30	4	1	0.4444	20.00	9	1	5.00
13	31	3	0	0.3750	15.00	8	1	−3.00
14	33	3	1	0.4286	12.00	7	1	4.00
15	34	2	0	0.3333	8.00	6	1	−2.00
16	43	2	1	0.4000	6.00	5	1	3.00
17	45	1	1	0.2500	3.00	4	1	3.00
合计	—	—	11	7.3107	918.00	—	—	50.00

将数据代入公式（14-10），得：

$$\chi^2 = 50^2/918 = 2.723$$

查 χ^2 界值表，得 $\chi^2_{0.05,1} = 3.84$，现在 $\chi^2 < \chi^2_{0.05,1}$，$P > 0.05$，差异无统计学意义，结论与 log-rank 检验结果相同。

当生存曲线的假设检验差异有统计学意义时，可以用中位生存期、相对危险度（relative risk，RR）等指标描述其差别。

相对危险度是两组相对死亡比的比值，设试验组为 1，对照组为 0，用公式 14-11 估计。在例 14-3 中，RR 的估计值为 0.435，说明新化疗方案可以降低死亡风险 56.5%，疗效的提高很明显。提示可能因为样本量不足，未能获得有统计学意义的结果。

$$RR = \frac{d_1/T_1}{d_u/T_u} \qquad \text{（公式 14-11）}$$

$$RR = \frac{7/10.6894}{11/7.3107} = 0.435$$

4. 生存分析注意事项

（1）生存分析的研究样本与其他临床试验一样，要求是随机样本。在试验设计时需要确定足够的样本量。

（2）生存分析产生统计贡献的主要是完整数据，因此要求在资料中有足够数量的死亡病例。而删失数据比例不能太大，否则可能产生偏倚，影响研究结果的真实性。

（3）终结事件发生的时间要尽可能精确，在临床试验中常需要精确到天，否则可能影响结果的可靠性。

（4）要根据临床试验的目的来选择生存曲线的检验方法，一般重视近期疗效的选用 Breslow 法，重视远期疗效的选用 log-rank 法。

（5）生存曲线的假设检验是假定两条曲线平行，检验两条曲线的截距差异是否有统计学意义。

第四节 Cox 比例风险回归

前面介绍的 Kaplan-Meier 法与寿命表法可以进行单个分组变量的生存分析,为了同时分析众多变量对生存时间和生存结局的影响,需要采用多因素生存分析方法,同时,由于生存分析中目标变量为观察的结果以及出现这一结果的时间,普通的线性回归和 logistic 回归并不适用。原因有二:一是删失数据不便处理;二是时间变量往往不服从正态分布和方差齐性的要求,有时甚至对时间变量的分布完全不清楚。1972 年,英国人 D.R.Cox 提出了一个处理生存数据的回归方程式,用于多因素生存分析。这种模型在解决上述两个问题时取得了较为满意的结果,称为 Cox 比例风险回归模型(Cox proportional hazard model),其方程式称为 Cox 回归方程。

一、基本概念

在介绍 Cox 回归模型之前,先介绍几个有关的概念。

（一）生存函数

具有变量 $X = (X_1, X_2, \cdots, X_m)$ 的观察对象的生存时间 T 大于某时刻 t 的概率,$S(t, X) = P(T > t, X)$,称为生存函数。生存函数 $S(t, X)$ 又称为累积生存率。

（二）死亡函数

具有变量 X 的观察对象的生存时间 T 不大于某时刻 t 的概率,$F(t, X) = P(T \leqslant t, X)$,称为死亡函数。死亡函数 $F(t, X)$ 的实际意义是当观察随访到 t 时刻的累积死亡率。

（三）死亡密度函数

具有变量 X 的观察对象在某时刻 t 的瞬时死亡率,称为死亡密度函数。

$$f(t, X) = \lim_{\Delta t \to 0} \frac{P(t < T \leqslant t + \Delta t, X)}{\Delta t} = F'(t, X)$$

（四）危险率(风险)函数

具有变量 X,且生存时间已达到 t 的观察对象在时刻 t 的瞬时死亡率。

$$h(t, X) = \lim_{\Delta t \to 0} \frac{P(t < T \leqslant t + \Delta t \mid T \geqslant t, X)}{\Delta t} = \frac{f(t, X)}{S(t, X)}$$

危险率函数 $h(t, X)$ 实际上是一个条件瞬时死亡率。

二、Cox 回归模型的基本原理

前面已经指出,生存分析的主要目的在于研究变量 X 与观察结果即生存函数(累积生存率)$S(t, X)$ 之间的关系。当 $S(t, X)$ 受很多因素影响,即 $X = (X_1, X_2, \cdots, X_m)$ 为向量时,传统的方法是考虑回归方程——诸变量 X_i 对 $S(t, X)$ 的影响。

（一）Cox 回归模型的基本形式

D.R.Cox 提出了 Cox 比例风险回归模型。该回归模型不是直接考察 $S(t, X)$ 与 X 的关系,而是用 $h(t, X)$ 作为因变量。模型的基本形式为:

$$h(t, X) = h_0(t) \exp(\beta_1 X_1 + \beta_2 X_2 + \beta_3 X_3 + \cdots + \beta_m X_m) \qquad \text{(公式 14-12)}$$

式中,$\beta_1, \beta_2, \cdots, \beta_m$ 为自变量的偏回归系数,是须从样本数据作出估计的参数;$h_0(t)$ 是当 X 向量为 0 时,$h(t, X)$ 的基准危险率,是有待于从样本数据作出估计的量。公式 14-12 简称为 Cox 回归模型。

由于 Cox 回归模型对 $h_0(t)$ 未作任何假定,因此 Cox 回归模型在处理问题时具有较大的灵活性。

另一方面,在许多情况下,我们只需估计出参数 β(如因素分析等),即使在 $h_0(t)$ 未知的情况下,仍可估计出参数 β。这就是说,Cox 回归模型由于含有 $h_0(t)$,因此不是完全的参数模型,但仍可根据公式 14-12 作出参数 β 的估计,故 Cox 回归模型属于半参数模型。

公式 14-12 可以转化为:

$$\ln[h(t,X)/h_0(t)] = \ln RR = \beta_1 X_1 + \beta_2 X_2 + \beta_3 X_3 + \cdots + \beta_m X_m \quad \text{(公式 14-13)}$$

(二) Cox 回归模型的假定

1. 比例风险假定 各危险因素的作用不随时间的变化而变化,即 $h(t,X)/h_0(t)$ 不随时间的变化而变化。因此,公式 14-12 又称为比例风险率模型(proprtional hazard model,PH Model)。这一假定是建立 Cox 回归模型的前提条件。

2. 对数线性假定 模型中的协变量应与对数风险比呈线性关系,如公式 14-13。

(三) Cox 回归模型中偏回归系数的意义

若 X_j 是非暴露组观察对象的各因素取值,X_i 是暴露组观察对象的各因素取值,由公式 14-14 就可以求出暴露组对非暴露组的相对危险度 RR。

$$RR = \frac{h(t,X_i)}{h(t,X_j)} = \frac{h_0(t)\exp(\beta'X_i)}{h_0(t)\exp(\beta'X_j)} = \exp[\beta'(X_i - X_j)], i,j = 1,2,\cdots,m$$

$$\text{(公式 14-14)}$$

由公式 14-14 可见,模型中偏回归系数 β_j 的流行病学含义是在其他协变量不变的情况下,协变量 $X_j(j = 1,2,\cdots,m)$ 每增加一个测定单位时所引起的相对危险度的自然对数的改变量,即

$$RR_j = \exp[\beta_j(X_j - X_j^*)] \quad \text{(公式 14-15)}$$

式中,X_j 和 X_j^* 分别表示在不同情况下的取值。当协变量 X_j 和 X_j^* 分别取 1 和 0 时,其对应的 R_j 为:

$$RR_j = \exp(\beta_j)$$

从公式 14-12 和公式 14-15 可以看出有如下关系:

若 $\beta_j > 0$,$RR_j > 1$,则各 X_j 取值越大时,$h(t,X)$ 的值越大,即 X_j 为危险因素。

若 $\beta_j = 0$,$RR_j = 1$,则各 X_j 的取值对 $h(t,X)$ 的值没有影响,即 X_j 为无关因素。

若 $\beta_j < 0$,$RR_j < 1$,则各 X_j 取值越大时,$h(t,X)$ 的值越小,即 X_j 为保护因素。

三、Cox 回归模型的参数估计与假设检验

Cox 回归模型中的偏回归系数可以通过建立偏似然函数,利用 Newton-Raphson 迭代法求得。其他自变量不变的情况下,变量 X_j 每增加一个单位,相对危险度 RR_j 的 $(1-\alpha)$ 可信区间为:

$$\exp(\beta_j \pm Z_{a/2} S\beta_j) \quad \text{(公式 14-16)}$$

式中,$S\beta_j$ 为 β_j 的标准误。

对于回归模型的假设检验通常采用似然比检验、Wald 检验和记分检验,其检验统计量均服从 χ^2 分布,其自由度为模型中待检验的自变量个数。一般说来,Cox 回归系数的估计和模型的假设检验计算量较大,通常需利用计算机来完成相应的计算。下面通过实例来介绍 Cox 回归的基本分析步骤。

例 14-4 某医院烧伤科拟探讨影响烧伤患者生存时间的有关因素,现观察了 60 名烧伤患者,记录了以下指标的观测值:性别、年龄、烧伤面积、烧伤程度、烧伤性质、面部烧伤、呼吸道烧伤、受伤到气管切开手术时间、手术到拔管时间、烧伤到观察结束时的时间、是否删失数据,试进行 Cox 回归分析。

首先对各指标数据进行量化,如表 14-7。

表 14－7　各指标数据的量化表

指标	含义	量化值或单位
x_1	性别	0：男；1：女
x_2	年龄	岁
x_3	烧伤面积	0：<25%；1：25%～<50%；2：50%～75%；3：>75%
x_4	烧伤程度	0：Ⅱ°；1：深Ⅱ°；2：Ⅱ°＋Ⅲ°；3：Ⅳ°
x_5	烧伤性质	0：热；1：化学；2：热＋化学
x_6	面部烧伤	0：无；1：有
x_7	呼吸道烧伤	0：无；1：轻；2：中；3：重
x_8	受伤到手术时间	天
x_9	手术到拔管时间	天
Y	烧伤到观察结束时的时间	天
d	观察结束时是否死亡	1：死亡；2：存活

将 60 名烧伤患者的有关因素及生存时间整理成表 14－8。

表 14－8　60 名烧伤患者的有关因素及生存时间观测值

编号	x_1	x_2	x_3	x_4	x_5	x_6	x_7	x_8	x_9	Y	d
1	1	39	2	2	0	1	0	0	9	256	1
2	1	19	1	2	0	1	1	2	2	197	1
3	1	18	1	2	0	1	0	1	7	252	1
…	…	…	…	…	…	…	…	…	…	…	…
58	0	28	0	3	0	1	1	0	6	20	1
59	0	30	0	2	0	1	2	1	10	176	1
60	0	53	0	3	0	1	1	1	2	2	0

然后利用 SAS 统计分析软件进行多因素 Cox 回归分析，得表 14－9 和表 14－10 的结果。

表 14－9　Cox 回归模型的假设检验结果

检验	χ^2	自由度	P 值
似然比检验	14.6618	9	0.1007
记分检验	15.2233	9	0.0850
Wald 检验	12.7589	9	0.1738

表 14－10　Cox 风险比例回归分析的结果

变量	自由度	回归系数	标准误	Wald 卡方	P 值	RR	\multicolumn{2}{c}{RR95% 可信区间}	
x_1	1	−0.103 43	0.566 15	0.0334	0.8550	0.902	0.297	2.735
x_2	1	0.014 24	0.019 87	0.5138	0.4735	1.014	0.976	1.055
x_3	1	0.517 37	0.214 49	5.8181	0.0159	1.678	1.102	2.554
x_4	1	−0.257 49	0.415 54	0.3840	0.5355	0.773	0.342	1.745
x_5	1	1.331 54	1.197 10	1.2372	0.2660	3.787	0.362	39.560
x_6	1	0.694 49	1.267 01	0.3004	0.5836	2.003	0.167	23.994
x_7	1	0.640 25	0.351 33	3.3210	0.0684	1.897	0.953	3.777
x_8	1	−0.026 37	0.044 02	0.3590	0.5490	0.974	0.893	1.062
x_9	1	−0.013 51	0.027 40	0.2432	0.6219	0.987	0.935	1.041

由表 14-9 可知,所得 Cox 回归模型的假设检验无统计学意义。由表 14-10 可知,在所有危险因素中,x_3、x_7 的偏回归系数 P 值较小,故可采用逐步回归方法对危险因素进行筛选后再建立 Cox 回归方程。利用 SAS 统计分析软件所得到的结果如表 14-11 和表 14-12。

表 14-11　Cox 逐步回归模型的假设检验结果

检验	卡方	自由度	P 值
似然比检验	10.3892	2	0.0055
记分检验	10.0335	2	0.0066
Wald 检验	9.3637	2	0.0093

表 14-12　Cox 逐步回归分析的结果

变量	自由度	回归系数	标准误	Wald 卡方	P 值	RR	RR95% 可信区间	
x_3	1	0.559 43	0.196 06	8.1420	0.0043	1.750	1.191	2.569
x_7	1	0.482 62	0.243 15	3.9398	0.0472	1.620	1.006	2.610

由表 14-11 及表 14-12 可知,由逐步法筛选出来的 x_3、x_7 所建立的 Cox 回归模型经假设检验具有统计学意义,其 Cox 回归方程为:

$$h(t,x)=h_0(t)\exp(0.559\ 43x_3+0.482\ 62x_7)$$

根据上述结果,可以认为烧伤面积和是否有呼吸道烧伤是影响烧伤患者生存时间的危险因素,其相对危险度分别为 1.75 和 1.62。

小　　结

1. 生存分析是将事件的结果和出现这一结果所经历的时间结合起来分析的一类统计方法,不仅考虑事件是否出现,而且考虑事件出现的时间长短,因此该类方法也被称为事件时间分析。

2. 从起始事件到终点事件之间所经历的时间间隔,称为生存时间。

3. 在某时点或某时期的观察人群中死亡数占该时间段起始事件观察人数的比例称为死亡概率,表示某时段开始时存活的个体在该时间段内死亡的可能性。

4. 以生存时间为横坐标,生存率为纵坐标,将各个时间点的生存率以直线相连,进而绘制出的阶梯状图形为生存曲线。

5. 中位生存时间又被称为生存时间的中位数,表示刚好有一半的个体其生存时间大于该时间,是生存分析中最常用的概括性统计量。

6. 将生存时间作横轴,生存率作纵轴,将各时点的生存率标在平面图上,用折线连起来,形成的阶梯状图形称为 Kaplan-Meier 生存曲线。

本章自测题(含答案)

（徐志伟）

第十五章

多重线性回归

本章课件

　　描述一个因变量与一个自变量的线性依存关系,可以采用第十一章中介绍的直线回归分析,但是在医学、生物学研究中,变量之间的关系错综复杂。例如,影响血压的因素很多,如年龄、性别、精神紧张度、劳动强度、吸烟状况、家族史等。在这些因素中,哪些是主要因素,各因素的作用如何,如果这些影响因素与血压之间的关系是线性的,则可以应用多重线性回归(multiple linear regression)进行分析研究。多重线性回归是研究一个因变量与多个自变量线性依存关系的统计方法。

第一节　多重线性回归

一、多重线性回归模型

　　设有 n 例观察对象,对每一例观察对象分别测定了因变量 Y 与 m 个自变量 $X_1, X_2, \cdots, X_m$ 的值,其数据的形式通常如表 15-1 所示。

表 15-1 多重线性回归分析数据格式

序号	X_1	X_2	⋯	X_m	Y
1	X_{11}	X_{12}	⋯	X_{1m}	Y_1
2	X_{21}	X_{22}	⋯	X_{2m}	Y_2
⋯	⋯	⋯	⋯	⋯	⋯
i	X_{i1}	X_{i2}	⋯	X_{im}	Y_i
⋯	⋯	⋯	⋯	⋯	⋯
n	X_{n1}	X_{n2}	⋯	X_{nm}	Y_n

多重线性回归模型为：

$$Y = \beta_0 + \beta_1 X_1 + \beta_2 X_2 + \cdots + \beta_m X_m + e \qquad \text{（公式 15-1）}$$

式中，β_0 为常数项或截距，$\beta_1, \beta_2, \cdots, \beta_m$ 称为偏回归系数（partial regression coefficient），简称回归系数。e 是去除 m 个自变量对 Y 影响后的随机误差，称为残差。偏回归系数 $\beta_j (j = 1, 2, \cdots, m)$ 表示在其他自变量不变时，X_j 增加或减少一个单位时 Y 的平均改变量。

使用多重线性回归模型需满足：因变量与自变量之间具有线性关系；各例观测值 $Y_i (i = 1, 2, \cdots, n)$ 之间相互独立；残差 e 服从均数为 0，方差为 σ^2 的正态分布。

二、多重线性回归方程的建立

实际使用中，样本回归方程的形式为

$$\hat{Y} = b_0 + b_1 X_1 + b_2 X_2 + \cdots + b_m X_m \qquad \text{（公式 15-2）}$$

式中，$\hat{Y}$ 为在自变量 $X_1, X_2, \cdots, X_m$ 取特定值时，因变量 Y 的总体平均值的估计值；$b_0, b_1, b_2, \cdots, b_m$ 为 $\beta_0, \beta_1, \cdots, \beta_m$ 的估计值。

多重线性回归的参数估计与直线回归相同，采用最小二乘法得到，根据 n 例观察对象的数据，代入公式 15-3，得到残差平方和

$$SS_{残差} = \sum_{i=1}^{n} (Y_i - \hat{Y}_i)^2 = \sum_{i=1}^{n} \left[Y_i - (b_0 + b_1 X_{i1} + b_2 X_{i2} + \cdots + b_m X_{im}) \right]^2$$

$$\text{（公式 15-3）}$$

计算出使残差平方和最小的 $b_1, b_2, \cdots, b_m$。b_0 可以通过公式 15-4 求出：

$$b_0 = \bar{Y} - (b_1 \bar{X}_1 + b_2 \bar{X}_2 + \cdots + b_m \bar{X}_m) \qquad \text{（公式 15-4）}$$

目前，建立回归方程通常利用计算机软件来完成。下面通过实例介绍多重线性回归分析的基本步骤，并给出 SPSS 软件计算的结果。

例 15-1 某研究者共收集 45 名糖调节受损及糖尿病患者体重指数（BMI）、三酰甘油（TG）、葡萄糖耐量 120 分钟血糖（PBG）和硫氧还蛋白（TRX）的数据，见表 15-2，试分析患者的体重指数（X_1），三酰甘油（X_2），葡萄糖耐量 120 分钟血糖（X_3）与硫氧还蛋白（Y）之间的回归关系。

表 15-2 45 名糖调节受损及糖尿病患者 BMI、TG、PBG、TRX 数据

序号	BMI(X_1) (kg/m²)	TG(X_2) (mmol/L)	PBG(X_3) (mmol/L)	TRX(Y) (ng/ml)
1	24.20	1.91	7.85	3.96
2	18.81	1.00	6.07	6.09
3	20.41	1.52	7.51	5.88

序号	BMI(X_1) （kg/m²）	TG(X_2) （mmol/L）	PBG(X_3) （mmol/L）	TRX(Y) （ng/ml）
4	28.93	1.72	7.08	3.26
5	19.22	1.14	5.84	5.44
6	24.43	0.69	6.62	5.28
7	24.32	1.08	6.64	4.04
8	27.58	0.84	7.15	3.18
9	29.22	0.88	8.16	2.97
10	25.85	1.11	6.85	4.70
11	25.29	0.76	6.77	4.08
12	23.81	2.04	5.59	5.10
13	26.66	1.52	6.61	4.77
14	22.75	1.38	4.65	5.52
15	23.30	1.88	6.29	5.28
16	26.19	1.16	10.22	3.73
17	26.36	1.81	10.47	3.48
18	24.54	2.23	8.65	4.64
19	28.43	0.90	10.47	2.38
20	24.35	0.67	8.38	4.54
21	23.84	1.43	8.31	5.42
22	24.09	1.20	8.44	4.93
23	23.99	0.87	8.43	5.18
24	27.16	1.97	8.65	4.03
25	27.67	1.61	9.43	4.27
26	24.93	1.58	9.61	4.47
27	29.50	1.81	10.03	3.15
28	25.30	1.38	9.47	4.41
29	21.71	1.95	7.95	5.60
30	21.52	1.49	7.76	6.31
31	26.64	1.06	15.67	3.57
32	25.02	2.88	11.83	4.86
33	27.11	1.23	13.67	3.44
34	28.88	3.97	14.87	3.15
35	26.31	3.36	13.29	3.89
36	24.07	2.18	11.69	4.95
37	25.59	2.65	12.37	4.22
38	19.11	1.64	10.94	5.07
39	27.99	0.69	13.21	3.50
40	25.26	2.55	12.04	4.72
41	23.82	1.88	10.31	5.01

续表

序号	BMI(X_1) (kg/m²)	TG(X_2) (mmol/L)	PBG(X_3) (mmol/L)	TRX(Y) (ng/ml)
42	24.82	2.47	12.72	4.87
43	25.85	2.04	13.28	3.95
44	29.41	3.78	15.28	3.20
45	26.47	2.10	13.60	3.96

根据最小二乘法原理,利用 SPSS 软件可得结果如下:

表 15-3　例 15-1 多重线性回归方程方差分析表

变异来源	平方和	自由度	均方	F	P
回归	28.852	3	9.617	49.217	<0.001
残差	8.012	41	0.195	—	—
总计	36.864	44	—	—	—

表 15-4　偏回归系数的估计及假设检验结果

变量	偏回归系数	标准误	标准偏回归系数	t	P
(常数项)	11.685	0.638	—	18.327	<0.001
BMI(X_1)	−0.277	0.028	−0.807	−9.910	<0.001
TG(X_2)	0.192	0.101	0.164	1.905	0.064
PBG(X_3)	−0.066	0.030	−0.208	−2.207	0.033

由此得到常数项 b_0 和各偏回归系数 b_1、b_2 及多重线性回归方程

$$\hat{Y} = 11.685 - 0.277X_1 + 0.192X_2 - 0.066X_3$$

三、多重线性回归方程的假设检验与评价

上述回归方程是根据样本数据建立的,偏回归系数 b_j 是总体偏回归系数 β_j 的估计值,需要对所得的多重线性回归方程进行假设检验。该假设检验包含两个内容:一是检验多重线性回归方程是否有统计学意义;二是检验每个自变量对因变量的线性影响是否有统计学意义。

1. 多重线性回归方程的假设检验　可用方差分析检验零假设 $H_0: \beta_1 = \beta_2 = \cdots = \beta_m = 0$ 是否成立。

根据方差分析中变异分解的基本思想,可将因变量 Y 的总离均差平方和 $SS_{总}$ 分解成回归平方和 $SS_{回归}$ 与残差平方和 $SS_{残差}$ 两个部分,即

$$SS_{总} = SS_{回归} + SS_{残差} \qquad (公式 15-5)$$

总离均差平方和为:

$$SS_{总} = \sum (Y - \overline{Y})^2 \qquad (公式 15-6)$$

反映的是 m 个自变量及其他因素对因变量 Y 的影响,其自由度为 $\nu_{总} = n - 1$。

回归平方和为:

$$SS_{回归} = \sum (\hat{Y} - \overline{Y})^2 \qquad (公式 15-7)$$

反映了所有 m 个自变量对因变量 Y 的影响,其自由度为 $\nu_{回归} = m$;而残差平方和

$$SS_{残差} = SS_{总} - SS_{回归} = \sum (Y - \hat{Y})^2 \qquad (公式 15-8)$$

反映了除自变量外,其他因素对因变量 Y 的影响,残差自由度为 $\nu_{残差} = n - m - 1$。

F 统计量的计算公式为:

$$F = \frac{SS_{回归}/m}{SS_{残差}/(n-m-1)} = \frac{MS_{回归}}{MS_{残差}} \qquad \text{(公式 15-9)}$$

其中,$MS_{回归}$ 称为回归均方,$MS_{残差}$ 称为残差(或剩余)均方。可以证明,当 H_0 成立时,统计量 F 服从 $F_{(m,n-m-1)}$ 分布。若 $F \geqslant F_{\alpha(m,n-m-1)}$,则在 α 水准上拒绝 H_0,认为这 m 个自变量作为一个整体对因变量 Y 有一定影响,但这里并不排除其中有一个或几个自变量对 Y 并无影响,即可能有某些 $\beta_j = 0$;若 $F < F_{\alpha(m,n-m-1)}$,则在 α 水准上不拒绝 H_0,即认为所有自变量与因变量 Y 之间不存在线性回归关系。上述检验可列成如下的方差分析表(表 15-5)。

表 15-5 多重线性回归的方差分析表

变异来源	平方和	自由度	均方	F 值
回归	$SS_{回归}$	m	$MS_{回归}$	—
残差(剩余)	$SS_{残差}$	$n-m-1$	$MS_{残差}$	$F = \dfrac{MS_{回归}}{MS_{残差}}$
总	$SS_{总}$	$n-1$	—	—

例如,对例 15-1 已求得的多重线性回归方程做假设检验,结果见表 15-3:$F = 49.217$,$P < 0.001$,故在 $\alpha = 0.05$ 的水准上拒绝原假设 H_0,可以认为该回归方程有统计学意义。

2. 偏回归系数的假设检验 如前所述,若回归方程有统计学意义,则认为所有自变量作为一个整体对因变量 Y 有一定的线性影响,但并不排除其中有一个或几个自变量对 Y 并无线性影响,即可能有某些 $\beta_j = 0$。因此,需要分别对各偏回归系数进行假设检验,其原假设 H_0 为:$\beta_j = 0(j=1,2,\cdots,m)$。偏回归系数的假设检验需要借助偏回归平方和来完成。为此,先介绍偏回归平方和(sum of squares for partial regression)的概念。

回归平方和 $SS_{回归}$ 是所有自变量对因变量 Y 的变异的回归贡献。一般来说,所考虑的自变量越多,回归平方和 $SS_{回归}$ 的值就越大。因此若在所考虑的 m 个自变量中去掉一个自变量,则 $SS_{回归}$ 的值只可能减少,不可能增加,减少的数值越大,则说明该变量对因变量的影响越大。我们称在原有的 m 个自变量中去掉一个自变量 X_j 后,回归平方和减少的数值 SS_j 为自变量 X_j 的偏回归平方和:

$$SS_j = SS_{(m)} - SS_{j(m-1)} \qquad \text{(公式 15-10)}$$

其中 $SS_{(m)}$ 表示原来有 m 个自变量时的回归平方和;$SS_{j(m-1)}$ 表示去掉一个自变量 X_j 后,剩余 $m-1$ 个自变量时的回归平方和。由偏回归平方和的定义可知,SS_j 的值越大,说明相应自变量 X_j 对因变量 Y 的线性影响也就越大。

对每一个自变量的偏回归系数进行假设检验,可以采用 F 检验和 t 检验两种方法,具体公式如下:

$$F_j = \frac{SS_j/1}{SS_{残差}/(n-m-1)} \qquad \text{(公式 15-11)}$$

或

$$t_j = \frac{\sqrt{SS_j}}{\sqrt{SS_{残差}/(n-m-1)}} \qquad \text{(公式 15-12)}$$

通过两种方法来检验零假设 $H_0 : \beta_j = 0(j=1,2,\cdots,m)$ 是否成立。当 H_0 成立时,统计量 F_j 服从 $F_{(1,n-m-1)}$ 分布,t_j 服从 $t_{(n-m-1)}$ 分布。

显然,这里 $t_j^2 = F_j$,即在对各偏回归系数做假设检验时,选用 F_j 或 t_j 作为检验统计量,其结果是等价的。在例 15-1 中,对自变量 X_1、X_2、X_3 的偏回归系数进行假设检验,其无效假设 H_0 分别为 $\beta_1 = 0$,$\beta_2 = 0$,$\beta_3 = 0$。假设检验结果见表 15-4,即 $t_1 = -9.910$,$P_1 < 0.001$;$t_2 = 1.905$,$P_2 = 0.064$;$t_3 = -2.207$,$P = 0.033$。因此,按照 $\alpha = 0.05$ 的水准,拒绝无效假设 $\beta_1 = 0$ 和 $\beta_3 = 0$,不拒绝 $\beta_2 = 0$,认为 X_1(体重指数),X_3(葡萄糖耐量 120 分钟血糖)与因变量 Y(硫氧还蛋白)的线性回归关系具有统计学意义。

四、标准偏回归系数

多重线性回归方程中,由于各自变量的度量单位和变异程度不同,其偏回归系数之间是无法直接比较的。因此,需要对偏回归系数进行标准化处理,以消除量纲及变异程度的影响。标准化处理后的偏回归系数称为标准偏回归系数(standard partial regression coefficient)。标准偏回归系数 b_j' 与原始的偏回归系数 b_j' 之间的关系为:

$$b_j' = b_j \frac{S_j}{S_y}, j = 1, 2, \cdots, m \qquad \text{(公式 15-13)}$$

S_j,S_Y 分别为自变量 X_j 及因变量 Y 的标准差。标准偏回归系数的绝对值越大,该自变量对因变量的影响也越大。

例如,由表 15-4 可以看出,体重指数标准偏回归系数的绝对值较葡萄糖耐量 120 分钟血糖大,说明体重指数对硫氧还蛋白的影响较葡萄糖耐量 120 分钟血糖大;三酰甘油的偏回归系数无统计学意义,因此,还不能说明三酰甘油对硫氧还蛋白有影响。

五、复相关系数与决定系数

1. 复相关系数　利用 $SS_{回归}$ 和 $SS_{总}$,可得如下的统计量

$$R = \sqrt{\frac{SS_{回归}}{SS_{总}}} = \sqrt{1 - \frac{SS_{残差}}{SS_{总}}} \qquad \text{(公式 15-14)}$$

统计量 R 反映了因变量 Y 与全部自变量 X 之间线性关系的密切程度,称为 Y 与 $X_1, X_2, \cdots, X_m$ 之间的复相关系数(multiple correlation coefficient),$0 \leq R \leq 1$。

2. 决定系数　决定系数公式为:

$$R^2 = \frac{SS_{回归}}{SS_{总}} = 1 - \frac{SS_{残差}}{SS_{总}} \qquad \text{(公式 15-15)}$$

它反映了回归平方和 $SS_{回归}$ 在总变异 $SS_{总}$ 中所占的比例,R^2 越接近 1,说明回归方程对数据的拟合程度越好。相反,R^2 越接近 0,说明回归方程对数据的拟合程度越差。例 15-1 中 $R^2 = 0.783$ 说明由体重指数、三酰甘油、葡萄糖耐量 120 分钟血糖对硫氧还蛋白的变异影响为 78.3%。

第二节　自变量的筛选

在实际应用中,首先遇到的问题就是如何确定自变量。一般情况下,是根据研究目的,结合专业理论和实践经验,列出对因变量可能有影响的一些因素作为自变量。如果考虑的自变量较多,则可能出现这样的情况:有的自变量对因变量的作用很小或根本没有影响,有些自变量之间存在信息重叠和共线性(表现为部分自变量之间存在较强的相关性)的问题。如果把这样一些自变量都纳入回归方程,不仅导致计算量增大,而且也会使回归方程的参数估计和预测精度降低。因此,需要对自变量进行筛选。

自变量的筛选方法可分为两大类:全局择优法和逐步选择法。下面主要介绍逐步选择法。

逐步选择法是从自变量对因变量影响的角度出发,根据自变量的作用大小来决定是否将其引入

回归方程,该方法根据选入变量的顺序不同分为向后选择法、向前选择法和逐步选择法。

一、向后选择法

先建立包含全部自变量的回归方程,然后按偏回归平方和从小到大的顺序,对各自变量的偏回归系数逐个进行假设检验,一旦发现不具有统计学意义的自变量,便将其从方程中剔除,直到方程中的所有自变量都具有统计学意义为止。

向后选择法在样本量比较大($n>100$)或者自变量不是太多的情况下($m<10$)效果较好。

二、向前选择法

与向后选择法相反,此法是按偏回归平方和从大到小的顺序,把对因变量的影响有统计学意义的自变量逐个引入方程,直到方程外的自变量不能引入为止。

向前选择法有一个重要的缺点:由于各自变量之间可能存在多重共线性,初期引入的自变量在当时是具有统计学意义的,但随着其他自变量的引入,就可能使得初期引入的自变量失去其统计学意义。

三、逐步选择法

此法的基本思想是对全部自变量按其对因变量的影响程度大小(即偏回归平方和的大小),从大到小依次把自变量逐个引入方程。每引入一个自变量,就要对它做假设检验,有统计学意义才引入。当新的自变量进入方程后,就对方程中当时所含有的全部自变量进行假设检验,一旦发现不具有统计学意义的自变量,就予以剔除。如此往复,引入、剔除,直至无法剔除方程中的自变量,也无法引入新的自变量为止。

需要指出的是,在用逐步选择法筛选自变量时,重点在于选出对因变量有重要影响的自变量。因此,对假设检验的检验水准不必过于苛刻,可以根据具体情况来选择检验水准。选入水准 α 越小,选取自变量的标准越严,入选自变量的个数相对较少;选入水准 α 越大,选取自变量的标准越宽,入选自变量的个数相对较多。此外,对选入和剔除,也可以设置不同的检验水准,但要求 $\alpha_{选入} \leqslant \alpha_{剔除}$。

第三节　多重线性回归的应用及注意事项

一、多重线性回归的应用

在医学领域,一个变量的变化往往受到其他多个变量的影响,多重线性回归实际上是对某一变量与其他多个变量间数量依存关系的一种描述,这就使得多重线性回归在医学上有着广泛的用途,大致可以归纳为如下两个方面:

1. 估计或预测　通过建立多重线性回归方程,由自变量的测量值对因变量做出估计或预测。例如,由胎儿的孕龄、头颈、胸径、腹径的测量值预测出生体重。用于估计或预测目的的回归方程时,应具有较大 R^2。

2. 影响因素分析　医学现象的影响因素众多,如慢心病患者的生存质量可能会受到年龄、性别、职业、受教育程度、收入、吸烟、运动、慢性病数量等因素的影响,在众多可疑因素中,需要研究哪些因素有影响,哪些因素影响较大。通过建立多重线性回归方程,找到这些影响因素,这就是影响因素分析。另外,多重线性回归分析时,将混杂因素引入回归方程中,与其他变量一起进行分析,是控制混杂偏倚的方法之一。

二、应用多重线性回归的注意事项

1. 应用条件　多重线性回归模型的前提条件是:因变量 Y 是连续型变量;因变量的观测值相互独立;对于任意一组自变量 $X_1,X_2,\cdots,X_m$ 值,因变量的预测值与实际观测值的差值方差相等且服从正态分布。

2. 样本含量　在进行多重线性回归分析时,一般要求样本量不少于自变量个数的 5~10 倍。样本量过小时得到的结果不稳定。

3. 变量类型　多重线性回归要求因变量 Y 为连续型变量,自变量 X 可以是连续型变量,也可以是分类变量或有序变量。当自变量为连续型变量时,一般要求以原始观察值的形式纳入分析。如果自变量 X 是二分类变量,如男、女,可以直接赋值 0、1,或者 1、−1。如果是多分类变量则可采用哑变量完整地表达这些类别。例如,婚姻状态分为未婚、已婚、离异、丧偶等情况,可以将"未婚"作为参照,设置三个哑变量。如果自变量是有序变量:比如病情的轻、中、重,可赋值 1、2、3,按连续型变量处理;也可以用哑变量处理,以"轻"做参照,设置两个哑变量。

4. 多重共线性　当一些自变量之间存在较强的线性关系时,称为多重共线性。如果这种相关程度非常高,会使多元回归方程中的参数估计不准,影响最终的分析结果。对于多重共线性,可以通过删除某个造成多重共线性的自变量,定义新的自变量代替具有高度共线性的变量,将一组具有多重共线性的自变量合并成一个变量等方法进行消除。

小　　结

1. 多重线性回归是简单线性回归的拓展,因变量仍然只有一个,且仍是连续型变量,而自变量多于一个,可以是连续型变量,也可以是分类变量或有序变量。多重线性回归可以用于估计或预测及影响因素分析。

2. 回归方程是根据样本数据建立起来的,偏回归系数 b_j 是总体偏回归系数 β_j 的估计值,需要对所得的多重线性回归方程进行假设检验。

3. 自变量的筛选方法可分全局择优法和逐步选择法。逐步选择法是实际应用中普遍使用的一类方法,该方法根据选入变量的顺序不同分为向后选择法、向前选择法和逐步选择法。

4. 某一偏回归系数表示在模型中其他自变量对因变量的影响固定时,该自变量 X_j 增加或减少一个单位时 Y 的平均改变量,即校正了其他自变量的影响后某自变量的单独回归效应。

5. 标准偏回归系数是对偏回归系数进行标准化处理,以消除量纲及变异程度的影响。标准偏回归系数的绝对值可以用来比较各自变量对因变量 Y 影响的大小。

6. 复相关系数 R 反映了因变量 Y 与全部自变量 X 之间线性关系的密切程度。决定系数 R^2 反映了回归平方和在总变异中所占的比例,R^2 越接近 1,说明回归方程对数据的拟合程度越好。

本章自测题(含答案)

(毛淑芳)

第十六章
logistic 回归分析

学习目标

知识目标:概述 logistic 回归的基本概念及适用条件,列举 logistic 回归的应用及注意事项。

能力目标:能根据资料的分析目的正确选择 logistic 回归分析方法,并正确表达和解释 logistic 回归分析结果。

素质目标:在医学科研中具备统计思维,正确认识事物间的联系。

案例与思考

为探讨老年肌肉衰减症的影响因素,研究者对某社区 523 例老年人进行问卷调查及体格检查,发现 25.8% 的老年人患有肌肉衰减症,研究结果显示,年龄、糖尿病史、体重指数、中心性肥胖是肌肉衰减症的影响因素,高血压史、锻炼时间与肌肉衰减症的患病风险无关。

1. 该项研究中的因变量、自变量分别是什么?

2. 该项研究中用了什么统计学方法?

3. 用什么指标说明各因素对肌肉衰减症的影响?

本章课件

第十五章介绍的多重线性回归适用于研究一个因变量与多个影响因素之间的关系,这时要求因变量为连续型变量且服从正态分布。但是当因变量为分类变量时,如发病与未发病、治疗有效与无效、存活与死亡等,这类变量不满足多重线性回归模型对因变量的要求,就需要采用其他方法。logistic 回归(logistic regression)就是分析分类因变量与多个影响因素关系的常用方法。

第一节 logistic 回归

一、logistic 回归模型的基本形式

设一个因变量 Y 为二分类变量,取值为:

$$Y = \begin{cases} 1, & \text{出现阳性结果} \\ 2, & \text{出现阴性结果} \end{cases}$$

$X_1, X_2, \cdots, X_m$ 为影响 Y 取值的自变量,在这 m 个自变量作用下 Y 的阳性结果发生的概率为 $P = P(Y=1|X_1, X_2, \cdots, X_m)$,则 logistic 回归模型的基本形式为:

$$P = \frac{1}{1 + \exp[-(\beta_0 + \beta_1 X_1 + \beta_2 X_2 + \cdots + \beta_m X_m)]}$$

(公式 16-1)

式中，β_0为常数项，$\beta_1,\beta_2,\cdots,\beta_m$为回归系数。无论 $X_1,X_2,\cdots,X_m$ 取何值时，P 的取值总在 $0\sim1$ 之间。

如果对公式(16-1)做 logit 变换(logit transformation)，即 $\mathrm{logit}(P)=\ln\left(\dfrac{P}{1-P}\right)$，则 logistic 回归模型可以表示为如下的线性形式：

$$\ln\left(\frac{P}{1-P}\right)=\beta_0+\beta_1X_1+\beta_2X_2+\cdots+\beta_mX_m \qquad \text{(公式 16-2)}$$

这时，P 与 $X_1,X_2,\cdots,X_m$ 之间的非线性关系就转化为 $\mathrm{logit}(P)$ 与 $X_1,X_2,\cdots,X_m$ 之间的线性关系。可以看到，虽然概率 P 的取值范围在 $0\sim1$ 之间，但 $\mathrm{logit}(P)$ 取值是没有界限的。

以流行病学研究为例，由公式 16-2 可知，常数项 β_0 为当各种暴露因素均为 0 时，个体发病与不发病概率之比的自然对数。回归系数 $\beta_j(j=1,2,\cdots,m)$ 表示在其他自变量固定的条件下，第 j 个自变量每改变一个单位时，$\mathrm{logit}(P)$ 的平均改变量。回归系数 β_j 与衡量危险因素作用大小的比数比 OR (odds ratio)有对应关系。

设在其他影响因素相同的情况下，某危险因素 X_j 的两个不同暴露水平为 C_1 和 C_0，则发病比数比的自然对数为：

$$\ln OR_j=\ln\left[\frac{P_1/(1-P_1)}{P_0/(1-P_0)}\right]=\ln\left(\frac{P_1}{1-P_1}\right)-\ln\left(\frac{P_0}{1-P_0}\right)=\beta_j(C_1-C_0) \quad \text{(公式 16-3)}$$

所以，

$$OR_j=\exp[\beta_j(C_1-C_0)] \qquad \text{(公式 16-4)}$$

式中，P_1 和 P_0 分别表示在 X_j 取值为 C_1 和 C_0 时的发病概率。如果 X_j 为二分类变量，$C_1=1$ 为暴露，$C_0=0$ 为非暴露，则暴露组与非暴露组发病的比数比为：

$$OR_j=\exp(\beta_j) \qquad \text{(公式 16-5)}$$

当 $\beta_j=0$ 时，$OR_j=1$，表示因素 X_j 对疾病发生不起作用；$\beta_j>0$ 时，$OR_j>1$，表示 X_j 是危险因素；$\beta_j<0$ 时，$OR_j<1$，表示 X_j 是保护因素。

模型中常数项 β_0 与 OR_j 的值无关，因此在危险因素分析中一般把 β_0 看作无效参数。对于发病率较低的疾病，OR 值可以作为相对危险度(relative risk，RR)的近似估计值

$$OR=\frac{P_1/(1-P_1)}{P_0/(1-P_0)}\approx\frac{P_1}{P_0}=RR \qquad \text{(公式 16-6)}$$

可见，在得到某一因素的 logistic 回归系数的估计值后，即可以估计出这个因素在不同水平下的比数比的估计值，甚至是相对危险度的近似估计值。

二、logistic 回归模型的分类

logistic 回归模型根据因变量为二分类或多分类，可相应分为二分类 logistic 回归模型和多分类 logistic 回归模型。根据设计类型是成组设计还是配对或配伍设计，又可分为非条件 logistic 回归模型与条件 logistic 回归模型两类。这里主要介绍二分类 logistic 回归分析。

三、二分类 logistic 回归方程的建立和参数估计

设有一个二值因变量 Y，$Y=1$ 为阳性结果，$Y=0$ 为阴性结果，$X_1,X_2,\cdots,X_m$ 为影响 Y 取值的自变量，观察例数为 n，则该资料一般可整理成表 16-1 的形式。

表 16-1 二分类 logistic 回归模型的资料整理表

实验对象	X_1	X_2	⋯	X_m	Y
1	X_{11}	X_{12}	⋯	X_{1m}	1
2	X_{21}	X_{22}	⋯	X_{2m}	0
3	X_{31}	X_{32}	⋯	X_{3m}	1
⋯	⋯	⋯	⋯	⋯	⋯
n	X_{n1}	X_{n2}	⋯	X_{nm}	0

各暴露因素 $X_1,X_2,\cdots,X_m$ 可以是连续型变量,也可以是离散型变量,但在实际应用中,有时需要将连续型变量指标离散化。

二分类 logistic 回归方程的建立,就是从表 16-1 的实际观测数据出发,确定模型 16-2 中的未知的回归系数 $\beta_0,\beta_1,\cdots,\beta_m$ 的估计值 $b_0,b_1,\cdots,b_m$。回归系数的估计一般采用最大似然法(maximum likelihood estimate,MLE),其基本思想是先建立一个样本似然函数,求出似然函数达到最大值时参数的取值,即为参数的最大似然估计值,具体的计算可以通过统计软件完成,下面以实例加以说明。

例 16-1 对某初中学生打架行为相关因素进行调查,共调查 80 例,曾有过打架行为的记为 $Y=1$,无则记为 $Y=0$;相关因素为是否有饮酒行为 X_1(有 $X_1=1$,无 $X_1=0$),是否住宿 X_2(住宿 $X_2=1$,不住宿 $X_2=0$),性别 X_3(男生 $X_3=1$,女生 $X_3=0$),具体数据见表 16-2。试对该资料进行 logistic 回归分析。

表 16-2 某中学 80 名中学生打架行为相关因素调查资料

序号	饮酒行为(X_1)	是否住宿(X_2)	性别(X_3)	打架行为(Y)
1	1	1	0	1
2	0	0	0	0
3	1	1	0	0
4	1	1	0	0
5	0	0	0	0
6	0	0	0	0
7	0	0	0	0
8	0	0	0	0
9	1	1	1	1
10	1	0	0	1
11	1	0	0	0
12	1	1	0	1
13	0	0	0	1
14	0	0	0	1
15	0	0	0	1
16	0	0	0	0
17	0	0	0	0
18	1	0	1	0
19	0	0	0	1
20	0	0	0	1

续表

序号	饮酒行为(X_1)	是否住宿(X_2)	性别(X_3)	打架行为(Y)
21	0	0	0	1
22	0	0	0	1
23	0	0	1	1
24	0	0	1	1
25	0	1	0	0
26	0	1	0	0
27	0	1	0	0
28	0	1	0	0
29	1	1	1	1
30	1	0	1	1
31	1	1	1	1
32	1	0	1	1
33	1	0	1	1
34	0	0	1	0
35	0	0	1	0
36	0	0	1	0
37	0	0	1	0
38	0	0	1	0
39	0	0	0	0
40	0	0	0	0
41	0	0	0	0
42	0	0	0	0
43	0	1	0	0
44	1	1	0	1
45	0	1	0	0
46	0	0	0	0
47	0	1	0	0
48	1	0	0	1
49	1	1	0	0
50	0	1	0	0
51	1	0	0	1
52	1	1	0	0
53	0	1	0	0
54	1	0	0	1
55	1	1	0	0
56	1	0	0	1
57	1	1	0	1
58	0	1	0	1

序号	饮酒行为(X_1)	是否住宿(X_2)	性别(X_3)	打架行为(Y)
59	0	1	0	1
60	0	0	0	1
61	0	1	0	1
62	0	0	0	1
63	0	1	0	1
64	0	0	0	1
65	0	1	1	1
66	0	1	0	0
67	0	1	0	0
68	0	1	0	0
69	0	1	0	0
70	0	0	0	1
71	0	0	0	1
72	0	0	0	1
73	0	0	0	1
74	0	1	0	0
75	0	1	0	0
76	0	1	0	0
77	0	1	0	0
78	0	1	0	0
79	0	0	0	1
80	0	0	0	1

通过 SPSS 统计软件做 logistic 回归分析,结果如表 16-3。

表 16-3 例 16-1 logistic 回归分析参数估计结果

因素 (X)	回归系数 (b)	标准误 (S_b)	Wald χ^2	P 值	OR 值	OR 值 95% 可信区间	
						下限	上限
常数项	−3.095	0.716	18.704	<0.001	0.045	—	—
饮酒行为	1.515	0.645	5.513	0.019	4.552	1.285	16.128
是否住宿	1.168	0.714	2.675	0.102	3.217	0.793	13.047
性别	1.967	0.667	8.693	0.003	7.149	1.934	26.429

结果显示,饮酒行为和性别的 P 值均小于 0.05,这两个影响因素可以进入 logistic 回归模型,且其 OR 值均大于 1,OR 值的 95% 可信区间不包括 1 且下限均大于 1,因此根据前述两个因素的赋值,可以认为有饮酒行为、男性性别是中学生打架行为的危险因素;是否住宿的 P 值大于 0.05,因此该因素不能进入 logistic 回归模型,其 OR 值虽然大于 1,但 OR 值的 95% 可信区间包括 1,不能认为住宿是中学生打架的危险因素。

四、logistic 回归方程的假设检验

求得 logistic 回归方程之后,还需要对每个回归系数估计值进行假设检验,用以说明自变量对因

变量的影响是否具有统计学意义。常用的有似然比检验(likelihood ratio test)和 Wald 检验(Wald test)两种方法。

(一) 似然比检验

似然比检验的基本思想是比较两种不同假设条件下的对数似然函数值,通过其差值大小进行检验。基本步骤是先拟合一个不包含准备检验因素在内的 logistic 方程,求出它的对数似然比函数值 $\ln L_0$,然后把要检验的因素加入模型后再进行拟合,得到新的对数似然比函数值 $\ln L_1$,假设前后两个模型分别包含 l 个自变量和 p 个自变量,则似然比统计量 G 的计算公式为:

$$G = 2(\ln L_1 - \ln L_0) \tag{公式 16-7}$$

当样本含量较大时,G 近似服从自由度为 $d(d=p-l)$ 的 χ^2 分布。若 $G \geqslant \chi^2_{\alpha,d}$,表示新加入的 d 个自变量对回归的影响有统计学意义。如果只对一个回归系数检验,则 $d=1$。

(二) Wald 检验

Wald 检验是将各参数的估计值 b_j 与 0 进行比较,其检验假设为:$H_0:\beta_j=0$,其检验统计量为:

$$\chi^2 = \left(\frac{b_j}{S_{b_j}}\right)^2 \tag{公式 16-8}$$

或

$$z = \left(\frac{b_j}{S_{b_j}}\right)^2 \tag{公式 16-9}$$

式中,S_{b_j} 为回归系数 b_j 的标准误。对于大样本资料,在零假设下统计量 χ^2 近似服从自由度为 1 的 χ^2 分布,z 则近似服从标准正态分布。

由于 logistic 回归的假设检验的计算比较繁琐,通常可利用统计软件来完成。

由例 16-1 的结果(表 16-3)可以看出,三个影响因素中,饮酒行为的 logistic 回归系数为 1.515,相应的检验结果 $P=0.019$,具有统计学意义;是否住宿的 logistic 回归系数为 1.168,相应的检验结果 $P=0.102$,可以认为是否住宿对打架行为发生的影响尚无统计学意义;性别的 logistic 回归系数为 1.967,相应的检验结果 $P=0.003$,具有统计学意义。

五、变量筛选

在建立 logistic 回归方程时,如果自变量较多,应该将具有统计学意义的自变量包含在内,而将没有统计学意义的自变量排除出去,这时就需要进行变量筛选。类似于多重线性回归的变量筛选,logistic 回归的变量筛选方法也分为向后选择法、向前选择法和逐步选择法三种方法,变量的筛选可以通过统计软件来完成。

第二节 logistic 回归的应用与注意事项

一、logistic 回归的应用

1. 危险因素分析 在得到某一因素的 logistic 回归系数的估计值后,即可以估计出这个因素在不同水平下的比数比的估计值,甚至是相对危险度的近似估计值,因此该方法适用于流行病学研究中的危险因素分析。

2. 临床研究数据的效果评价 临床试验主要是评价某种治疗方法或者某种药物的疗效,但是如果存在如年龄、性别、病情等对疗效有影响的非处理因素在试验组和对照组中分布不均衡,可以利用

logistic 回归分析对上述非处理因素进行调整,从而使评价结果更加准确。

3. 药物剂量-反应分析 可以利用 logistic 回归模型进行有效剂量(如半数效量)估计,以及剂量-反应趋势分析;如果药物或毒物有多种,如两种药物 A 和 B,可以利用 logistic 回归模型做它们的联合作用分析,说明药物间的协同或拮抗作用,其模型为:

$$P = \frac{1}{1 + \exp[-(\beta_0 + \beta_1 A + \beta_2 B + \gamma AB)]}$$

若交互项系数 $\gamma \neq 0$,说明两种药物除主效应外,还有协同或拮抗作用。

4. 事件发生概率的预测 logistic 回归模型属于概率模型,可以用来预测某个事件发生的概率,如根据患者的某些检查数据预测疾病的发病概率等。

二、logistic 回归应用的注意事项

(一)变量的赋值形式

回归系数 β_i 的含义为 $\ln OR_i$ 的改变量,但对同一资料进行分析时,若结果效应指标、各危险因素的赋值形式不同,可使 β_i 的数值、正负号及含义发生变化。因此,在对分析结果做解释时,一定要结合各指标的赋值形式来进行。在对指标赋值时需注意以下三点。

1. 自变量为二分类变量,可以使用 1 或 0 赋值。

2. 如果自变量是多分类变量,可以通过转换为哑变量的方法进行转化。

3. 对于危险因素指标为连续型变量,第一种方法是直接使用。优点是能够保证信息完整,结果比较可靠,但有时也可能导致其某些参数的实际意义不大。例如收缩压增加 1 mmHg 的比数比就不会有实际意义。第二种方法是将连续型变量按区间等级分组,并按顺序赋值 $1, 2, \cdots, g$ 后使用,例如体重指数(kg/m²)<18.5、$18.5 \sim 23.9$、$24.0 \sim 27.9$、$\geqslant 28.0$ 分别赋值为 1、2、3、4。第三种方法是将连续型变量按区间分成 g 个组,然后转换为 $g-1$ 个哑变量后使用。

(二)样本含量

logistic 回归的所有统计推断都是基于大样本条件下进行的,因此要求样本含量应足够大,样本足够大时分析的结果才可靠。实际使用中,病例组和对照组各自例数应不少于 30~50 例,且自变量个数越多,需要的样本量就越大;配对资料,样本的匹配组数应为纳入方程的自变量个数的 20 倍以上。

(三)变量间的交互作用

应当依据专业知识、实际情况等来确定回归模型中是否应该考虑交互作用。为了检验两个自变量之间是否有交互作用,普遍做法是在方程中加入它们的乘积项看检验结果是否有统计学意义。

(四)多分类 logistic 回归

当因变量为一个多分类指标时,不论其为无序多分类还是有序多分类指标,同样可以进行 logistic 回归,对应的模型分别是无序多分类 logistic 回归模型和有序多分类 logistic 回归模型。

小 结

1. logistic 回归用于分析一个分类变量与多个自变量(定量、分类)的回归关系,根据因变量为二分类或多分类,可相应分为二分类 logistic 回归、多分类 logistic 回归及有序 logistic 回归。广泛应用于分析危险因素、临床研究数据的效果评价、药物剂量反应分析及事件发生概率的预测。

2. 在建立 logistic 回归方程之后,需要对每个回归系数估计值进行假设检验,常用的方法有似然比检验和 Wald 检验两种方法。

3. 类似于多重线性回归的变量筛选，logistic 回归的变量筛选方法也分为向后选择法、向前选择法和逐步选择法三种方法。

4. logistic 回归模型的参数 β_j 与流行病学病因研究中常用的比数比 OR_j 有如下关系：当 $\beta_j = 0$ 时，$OR_j = 1$，表示该自变量 X_j 对疾病发生不起作用；$\beta_j > 0$ 时，$OR_j > 1$，表示该自变量 X_j 是危险因素；$\beta_j < 0$ 时，$OR_j < 1$，表示该自变量 X_j 是保护因素。

本章自测题（含答案）

（毛淑芳）

第十七章
SPSS 软件简介

学习目标

  知识目标:掌握 SPSS 的基本窗口、菜单安排及利用 SPSS 进行统计分析的基本步骤;掌握数据文件的录入、导入和管理;熟练掌握数据文件的筛选、排序、分类汇总、分组等预处理方法。

  能力目标:理解并掌握如何在 SPSS 中实现多个窗口之间切换、向指定的结果窗口输出新的统计结果、把菜单操作过程转换为程序语句、观察数据文件中的全部变量信息和改变数据窗口的显示格式。

  素质目标:在学完本课程后,学生能够描述 SPSS 软件的应用范围、应用 SPSS 分析处理数据问题和根据不同的实验设计得出的数据选择适合的分析方法,并进行正确的结果解释。

第一节　SPSS 窗口及菜单

一、概述

本章课件

  社会科学软件统计包(Statistics Package for Social Science,SPSS)于 20 世纪 60 年代由美国斯坦福大学的 3 位研究生研制开发。1984 年,SPSS 中心推出了基于 DOS 系统的微机版本。20 世纪 90 年代以后,随着 Windows 系统的逐渐盛行,SPSS 也适时地推出了基于 Windows 操作平台的新版本。2009 年 7 月,IBM 公司收购 SPSS 公司,同时将 SPSS 更名为 IBM SPSS。到如今,SPSS 软件已经成为国际上最有影响力的统计软件之一,并广泛应用于医学领域。

  SPSS 提供了从简单的单变量描述分析到复杂的多变量分析的多种统计方法,具有强大的图形处理功能,除可得到数字结果外还可输出统计图表,形象地显示统计分析结果。基础统计方法主要有描述统计量、t 检验、基础方差分析、交叉表与 χ^2 检验、双变量相关与回归分析、非参数统计分析等。高级统计方法主要有多因素方差分析、生存分析、Cox 比例风险回归分析、多元线性回归分析、多元线性相关分析、逐步回归分析、Logistic 回归分析、条件 Logistic 回归分析、聚类分析与判别分析、因子分析与主成分分析等。

二、SPSS 统计分析的步骤

  SPSS 统计分析主要分为五个步骤。

  1. 建立数据文件　第一步建立数据文件,按照 SPSS 统计分析过程的格式要求输入待分析的数据,并建立文件名存盘保存。应注意:SPSS 中不同的统计分析过程对输入数据的输入格式有着不同的要求。

  2. 选择统计分析过程　一个过程就是指一种具体的 SPSS 统计分析方法。在 SPSS 主窗口的菜单栏中,点击"Analyze"菜单进行选择,如 t 检验、方差分析、χ^2检验。

3. 选择统计分析变量　在 SPSS 中建立的数据文件,大多都是按照用户定义的变量输入数据,其中可定义一个或多个变量。用户根据数据统计分析的需要,在对应菜单中选择合适的统计方法,会显示出对应的主对话框。在主对话框中,一般会有左右两个文本框,左侧文本框为源变量框,右侧为待分析变量框。主对话框有多个可设置参数的按钮,部分按钮点击后可打开下一级对话框。用户可通过设置相应的参数来决定分析的指标。

4. 运行统计分析过程　当主对话框和各级次对话框中的参数设置完成后,点击"Continue"按钮返回主对话框。在主对话框中单击"OK"按钮,即开始运行对应的统计分析过程,并输出统计分析结果。

5. 显示统计分析过程的结果　一个统计分析过程运行结束后,在 SPSS Viewer 窗口显示该过程的结果。分析结果可以保存为 SPSS 格式、Word 格式、Excel 格式等多种格式。用户可根据研究目的和专业知识对输出的结果进行仔细分析和判断。

三、SPSS 的显示窗口

SPSS 有四大窗口,主要显示前三个窗口。

1. SPSS Data Editor 窗口　称为"数据编辑窗口",是 SPSS 的基本界面,打开软件后默认显示。该窗口可以进行数据的录入、编辑以及变量属性的定义和编辑、建立新的数据文件、编辑和显示已有的数据文件等功能。建立的数据文件保存格式为"＊.sav"。"＊"号代表任意命名的文件名,"sav"表示数据文件的扩展名。数据编辑窗口由 Data View 窗口和 Variable View 窗口组成,在窗口左下角有转换标签,两个窗口切换单独显示。数据窗口用于显示和编辑数据,变量窗口用于定义、显示和编辑变量特征。

2. SPSS Syntax Editor 窗口　称为"程序编辑窗口"或"SPSS 语句编辑窗口"。对一些特殊的或带有专业性的问题,可通过编辑命令语句的方式来实现菜单和对话框操作方式不能实现的过程。也可以使用 Paste 按钮将菜单运行方式下的各种命令和选项粘贴到命令窗口中,通过运行主菜单的 Run 命令将编写好的程序一次性提交计算机执行。编写好的 SPSS 程序的保存格式为"＊.sps"。

3. SPSS Viewer 窗口　称为"结果输出窗口",只要运行某个统计分析过程,就会显示该窗口。该窗口右侧为内容窗,显示统计分析的具体输出结果,包括统计图、统计表和文字说明。左侧是标题窗,又称导航窗口,显示输出结果的目录,可通过单击目录来展开右边窗口中的统计分析结果。当输出内容过多时,可通过点击各标题左侧的"＋"或"－"以显示或隐藏右侧内容窗中的相应内容。所有的显示结果均可以文件的形式保存,其保存格式为"＊.spo"。

四、SPSS 窗口菜单及工具栏

SPSS 主窗口中从上到下的结构如下。

1. 标题栏　新打开一个主窗口后,显示"Untitled-SPSS Data Editor",意义为"SPSS 数据编辑主窗口,尚无标题"。如果用户已经输入数据并定义保存了一个数据文件,或者打开了已有的数据文件,则标题栏中显示是该数据文件的文件名称。

2. 菜单栏

(1) File 菜单　文件操作,用于文件的存取及打印和外部数据的读取,以及对文件的新建、打开、保存、另存为、打印等功能。

(2) Edit 菜单　文本编辑,可以撤销或恢复前一次或多次的操作,包括数据的复制、剪切、粘贴、清除文件或数据、查找及定义系统参数等基本的数据编辑功能。

(3) View 菜单　窗口外观控制,用于数据的外观设置。可控制状态栏、工具栏、表格线的显示或隐藏、字体设置等。

（4）Data 菜单　数据文件的建立与编辑，具备数据整理的部分功能，包括插入新观测和新变量、数据排序、选取、合并、拆分，对变量值的选择和加权等功能应注意：对变量值的加权处理（Weight Cases）功能在频数分布资料中非常重要。

（5）Transform 菜单　用于数据整理及数据转换，包括计算新变量、重新编码、自动编码、排秩、重置缺失值、对数据进行计数等。

（6）Analyze 菜单　统计分析程序，包括所有的统计分析功能。主要有统计报告、统计描述、均值比较、一般（广义）线性模型（包括各种方差分析）、相关分析、回归分析、对数线性模型、聚类与判别分析、非参数检验、生存分析、多反应分析等。

（7）Graphs 菜单　图表绘制程序，可显示各种类型的统计图，还可以对各种统计图形进行编辑处理。

（8）Utilities 菜单　实用程序，包含变量列表、文件信息、定义与使用集合、菜单编辑器等。

（9）Window 窗口　窗口控制，SPSS 主窗口的呈现方式设定及窗口的转换，包括窗口最小化、激活窗口等。

（10）Help 菜单　帮助功能。包括帮助主题、培训教程、SPSS 主页网址、语句指南、统计学指导等。

3. 常用工具栏　SPSS 的每个窗口的工具条略有不同，数据编辑窗口默认的工具条图表从左到右依次为：打开文件、保存文件、打印、调对话框、返前命令、返后命令、指向某列、指向变量、变量特征、统计描述、查找、插入记录、插入变量、拆分文件、数值加权、选择记录、显示标签、调集数据、显示数据、拼写检查。

4. 数据输入区

（1）变量列　在 SPSS 主窗口中，系统默认显示 Data View 标签状态下的窗口。未在对应框中定义变量时，系统将默认以"VAR0001""VAR0002""VAR0003"…等作为变量名。用户可由窗口下的横向滚动条或左右横向箭头来调整变量列的显示情况。

（2）观察单位显示行　SPSS 数据文件为二维行列结构，每行为 1 个 case，每列为 1 个 variable。用户可通过窗口右边的上下滚动条或上下箭头来调整 Case 行的显示情况。

5. 状态栏　显示窗口的操作或当前状态。例如："Running SAVE"表示正在保存文件；"Running ..."表示正在运行某个统计分析过程；"SPSS Processor is ready"表示"统计分析过程已准备就绪"。

6. Data View 标签　数据查看标签，位于主窗口下方。在该标签状态下可对数据进行各种编辑操作。

7. Variable View 标签　变量查看标签，在 Data View 标签的右侧。激活状态后可对变量进行各种自定义，定义变量属性的各种类型的标签或按钮显示在主窗口常用工具栏的下方。由左至右依次排列，意义如下：

（1）Name 定义变量名称　变量名称具有唯一性，名称不区分英文字母的大小写，最长不超过 64 个字节，即 32 个汉字。首字符必须为字母或汉字、@（表示宏变量）、♯（临时变量，需由命令语法创建）或 $（系统变量，用户不能自定义）。不能以下划线"_"或圆点"."结尾。变量名称中不能带有空格或某些特殊符号，例如"!""?"" * "等。应注意：变量名称不能与 SPSS 中的关键字相同，例如不能以 ALL、AND、BY、EQ、NOT、OR、TO、WITH 等作为变量名。

（2）Type 定义变量类型　可定义九种变量类型，其中 Numeric（系统默认）和 String 两种类型最为常用。字符型变量(String)不能参与运算,但可起到标识的作用。另外 Comma 型使用千进位用逗号分隔,小数位与整数位使用圆点分隔。而 Dot 型则恰好相反。Date 型变量对话框中共有 34 种日期型,可表示季、月、周、日,也可表示时、分、秒、百分秒。

(3) Width 定义输入测量值或字符的个数　数值型变量系统默认宽度为 8 位,其中小数点也算作 1 位。

(4) Decimals 保留小数位数　系统默认小数位数保留 2 位,用户可通过单击单元格中的上下箭头自定义小数位数。

(5) Label 定义变量名称的附加说明　在数据处理过程中变量名称需简洁明了,特别是变量名较多的情况下,对每一个变量的含义解释更有助于区分清晰,在数据窗口,光标移动至某变量名处,会显示相应的变量标签,用户可自定义变量的标签以供识别。

(6) Value 定义变量测量值的说明　将光标移动至某个变量的变量值标签单元格右方并单击左键,弹出变量值标签(Values Labels)对话框。对话框中值对应的条框填入变量水平的赋值,在标签对应的条框输入变量值标签。在两个条框都填写后添加键被激活,单击添加键后中间空白方框内会显示刚刚定义的变量值及标签。定义后可选定框内的变量值及标签,此时更改键和去除键被激活,可根据需要对变量标签进行修改和删除。

(7) Missing 定义缺失值　系统默认"None",即没有缺失值。当变量中出现缺失值时系统将自动剔除,不对该缺失值进行运算。在变量窗口点击相应的缺失值栏,会弹出相应的缺失值对话框,出现以下三种分类栏。①无缺失值:缺失值用系统缺失值即圆点"."表示;②离散缺失值:该选项可最多定义 3 个不同数值为缺失数据,变量中凡是出现该定义数据均可被视为缺失数据;③范围加上一个可选的离散缺失值:选择后在激活的取值框中填入上下限数值范围以及离散缺失值,在范围之间和定义的离散缺失值均被视为缺失数据。

(8) Columns 表示变量 var 条的宽度　系统默认 8 位数字宽度。用户可通过单击 Columns 条下相应单元格中的上下箭头进行自定义宽度,最小宽度只能为 1 位数。

(9) Algin 输入测量值的对齐方式　系统默认数值型变量右对齐、字符型变量左对齐,还选择居中(Center)对齐方式。

(10) Measure 测量值类型　数值变量为 Scale 型,字符变量为 Nominal 型,也称分类变量型,顺序变量为 Ordinal 型,也称有序变量型。

(11) Role 定义分析变量的角色　系统默认为输入。打开部分分析对话框时,满足角色要求的变量会自动显示在目标列表内。

第二节　建立 SPSS 数据文件

一、建立 SPSS 数据文件的步骤

在 SPSS 中,用户必须按照规定的格式要求输入数据才能进行正确的统计分析。SPSS 中不同过程定义输入数据的格式要求也不相同。主要过程有:

1. 打开 SPSS Data Editor 主窗口。
2. 按照分析过程所需要的格式输入分析数据。
3. 对输入后数据建立文件名并存盘保存。
4. 保存后的 SPSS 数据文件可根据用户需要随时打开、调用并进行分析。

二、建立 SPSS 数据文件实例

例 17 - 1　某年某市随机抽取 120 名 12 岁健康男孩,身高(cm)测量资料如下:

142.3	156.6	142.7	145.7	138.2	141.6	142.5	130.5	132.1	135.5
134.5	148.8	134.4	148.8	137.9	151.3	140.8	149.8	143.6	149.0
145.2	141.8	146.8	135.1	150.3	133.1	142.7	143.9	142.4	139.6
151.1	144.0	145.4	146.2	143.3	156.3	141.9	140.7	145.9	144.4
141.2	141.5	148.8	140.1	150.6	139.5	146.4	143.8	150.0	142.1
143.5	139.2	144.7	139.3	141.9	147.8	140.5	138.9	148.9	142.1
134.7	147.3	138.1	140.2	137.4	145.1	145.8	147.9	146.7	143.4
150.8	144.5	137.1	147.1	142.9	134.9	143.6	142.3	143.3	140.2
125.9	132.7	152.9	147.9	141.8	141.4	140.9	141.4	146.7	138.7
160.9	154.2	137.9	139.9	149.7	147.5	136.9	148.1	144.0	137.4
134.7	138.5	138.9	137.7	138.5	139.6	143.5	142.9	146.5	145.4
129.4	142.5	141.2	148.9	154.0	147.7	152.3	146.6	139.2	139.9

具体操作步骤如下。

1. 打开主窗口　打开"SPSS Data Editor"主窗口。

2. 定义变量　在主窗口中单击"Variable View"标签,进入变量视图。

(1) 定义"no"变量。单击第1行第1列的单元格,在"Name"条下,输入"no"表示输入的第一个变量名称。单击第一行"Decimals"条下的单元格,选中后点击右侧的下箭头,定义小数位数为0。其他属性选择系统默认值。

(2) 定义身高变量"H"。单击第二行"Name"条下单元格,输入"H"表示身高变量名称。定义小数位数为1。

3. 根据例17-1表中的内容输入数据　单击"Data View"标签,进入数据视图。在变量列中已经显示方才定义好的两个变量,并可以在相应的单元格中输入测量值。变量的显示方式由左至右为:no,H。

(1) 在"no"变量列中,由第一行依次向下输入1、2、3、4、…、120。

(2) 在"H"变量列中,由第一行依次向下输入142.3、134.5、…、139.9共120个数据。

4. 保存已建立的数据文件　上述步骤全部完成后,需要保存输入的变量及数据。单击"File"菜单栏→单击"Save"项→显示"Save Data as"对话框(只在第一次保存时出现)→选择适当的文件保存目录并输入文件名→单击"保存"按钮。

5. 打开已建立的数据文件　双击SPSS图标→显示新的SPSS主窗口→单击"File"菜单栏→单击"Open"项→单击"Data"项→显示"Open File"对话框→找到SPSS数据文件的目录路径及文件名→选定→单击"打开"按钮→在主窗口中显示已经建立的数据文件。

三、SPSS读取其他格式数据文件

SPSS软件可导入数据库的文件类型共有:SPSS Statistics(∗.sav,∗.zsav)、SPSS/PC＋(∗.sys)、Portable(∗.por)、Excel(∗.xls,∗.xlsx,∗.xlsm)、CSV(∗.csv)、Text(∗.txt,∗.dat,∗.csv,∗.tab)、SAS(∗.sas7bdat,∗.sd7,∗.sd2,∗.ssd01,∗.ssd04,∗.xpt)、Stata(∗.dta)、dBase(∗.dbf)、Lotus(∗.w∗)、Sylk(∗.slk)等数据文件。

本书主要介绍Excel数据文件的读取方法:单击"File"菜单栏→单击"Open"项→单击"Data"项→显示"Open Data"对话框→选择∗.xls文件类型→单击后弹出"Read Excel File"对话框→选定→单击"打开"按钮→在主窗口中显示已经建立的数据文件。

SPSS 软件可保存的数据文件类型共有:SPSS Statistics(*.sav,*.zsav)、SPSS7(*.sav)、SPSS/PC+(*.sys)、Portable(*.por)、Tab delimited(*.dat)、Comma delimited(*.csv)、Fixed ASCII(*.dat)、Excel(*.xls,*.xlsx)、1 - 2 - 3Rel(* wk3,* wk1,* wks)、SYLK(*.slk)、dBASE(*.dbf)、SAS(*.sas7bdat,*.sd7,*.sd2,*.ssd01,*.ssd04,*.xpt)、Stata(*.dta)等。

1. 保存加密文件 单击"File"菜单栏→单击"File"项→单击"Save/Save as"项→弹出"Save Data As"对话框→选择保存文件路径→输入文件名→选择要保存文件的数据类型→单击"Save"按钮后→弹出"Encrypt File"对话框,密码限定 10 个字符且区分大小写,加密文件只能通过输入相应的密码才能打开。

2. 选择性保存部分变量 单击"Variable"按钮→弹出"Variable"对话框→在下拉框中选定要保存的变量。之后保存的数据文件将只包含现在选择的变量。

第三节 SPSS 基本统计分析功能

一、描述性统计

描述性统计量(Descriptive Statistics)主要用三大类指标来表示,即集中指标、离散趋势指标和形态测量指标。其主要有五个过程,分别为频数(Frequencies)过程、描述(Descriptive)过程、探索(Explore)过程、交叉表(Crosstabs)过程和比例(Ratio)过程。运行上述过程后可获得相应的数据描述性指标。

（一）频数过程

频数过程主要用于描述一组数据的统计指标及其常见图形。

例 17 - 2 某年某市 120 名 12 岁健康男孩身高(cm)的频数分布。试用描述性统计量表达该资料的特征。

表 17 - 1 某年某市 120 名 12 岁健康男孩身高(cm)的频数分布

组段 (1)	频数 f (2)	频率(%) (3)	累计频率(%) (4)
125～	1	0.83	0.83
129～	4	3.33	4.17
133～	10	8.34	12.50
137～	27	22.50	35.00
141～	35	29.17	64.17
145～	27	22.50	86.67
149～	11	9.17	95.83
153～	4	3.33	99.17
157～161	1	0.83	100.00
合计	120	100.00	—

1. 运行"Frequencies 过程"

（1）根据例 17 - 1 的步骤录入数据,定义频数变量名称为"f",并对"f"变量进行加权处理。① 对频数变量"f"进行加权处理的意义:如果没有对频数进行加权处理,SPSS 只会把对应的数据看作是一个数。进行加权处理后,SPSS 则会将其识别为对应测量值的个数。因此加权处理对于频数分布表类型的资料来说尤其重要,如果只输入一个原始数据则不需要对其进行加权。② 加权处理的方法:在"Data View"状态下,单击"Data"菜单栏→单击"Weight Cases"项→显示"Weight Cases"对话框→选定"Weight Cases by"项→在"Frequency Variable"框中,选入"f"变量→单击"OK"按钮。此时 SPSS 对"f"变量列中所有的数据进行了加权处理。

应注意:通过常用工具栏上的"天秤"小图标,同样可对频数进行加权处理。

(2)依次打开 Analyze→Descriptive Statistics→Frequencies→显示"Frequencies"主对话框,在 Variable(s)框中,选入"H"。再选定"Display frequency tables"项(系统默认)。

(3)单击"Statistics"按钮→显示"Statistics"对话框。

1)先在"Percentile Values"选项组框中选定"Quartiles"项,代表结果中显示四分位数。后选定"Percentile(s)"项,在右边方框中输入"2.5"后单击"add";再输入"97.5",单击"add"。代表结果中显示 $P_{2.5}$ 和 $P_{97.5}$ 百分位数。

2)选定"Dispersion"和"Central Tendency"选项组框中所有选项。

3)选定"Values are group midpoints"项。

4)在"Distribution"虚线框中选定"Skewness"和"Kurtosis"项。

5)单击"Continue"按钮→返回"Frequencies"主对话框。

(4)单击"Charts"按钮→显示"Charts"主对话框。在"Charts Type"虚线框中选定"Histograms"项和"With normal curve"项后,单击"Continue"按钮→返回"Frequencies"主对话框。

(5)在主对话框中,单击"OK"按钮→运行"Frequencies"过程。

2. 显示"Frequencies"过程结果 可显示多个统计表及统计图。

(1)Statistics 表(统计量表) 包含该资料的例数(N)、缺失值(Missing)、均数(Mean)、标准差(Std. Deviation)、方差(Variance)、偏度系数(Skewness)、峰度系数(Kurtosis)、极差(Range)、最小值(Minimum)、最大值(Maximum)等。

(2)身高变量表 表中显示了有效(Valid)组中值、频数(Frequency)、百分率(Percent)、有效百分率(Valid Percent)、累计百分率(Cumulative Percent)、总计(Total)。

(3)身高变量直方图 横轴为身高组中值,纵轴为频数(Frequency),图中曲线为正态曲线。图右侧显示标准差(Std. Dev)、均数(Mean)及总例数(N)。图下方显示"Case weighed by Frequencies"代表对频数已经进行加权处理。

(二)描述过程(Descriptive)

与频数过程的分析指标基本相同,个别指标不同但操作相同。描述性统计指标主要有均数、方差、标准差、极差、最大值、最小值等。

(三)探索过程(Explore)

可达到初步检查数据的分布、判断资料的分布是否为正态、各组方差是否为齐性的目的,为进一步进行假设检验选择参数统计还是非参数检验提供依据。该过程的特点是可先根据资料的属性或特征进行分层。例如人群中不同的性别、年龄、职业、民族等属性特点,将这些特点区分对待,分别计算描述性统计量,可显示资料的极大值和极小值,对资料进行正态性检验,进行方差齐性检验,绘制直方图、P-P概率图和Q-Q概率图。

(四)均数过程(Mean)

基本功能是可以根据资料的不同属性或特征进行分层并计算各层的描述性统计量。包括均值、标准差、合计值、观测例数、方差等,还可以进行方差分析和线性检验。

二、t 检验

SPSS中t检验主要有三种分析过程。① 单样本t检验:用于样本均数与总体均数的比较;② 独立样本t检验:用于完全随机设计两个样本均数的比较;③ 配对样本t检验:用于配对实验设计两样本均数的比较。

(一)独立样本t检验(Independent-Samples t Test)

独立样本t检验用于两组样本均数比较的t检验,可用原始数据或频率表资料。该过程需要将变量分组,通过分组变量来区分两个组的变量值。

例17-3 测得14名慢性支气管炎病人与11名健康人的尿中17-酮类固醇排出量(μmol/24 h)如下,试比较两组人的尿中17-酮类固醇的排出量有无不同。

病人X_1:10.05　18.75　18.99　15.94　13.69　17.67　20.51　17.22　14.69　15.10　9.42
　　　　8.21　7.24　24.60

健康人X_2:17.95　30.46　10.88　22.38　12.89　23.01　13.89　19.40　15.83　26.72　17.29

经正态性检验两组人的尿中17-酮类固醇均服从正态分布条件,且方差齐性,以下进行两独立样本资料的t检验。

1. 建立数据文件　"no"为编号;"mol"为17-酮类固醇排出量;"G"表示组别,其中1为病人,2为健康人。所有变量均定义为数值型变量。

2. 运行"Independent-Samples t Test"过程　从菜单中选择 Analyze→Compare→Means→Independent-Samples t Test→显示"Independent-Samples t Test"主对话框。在"Test Variable(s)"框中选入"mol";在"Grouping Variable"框中:选入"G"→单击下方的"Define Groups"按钮→显示"Define Groups"对话框。在"Group1"框中输入"1";在"Group2"框中输入"2"→单击"Continue"按钮→返回主对话框→单击"OK"按钮→运行该过程。

3. 显示"Independent-Samples t Test"过程结果

(1) 分组统计量(Group Statistics)表　显示病人组1和健康组2的17-酮类固醇排出量"mol"的例数(no),均数(Mean)、标准差(Std. Deviation)和标准误(Std. Error Mean)。

(2) 独立样本t检验"Independent-Samples t Test"表:显示两组17-酮类固醇排出量的t检验结果。包括方差齐性(Equal Variances Assumed)和方差不齐(Equal Variances Not Assumed)时的t值,自由度(df),双侧P值[Sig.(2-tailed)],两组均数之差(Mean Difference),差值的标准误(Std. Error Difference)。系统默认进行 Levene 方差齐性检验(Levene's Test for Equality of Variances)。

(二)其他两种t检验的数据输入模式

其他两种t检验的数据输入模式与独立样本t检验有所不同,但操作基本相似。

三、方差分析

(一)概述

方差分析常用于比较两组或多组样本均数间差异是否具有统计学意义的统计分析方法。单因素方差分析是通过对数据变异的分析来推断两个或多个样本均数所代表的总体均数是否有差别。

单因素方差分析在 SPSS 中有两种分析方法。① 均数比较(Compare Means)子菜单中的单因素方差分析(One-Way Anova)过程:该过程一般只用于单因素方差分析;② 一般线性模型(General Linear Model)子菜单中的单因变量(Univariate)过程:该过程可用于单因素及各类多因素的方差分析。

例17-4 用 A、B、C、D 四种不同饲料喂养动物,经过一段时间观察动物体重(g)的增加情况。体重增加数据如表17-2。试分析不同饲料对动物体重的增加量有无统计学意义。

表 17 - 2　喂养不同饲料对动物体重的增加量(g)

编号	饲料			
	A	B	C	D
1	133.8	151.2	193.4	225.8
2	125.3	149.0	185.3	224.6
3	143.1	162.7	182.8	220.4
4	128.9	143.8	188.5	212.3
5	135.7	153.5	198.6	221.5

1. 建立数据文件　输入数据模式:如表 17 - 3。表中:"no"为编号;"food"为分组变量,使用 1、2、3、4 数字代表 A、B、C、D 四种饲料;"w"为体重增加量。所有变量均定义为数值型变量。

表 17 - 3　单因素方差分析输入数据模式

no	food	w	no	food	w
1	1	133.80	11	3	193.40
2	1	125.30	12	3	185.30
3	1	143.10	13	3	182.80
4	1	128.90	14	3	188.50
5	1	135.70	15	3	198.60
6	2	151.20	16	4	225.80
7	2	149.00	17	4	224.60
8	2	162.70	18	4	220.40
9	2	143.80	19	4	212.30
10	2	153.50	20	4	221.50

2. 运行"One-Way ANOVA"过程

(1) 依次打开 Analyze→Compare Means→One-Way ANOVA→显示"One-Way ANOVA"过程主对话框,因变量列表中可选入 1 个或多个因变量,因子选项栏中可选入一个分类变量。在"Dependent List"框中选入"w";在"Factor"框中选入"food"。

(2) 单击"Post Hoc"按钮→显示"Post Hoc"对话框,可设置多样本均数的两两比较。满足方差齐性要求时有 14 种多重比较方法可供选择。① 选定"LSD"项(最敏感);② 选定"S - N - K"项,又称多重比较的 q 检验;③ 选定"Dunnett"项,用于多个处理组和一个对照组比较。采用默认方式即以第四组为对照,其他各组之间进行比较;④ 单击"Continue"按钮→返回主对话框。

(3) 单击"Options"按钮→显示"Options"对话框,选定"Descriptive"项、"Homogeneity-of-variance"项、"Means plot"项。单击"Continue"按钮→返回主对话框→单击"OK"按钮→运行"One-Way ANOVA"过程。

3. 显示"One-Way ANOVA"过程主要结果

(1) 描述性统计量(Descriptives)表　分别给出了各组和合计的样本量、均数、标准差、标准误、95%置信区间、最小值和最大值。

(2) 方差分析(ANOVA)表　显示组间(Between Groups)、组内(Within Groups)的离均差平方和(Sum of Squares)、自由度(df)、均方(Mean Square)、F 值和 P 值(Sig.)。

(3) 均数的两两比较(Post Hoc Test)表　显示了上面选用的 LSD 法、S - N - K 法和 Dunnett 法

均数两两比较的结果。

四、χ^2 检验

（一）概述

在SPSS中通过交叉表或交叉列表（Crosstabs）过程进行 χ^2 检验。主要功能包括：① 四格表 χ^2 检验，四格表校正 χ^2 检验；② 两分类及多分类配对 χ^2 检验；③ 行×列表 χ^2 检验；④ Kappa 一致性检验；⑤ Fisher 精确检验（Fisher's exact test）；⑥ 两变量关联性检验及其关联性测度指标计算；⑦ 相对危险度或比数比等的计算。

（二）四格表 χ^2 检验

例17-5　某医师将门诊的偏头痛病人随机分为两组，分别采用药物和针灸两种方法治疗，结果见表17-4。试问两种疗法的有效率有无差别？

表17-4　两种疗法治疗偏头痛的效果比较

疗法	有效	无效	合计	有效率（%）
药物	24	8	32	75.00
针灸	31	2	33	93.94
合计	55	10	65	84.62

1. 建立数据文件　如表17-5。表中："no"为编号；"group"为分组变量，"1"表示药物疗法，"2"表示针灸疗法；"effect"为疗效变量，"1"表示有效，"2"表示无效；"case"为频数变量。

表17-5　2×2交叉表输入数据模式

no	group	effect	case
1	1	1	24
2	1	2	8
3	2	1	31
4	2	2	2

2. 运行"Crosstabs"过程

（1）第一步对"case"变量进行加权处理。

（2）从菜单中选择 Analyze→Descriptive Statistics→Crosstabs→显示"Crosstabs"主对话框。

1）参数设置：在 Row(s)框中选入"group"定义行变量。在 Cloumn(s)框中选入"effect"定义列变量。

2）单击"Statistics"按钮→显示"Statistics"对话框→选定"Chi-square"项→单击"Continue"按钮→返回主对话框。

3）单击"Cells"按钮→显示"Cells"对话框，在"Counts"分类选项框中选定"Observed"项、"Expected"项→单击"Continue"按钮→返回主对话框→单击"OK"按钮→运行"Crosstabs"过程。

3. 显示四格表 χ^2 检验过程主要结果

（1）Case Processing Summary 表　观察例数概况表。显示行列总例数、百分比、缺失值等。

（2）Crosstabulation 表　交叉表。显示行变量和列变量中的实际数（Count），理论数（Expected Count）以及格子中实际数和理论数的百分比。

（3）Chi-Square Tests 表　卡方检验表检验结果包括以下几种：① Pearson 卡方值（Pearson Chi-Square），普通卡方值；② 连续性校正卡方值（Continuity Correction）；③ 似然比值（Likelihood Ratio）；④ Fisher 精确概率检验值（Fisher's Exact Test）；⑤ 双侧渐进显著性水平〔Asym.Sig.（2-

sided)]，指近似 P 值；⑥ 双侧精确显著性水平[Exact.Sig.(2 - sided)]，指精确概率值；⑦ 2 - sided 为双侧检验，1 - sided 为单侧检验。

五、两变量相关与回归

使用 SPSS 进行双变量相关过程(Bivariate Correlations procedure)分析中，对于双变量正态分布资料可选择 Pearson 积矩相关系数；对于非双变量正态分布资料或者等级分布资料，可选择 Spearman 相关系数或 Kendall 相关系数等非参数方法。

（一）两变量直线相关与等级相关

例 17 - 6 调查某地某年龄组 10 人的体重(kg)与体表面积(m^2)。结果见表 17 - 6。试做相关分析。

1. 建立数据文件 表 17 - 6 中"no"为编号，说明观察对象个数；自变量"X"为体重指标；因变量"Y"为面积指标；定义"X"保留 2 位小数，"Y"保留 3 位小数；三个变量均定义为数值型变量。

表 17 - 6 两变量直线相关输入数据模式

no	X	Y
1	11.00	5.283
2	11.80	5.229
3	12.00	5.358
4	12.30	5.292
5	13.10	5.602
6	13.70	6.014
7	14.40	6.100
8	14.90	6.102
9	15.20	6.175
10	16.00	6.411

2. 运行"Bivariate Correlation"过程

（1）从菜单中选择 Analyze→Correlate→Bivariate→显示"Bivariate Correlation"过程主对话框，进行参数设置。在"Variables"框中选入"X"及"Y"；选定"Pearson"项（直线相关）及"Spearman"项（等级相关）。

（2）单击"Options"按钮→显示"Options"对话框，选定"Means and standard deviations"项→单击"Continue"按钮→返回主对话框→单击"OK"按钮→运行"Bivariate Correlation"过程。

3. 显示"Bivariate Correlation"过程主要结果

（1）描述性统计量(Descriptive Statistics)表 显示自变量 X 和因变量 Y 的均数(Mean)，标准差(Std. Deviation)及观测例数(N)。

（2）相关分析(Correlations)表 显示 X 与 Y 的 Pearson 相关系数(Pearson Correlation)，即 r 值和 P 值(Sig.)；显示 Spearman 相关系数和 P 值。

（二）两变量直线回归

例 17 - 7 以例 17 - 6 数据为例，说明直线回归的分析方法。可以使用"Regression"方法中的"Linear"过程进行分析。

1. 建立数据文件 输入数据模式，见表 17 - 6。

2. 运行"Linear"过程

（1）依次打开 Analyze→Regression→Linear→显示"Linear Regression"主对话框，进行参数设

置。在"Dependent"框中选入"Y",在"Independent(s)"框中选入"X"。

（2）单击"Statistics"按钮→显示"Statistics"对话框。选定"Estimates"项,代表一般回归系数和标准回归系数及其标准误和显著性检验;② 选定"Confidence intervals"项(可信区间);③ 选定"Model fit"项;④ 选定"R squared change"项;⑤ 选定"Descriptives"项;⑥ 单击"Continue"按钮→返回主对话框→不对其他按钮进行设置→单击"OK"按钮→运行"Linear Regression"过程。

3. 显示"Linear Regression"过程主要结果

（1）描述性统计量(Descriptive Statistics)表　显示自变量 X 和因变量 Y 的均数、标准差及观测例数。

（2）相关分析(Correlations)表　显示 Pearson 相关系数及单侧 P 值[Sig.(1 tailed)]。

（3）变量选入与剔除(Variables Entered/Removed)表　显示在模型1(Model 1)中,选入变量(Variables Entered)为自变量 X,剔除变量(Variables Removed)为空缺项。回归方法(Method)用全模型(Enter)法,即将全部自变量选入方程。本例只有一个自变量 X。

（4）模型概况(Model Summary)表　显示相关系数 R 值,决定系数 R^2 值(R Square),调整相关系数(Adjusted R Square),估计的标准误(Std.Error of the Estimate)。

（5）方差分析(ANOVA)表　显示回归(Regression)平方和(Sum of Squares),残差(Residual)平方和及总计(Total)平方和;自由度(df),均方(Mean Square),F 值及 P 值(Sig.)。若 $P \leqslant 0.05$,可以认为已建立的回归方程有统计学意义。

（6）回归系数(Coefficients)表　表中"Model 1"为模型1,即指已建立的回归方程;"Constant"为回归方程中的常数项,即截距 a;未标准化回归系数(Unstandardized Coefficients)是指变量单位不一致时的回归系数,即指偏回归系数。标准化回归系数(Standardized Coefficients)是指先对变量标准化成为无量纲指标,即消除了原变量的单位,再计算回归系数。该回归系数在多元回归分析中应用较多。表中还显示了 t 值及其相应的 P 值(Sig.)、回归系数 β 的 95% 可信区间。

小　结

1. SPSS 统计分析主要分为五个步骤。① 建立数据文件;② 选择统计分析过程;③ 选择统计分析变量;④ 运行统计分析过程;⑤ 显示统计分析过程的结果。

2. SPSS 有四大窗口,主要显示前三个窗口。① SPSS Data Editor 窗口:称为"数据编辑窗口",是 SPSS 的基本界面,打开软件后默认显示;② SPSS Syntax Editor 窗口:称为"程序编辑窗口"或"SPSS 语句编辑窗口";③ SPSS Viewer 窗口:称为"结果输出窗口",只要运行某个统计分析过程,就会显示该窗口。

3. SPSS 建立数据文件主要步骤。① 打开 SPSS Data Editor 主窗口;② 按照分析过程所需要的格式输入分析数据;③ 对输入后数据建立文件名并存盘保存;④ 保存后的 SPSS 数据文件可根据用户需要随时打开、随时调用并进行分析。

本章自测题(含答案)

(胡乃宝)

附录一 统计用表

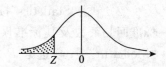

附表1 标准正态分布曲线下左侧尾部面积，Φ(Z)值

Z	0.00	0.01	0.02	0.03	0.04	0.05	0.06	0.07	0.08	0.09
−3.0	0.0013	0.0013	0.0013	0.0012	0.0012	0.0011	0.0011	0.0011	0.0010	0.0010
−2.9	0.0019	0.0018	0.0018	0.0017	0.0016	0.0016	0.0015	0.0015	0.0014	0.0014
−2.8	0.0026	0.0025	0.0024	0.0023	0.0023	0.0022	0.0021	0.0021	0.0020	0.0019
−2.7	0.0035	0.0034	0.0033	0.0032	0.0031	0.0030	0.0029	0.0028	0.0027	0.0026
−2.6	0.0047	0.0045	0.0044	0.0043	0.0041	0.0040	0.0039	0.0038	0.0037	0.0036
−2.5	0.0062	0.0060	0.0059	0.0057	0.0055	0.0054	0.0052	0.0051	0.0049	0.0048
−2.4	0.0082	0.0080	0.0078	0.0075	0.0073	0.0071	0.0069	0.0068	0.0066	0.0064
−2.3	0.0107	0.0104	0.0102	0.0099	0.0096	0.0094	0.0091	0.0089	0.0087	0.0084
−2.2	0.0139	0.0136	0.0132	0.0129	0.0125	0.0122	0.0119	0.0116	0.0113	0.0110
−2.1	0.0179	0.0174	0.0170	0.0166	0.0162	0.0158	0.0154	0.0150	0.0146	0.0143
−2.0	0.0228	0.0222	0.0217	0.0212	0.0207	0.0202	0.0197	0.0192	0.0188	0.0183
−1.9	0.0287	0.0281	0.0274	0.0268	0.0262	0.0256	0.0250	0.0244	0.0239	0.0233
−1.8	0.0359	0.0351	0.0344	0.0336	0.0329	0.0322	0.0314	0.0307	0.0301	0.0294
−1.7	0.0446	0.0436	0.0427	0.0418	0.0409	0.0401	0.0392	0.0384	0.0375	0.0367
−1.6	0.0548	0.0537	0.0526	0.0516	0.0505	0.0495	0.0485	0.0475	0.0465	0.0455
−1.5	0.0668	0.0655	0.0643	0.0630	0.0618	0.0606	0.0594	0.0582	0.0571	0.0559
−1.4	0.0808	0.0798	0.0778	0.0764	0.0749	0.0735	0.0721	0.0708	0.0694	0.0681
−1.3	0.0968	0.0951	0.0934	0.0918	0.0901	0.0885	0.0869	0.0853	0.0838	0.0823
−1.2	0.1151	0.1131	0.1112	0.1093	0.1075	0.1056	0.1038	0.1020	0.1003	0.0985
−1.1	0.1357	0.1335	0.1314	0.1292	0.1271	0.1251	0.1230	0.1210	0.1190	0.1170
−1.0	0.1587	0.1562	0.1539	0.1515	0.1492	0.1469	0.1446	0.1423	0.1401	0.1379
−0.9	0.1841	0.1814	0.1788	0.1762	0.1736	0.1711	0.1685	0.1660	0.1635	0.1611
−0.8	0.2119	0.2090	0.2061	0.2033	0.2005	0.1977	0.1949	0.1922	0.1894	0.1867
−0.7	0.2420	0.2389	0.2358	0.2327	0.2296	0.2266	0.2236	0.2206	0.2177	0.2148
−0.6	0.2743	0.2709	0.2676	0.2643	0.2611	0.2578	0.2546	0.2514	0.2483	0.2451
−0.5	0.3085	0.3050	0.3015	0.2981	0.2946	0.2912	0.2877	0.2843	0.2810	0.2776
−0.4	0.3446	0.3409	0.3372	0.3336	0.3300	0.3264	0.3228	0.3192	0.3156	0.3121
−0.3	0.3821	0.3783	0.3745	0.3707	0.3669	0.3632	0.3594	0.3557	0.3520	0.3483
−0.2	0.4207	0.4168	0.4129	0.4090	0.4052	0.4013	0.3974	0.3936	0.3897	0.3859
−0.1	0.4602	0.4562	0.4522	0.4483	0.4443	0.4404	0.4364	0.4325	0.4286	0.4247
−0.0	0.5000	0.4960	0.4920	0.4880	0.4810	0.4801	0.4701	0.4721	0.4681	0.4641

Z	0.00	0.01	0.02	0.03	0.04	0.05	0.06	0.07	0.08	0.09
0.0	0.5000	0.5040	0.5080	0.5120	0.5160	0.5199	0.5239	0.5279	0.5319	0.5359
0.1	0.5398	0.5438	0.5478	0.5517	0.5557	0.5596	0.5636	0.5675	0.5714	0.5753
0.2	0.5793	0.5832	0.5871	0.5910	0.5948	0.5987	0.6026	0.6064	0.6103	0.6141
0.3	0.6179	0.6217	0.6255	0.6293	0.6331	0.6368	0.6406	0.6443	0.6480	0.6517
0.4	0.6554	0.6591	0.6628	0.6664	0.6700	0.6736	0.6772	0.6808	0.6844	0.6879
0.5	0.6915	0.6950	0.6985	0.7019	0.7054	0.7088	0.7123	0.7157	0.7190	0.7224
0.6	0.7257	0.7291	0.7324	0.7357	0.7389	0.7422	0.7454	0.7486	0.7517	0.7549
0.7	0.7580	0.7611	0.7642	0.7673	0.7704	0.7734	0.7764	0.7794	0.7823	0.7852
0.8	0.7881	0.7910	0.7939	0.7967	0.7995	0.8023	0.8051	0.8078	0.8106	0.8133
0.9	0.8159	0.8186	0.8212	0.8238	0.8264	0.8289	0.8315	0.8340	0.8365	0.8389
1.0	0.8413	0.8438	0.8461	0.8485	0.8508	0.8531	0.8554	0.8577	0.8599	0.8621
1.1	0.8643	0.8665	0.8686	0.8708	0.8729	0.8749	0.8770	0.8790	0.8810	0.8830
1.2	0.8849	0.8869	0.8888	0.8907	0.8925	0.8944	0.8962	0.8980	0.8997	0.9015
1.3	0.9032	0.9049	0.9066	0.9082	0.9099	0.9115	0.9131	0.9147	0.9162	0.9177
1.4	0.9192	0.9207	0.9222	0.9236	0.9251	0.9265	0.9279	0.9292	0.9306	0.9319
1.5	0.9332	0.9345	0.9357	0.9370	0.9382	0.9394	0.9406	0.9418	0.9429	0.9441
1.6	0.9452	0.9463	0.9474	0.9484	0.9495	0.9505	0.9515	0.9525	0.9535	0.9545
1.7	0.9554	0.9564	0.9573	0.9582	0.9591	0.9599	0.9608	0.9616	0.9625	0.9633
1.8	0.9641	0.9649	0.9656	0.9664	0.9671	0.9678	0.9686	0.9693	0.9019	0.9706
1.9	0.9713	0.9719	0.9726	0.9732	0.9738	0.9744	0.9750	0.9756	0.9761	0.9707
2.0	0.9772	0.9778	0.9783	0.9788	0.9793	0.9798	0.9803	0.9808	0.9812	0.9817
2.1	0.9821	0.9826	0.9830	0.9834	0.9838	0.9842	0.9846	0.9850	0.9854	0.9857
2.2	0.9861	0.9864	0.9868	0.9871	0.9875	0.9878	0.9881	0.9884	0.9887	0.9890
2.3	0.9893	0.9896	0.9898	0.9901	0.9904	0.9906	0.9909	0.9911	0.9913	0.9916
2.4	0.9918	0.9920	0.9922	0.9925	0.9927	0.9929	0.9931	0.9932	0.9934	0.9936
2.5	0.9938	0.9940	0.9941	0.9943	0.9945	0.9946	0.9948	0.9949	0.9951	0.9952
2.6	0.9953	0.9955	0.9956	0.9957	0.9959	0.9960	0.9961	0.9962	0.9963	0.9964
2.7	0.9965	0.9966	0.9967	0.9968	0.9969	0.9970	0.9971	0.9972	0.9973	0.9974
2.8	0.9974	0.9975	0.9976	0.9977	0.9977	0.9978	0.9979	0.9979	0.9980	0.9981
2.9	0.9981	0.9982	0.9982	0.9983	0.9984	0.9984	0.9985	0.9985	0.9986	0.9986
3.0	0.9987	0.9987	0.9987	0.9988	0.9988	0.9989	0.9989	0.9989	0.9990	0.9990

附表 2　t 界值表（双侧尾部面积）

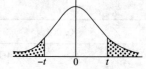

自由度	概　率，P									
	单侧:	0.25	0.20	0.10	0.05	0.025	0.01	0.005	0.0025	0.001	0.0005
ν	双侧:	0.50	0.40	0.20	0.10	0.05	0.02	0.01	0.005	0.002	0.001
1	1.000	1.376	3.078	6.314	12.706	31.821	63.657	127.321	318.309	636.619
2	0.816	1.061	1.886	2.920	4.303	6.965	9.925	14.089	22.327	31.599
3	0.765	0.978	1.638	2.353	3.182	4.541	5.841	7.453	10.215	12.924
4	0.741	0.941	1.533	2.132	2.776	3.747	4.604	5.598	7.173	8.610
5	0.727	0.920	1.476	2.015	2.571	3.365	4.032	4.773	5.839	6.869
6	0.718	0.906	1.440	1.943	2.447	3.143	3.707	4.317	5.208	5.959
7	0.711	0.896	1.415	1.895	2.365	2.998	3.499	4.029	4.785	5.408
8	0.706	0.889	1.397	1.860	2.306	2.896	3.355	3.833	4.501	5.041
9	0.703	0.883	1.383	1.833	2.262	2.821	3.250	3.690	4.297	4.781
10	0.700	0.879	1.372	1.812	2.228	2.764	3.169	3.581	4.144	4.587
11	0.697	0.876	1.363	1.796	2.201	2.718	3.106	3.497	4.025	4.437
12	0.695	0.873	1.356	1.782	2.179	2.681	3.055	3.428	3.930	4.318
13	0.694	0.870	1.350	1.771	2.160	2.650	3.012	3.372	3.852	4.221
14	0.692	0.868	1.345	1.761	2.145	2.624	2.977	3.326	3.787	4.140
15	0.691	0.866	1.341	1.753	2.131	2.602	2.947	3.286	3.733	4.073
16	0.690	0.865	1.337	1.746	2.120	2.583	2.921	3.252	3.686	4.015
17	0.689	0.863	1.333	1.740	2.110	2.567	2.898	3.222	3.646	3.965
18	0.688	0.862	1.330	1.734	2.101	2.552	2.878	3.197	3.610	3.922
19	0.688	0.861	1.328	1.729	2.093	2.539	2.861	3.174	3.579	3.883
20	0.687	0.860	1.325	1.725	2.086	2.528	2.845	3.153	3.552	3.850
21	0.686	0.859	1.323	1.721	2.080	2.518	2.831	3.135	3.527	3.819
22	0.686	0.858	1.321	1.717	2.074	2.508	2.819	3.119	3.505	3.792
23	0.685	0.858	1.319	1.714	2.069	2.500	2.807	3.104	3.485	3.768
24	0.685	0.857	1.318	1.711	2.064	2.492	2.797	3.091	3.467	3.745
25	0.684	0.856	1.316	1.708	2.060	2.485	2.787	3.078	3.450	3.725
26	0.684	0.856	1.315	1.706	2.056	2.479	2.779	3.067	3.435	3.707
27	0.684	0.855	1.314	1.703	2.052	2.473	2.771	3.057	3.421	3.690
28	0.683	0.855	1.313	1.701	2.048	2.467	2.763	3.047	3.408	3.674
29	0.683	0.854	1.311	1.699	2.045	2.462	2.756	3.038	3.396	3.659
30	0.683	0.854	1.310	1.697	2.042	2.457	2.750	3.030	3.385	3.646
31	0.682	0.853	1.309	1.696	2.040	2.453	2.744	3.022	3.375	3.633
32	0.682	0.853	1.309	1.694	2.037	2.449	2.738	3.015	3.365	3.662
33	0.682	0.853	1.308	1.692	2.035	2.445	2.733	3.008	3.356	3.611
34	0.682	0.852	1.307	1.691	2.032	2.441	2.728	3.002	3.348	3.601
35	0.682	0.852	1.306	1.690	2.030	2.438	2.724	3.996	3.340	3.591
36	0.681	0.852	1.306	1.688	2.028	2.434	2.719	2.990	3.333	3.582
37	0.681	0.851	1.305	1.687	2.026	2.431	2.715	2.985	3.326	3.574
38	0.681	0.851	1.304	1.686	2.024	2.429	2.712	2.980	3.319	3.566
39	0.681	0.851	1.304	1.685	2.023	2.426	2.708	2.976	3.313	3.558
40	0.681	0.851	1.303	1.684	2.021	2.423	2.704	2.971	3.307	3.551
50	0.679	0.849	1.299	1.676	2.009	2.403	2.678	2.937	3.261	3.496
60	0.679	0.848	1.296	1.671	2.000	2.390	2.660	2.915	3.232	3.460
70	0.678	0.847	1.294	1.667	1.994	2.381	2.648	2.899	3.211	3.435
80	0.678	0.846	1.292	1.664	1.990	2.374	2.639	2.887	3.195	3.416
90	0.677	0.846	1.291	1.662	1.987	2.368	2.632	2.878	3.183	3.402
100	0.677	0.845	1.290	1.660	1.984	2.364	2.626	2.871	3.174	3.390
200	0.676	0.843	1.286	1.653	1.972	2.345	7.601	2.839	3.131	3.340
500	0.675	0.842	1.283	1.648	1.965	2.334	2.586	2.820	3.107	3.310
1000	0.675	0.842	1.282	1.646	1.962	2.330	2.581	2.813	3.098	3.300
∞	0.6745	0.8416	1.2816	1.6449	1.9600	2.3263	2.5758	2.8070	3.0902	3.2905

注:表上右上角图中的阴影部分表示概率 P,以后附表同此。

附表 3 F 界值表（方差齐性检验用） P＝0.05

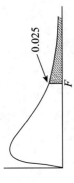

分母的自由度 ν_2	分子的自由度 ν_1															
	1	2	3	4	5	6	7	8	9	10	12	15	20	30	60	∞
1	647.79	799.50	864.16	899.58	921.85	937.11	948.22	956.66	963.29	968.63	976.71	984.87	993.10	1001.41	1009.80	1018.26
2	38.51	39.00	39.17	39.25	39.30	39.33	39.36	39.37	39.39	39.40	39.41	39.43	39.45	39.46	39.48	39.50
3	17.44	16.04	15.44	15.10	14.88	14.73	14.62	14.54	14.74	14.42	14.34	14.25	14.17	14.08	13.99	13.90
4	12.22	10.65	9.98	9.60	9.36	9.20	9.07	8.98	8.90	8.84	8.75	8.66	8.56	8.46	8.36	8.26
5	10.01	8.43	7.76	7.39	7.15	6.98	6.85	6.76	6.68	6.62	6.52	6.43	6.33	6.23	6.12	6.02
6	8.81	7.26	6.60	6.23	5.99	5.82	5.70	5.60	5.52	5.46	5.37	5.27	5.17	5.07	4.96	4.85
7	8.07	6.54	5.89	5.52	5.29	5.12	4.99	4.90	4.82	4.76	4.67	4.57	4.47	4.36	4.25	4.14
8	7.57	6.06	5.42	5.05	4.82	4.65	4.53	4.43	4.36	4.30	4.20	4.10	4.00	3.89	3.78	3.67
9	7.21	5.71	5.08	4.72	4.48	4.32	4.20	4.10	4.03	3.96	3.87	3.77	3.67	3.56	3.45	3.33
10	6.94	5.46	4.83	4.47	4.24	4.07	3.95	3.85	3.78	3.72	3.62	3.52	3.42	3.31	3.20	3.08
11	6.72	5.26	4.63	4.28	4.04	3.88	3.76	3.66	3.59	3.53	3.43	3.33	3.23	3.12	3.00	2.88
12	6.55	5.10	4.47	4.12	3.89	3.73	3.61	3.51	3.44	3.37	3.28	3.18	3.07	2.96	2.85	2.72
13	6.41	4.97	4.35	4.00	3.77	3.60	3.48	3.39	3.31	3.25	3.15	3.05	2.95	2.84	2.72	2.60
14	6.30	4.86	4.24	3.89	3.66	3.50	3.38	3.29	3.21	3.15	3.05	2.95	2.84	2.73	2.61	2.49
15	6.20	4.77	4.15	3.80	3.58	3.41	3.29	3.20	3.12	3.06	2.96	2.86	2.76	2.64	2.52	2.40
16	6.12	4.69	4.08	3.73	3.50	3.34	3.22	3.12	3.05	2.99	2.89	2.79	2.68	2.57	2.45	2.32
17	6.04	4.62	4.01	3.66	3.44	3.28	3.16	3.06	2.98	2.92	2.82	2.72	2.62	2.50	2.38	2.25
18	5.98	4.56	3.95	3.61	3.38	3.22	3.10	3.01	2.93	2.87	2.77	2.67	2.56	2.44	2.32	2.19
19	5.92	4.51	3.90	3.56	3.33	3.17	3.05	2.96	2.88	2.82	2.72	2.62	2.51	2.39	2.27	2.13
20	5.87	4.46	3.86	3.51	3.29	3.13	3.01	2.91	2.84	2.77	2.68	2.57	2.46	2.35	2.22	2.09

续表

分母的自由度 ν_2	分子的自由度 ν_1															
	1	2	3	4	5	6	7	8	9	10	12	15	20	30	60	∞
21	5.83	4.42	3.82	3.48	3.25	3.09	2.97	2.87	2.80	2.73	2.64	2.53	2.42	2.31	2.18	2.04
22	5.79	4.38	3.78	3.44	3.22	3.05	2.93	2.84	2.76	2.70	2.60	2.50	2.39	2.27	2.14	2.00
23	5.75	4.35	3.75	3.41	3.18	3.02	2.90	2.81	2.73	2.67	2.57	2.47	2.36	2.24	2.11	1.97
24	5.72	4.32	3.72	3.38	3.15	2.99	2.87	2.78	2.70	2.64	2.54	2.44	2.33	2.21	2.08	1.94
25	5.69	4.29	3.69	3.35	3.13	2.97	2.85	2.75	2.68	2.61	2.51	2.41	2.30	2.18	2.05	1.91
26	5.66	4.27	3.67	3.33	3.10	2.94	2.82	2.73	2.65	2.59	2.49	2.39	2.28	2.16	2.03	1.88
27	5.63	4.24	3.65	3.31	3.08	2.92	2.80	2.71	2.63	2.57	2.47	2.36	2.25	2.13	2.00	1.85
28	5.61	4.22	3.63	3.29	3.06	2.90	2.78	2.69	2.61	2.55	2.45	2.34	2.23	2.11	1.98	1.83
29	5.59	4.20	3.61	3.27	3.04	2.88	2.76	2.67	2.59	2.53	2.43	2.32	2.21	2.09	1.96	1.81
30	5.57	4.18	3.59	3.25	3.03	2.87	2.75	2.65	2.57	2.51	2.41	2.31	2.20	2.07	1.94	1.79
40	5.42	4.05	3.46	3.13	2.90	2.74	2.62	2.53	2.45	2.39	2.29	2.18	2.07	1.94	1.80	1.64
60	5.29	3.93	3.34	3.01	2.79	2.63	2.51	2.41	2.33	2.27	2.17	2.06	1.94	1.82	1.67	1.48
120	5.15	3.80	3.23	2.89	2.67	2.52	2.39	2.30	2.22	2.16	2.05	1.94	1.82	1.69	1.53	1.31
∞	5.02	3.69	3.12	2.79	2.57	2.41	2.29	2.19	2.11	2.05	1.94	1.83	1.71	1.57	1.39	1.00

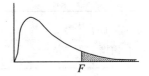

附表 4.1　　*F* 界值表（方差分析用，单侧界值）

上行：$P=0.05$　　下行：$P=0.01$

分母的自由度 ν_2	分子的自由度，ν_1											
	1	2	3	4	5	6	7	8	9	10	11	12
1	161	200	216	225	230	234	237	239	241	242	243	224
	4052	4999	5403	5625	5764	5859	5928	5981	6022	6056	6082	6106
2	18.51	19.00	19.16	19.25	19.30	19.33	19.36	19.37	19.38	19.39	19.40	19.41
	98.49	99.00	99.17	99.25	99.30	99.33	99.34	99.36	99.38	99.40	99.41	99.42
3	10.13	9.55	9.28	9.12	9.01	8.94	8.88	8.84	8.81	8.78	8.76	8.74
	34.12	30.82	29.46	28.71	28.24	27.91	27.67	27.49	27.34	27.23	27.13	27.05
4	7.71	6.94	6.59	6.39	6.26	6.16	6.09	6.04	6.00	5.96	5.93	5.91
	21.20	18.00	16.69	15.98	15.52	15.21	14.98	14.80	14.66	14.54	14.45	14.37
5	6.61	5.79	5.41	5.19	5.05	4.95	4.88	4.82	4.78	4.74	4.70	4.68
	16.26	13.27	12.06	11.39	10.97	10.67	10.45	10.27	10.15	10.05	9.96	9.89
6	5.99	5.14	4.76	4.53	4.39	4.28	4.21	4.15	4.10	4.06	4.03	4.00
	13.74	10.92	9.78	9.15	8.75	8.47	8.26	8.10	7.98	7.87	7.79	7.72
7	5.59	4.74	4.35	4.12	3.97	3.87	3.79	3.73	3.68	3.63	3.60	3.57
	12.25	9.55	8.45	7.85	7.46	7.19	7.00	6.84	6.71	6.62	6.54	6.47
8	5.32	4.46	4.07	3.84	3.69	3.58	3.50	3.44	3.39	3.34	3.31	3.28
	11.26	8.65	7.59	7.01	6.63	6.37	6.19	6.03	5.91	5.82	5.74	5.67
9	5.12	4.26	3.86	3.63	3.48	3.37	3.29	3.23	3.18	3.13	3.10	3.07
	10.56	8.02	6.99	6.42	6.06	5.80	5.62	5.47	5.35	5.26	5.18	5.11
10	4.96	4.10	3.71	3.48	3.33	3.22	3.14	3.07	3.02	2.97	2.94	2.91
	10.04	7.56	6.55	5.99	5.64	5.39	5.21	5.06	4.95	4.85	4.78	4.71
11	4.84	3.98	3.59	3.36	3.20	3.09	3.01	2.95	2.90	2.86	2.82	2.76
	9.65	7.20	6.22	5.67	5.32	5.07	4.88	4.74	4.63	4.54	4.46	4.40
12	4.75	3.88	3.49	3.26	3.11	3.00	2.92	2.85	2.80	2.76	2.72	2.69
	9.33	6.93	5.95	5.41	5.06	4.82	4.65	4.50	4.39	4.30	4.22	4.16
13	4.67	3.80	3.41	3.18	3.02	2.92	2.84	2.77	2.72	2.67	2.63	2.60
	9.07	6.70	5.74	5.20	4.86	4.62	4.44	4.30	4.19	4.10	4.02	3.96
14	4.60	3.74	3.34	3.11	2.96	2.85	2.77	2.70	2.65	2.60	2.56	2.53
	8.86	6.51	5.56	5.03	4.69	4.46	4.28	4.14	4.03	3.94	3.86	3.80
15	4.54	3.68	3.29	3.06	2.90	2.79	2.70	2.64	2.59	2.55	2.51	2.48
	8.68	6.36	5.42	4.89	4.56	4.32	4.14	4.00	3.89	3.80	3.73	3.67
16	4.49	3.63	3.24	3.01	2.85	2.74	2.66	2.59	2.54	2.49	2.45	2.42
	8.53	6.23	5.29	4.77	4.44	4.20	4.03	3.89	3.78	3.69	3.61	3.55
17	4.45	3.59	3.20	2.96	2.81	2.70	2.62	2.55	2.50	2.45	2.41	2.38
	8.40	6.11	5.18	4.67	4.34	4.10	3.93	3.79	3.68	3.59	3.52	3.45

续表

分母的自由度 ν_2	分子的自由度,ν_1											
	1	2	3	4	5	6	7	8	9	10	11	12
18	4.41	3.55	3.16	2.93	2.77	2.66	2.58	2.51	2.46	2.41	2.37	2.34
	8.28	6.01	5.09	4.58	4.25	4.01	3.85	3.71	3.60	3.51	3.44	3.37
19	4.38	3.52	3.13	2.90	2.74	2.63	2.55	2.48	2.43	2.38	2.34	2.31
	8.18	5.93	5.01	4.50	4.17	3.94	3.77	3.63	3.52	3.43	3.36	3.30
20	4.35	3.49	3.10	2.87	2.71	2.60	2.52	2.45	2.40	2.35	2.31	2.28
	8.10	5.85	4.94	4.43	4.10	3.87	3.71	3.56	3.45	3.37	3.30	3.23
21	4.32	3.47	3.07	2.84	2.68	2.57	2.49	2.42	2.37	2.32	2.28	2.25
	8.02	5.78	4.87	4.37	4.04	3.81	3.65	3.51	3.40	3.31	3.24	3.17
22	4.30	3.44	3.05	2.82	2.66	2.55	2.47	2.40	2.35	2.30	2.26	2.23
	7.94	5.72	4.82	4.31	3.99	3.76	3.59	3.45	3.35	3.26	3.18	3.12
23	4.28	3.42	3.03	2.80	2.64	2.53	2.45	2.38	2.32	2.28	2.24	3.20
	7.88	5.66	4.76	4.26	3.94	3.71	3.54	3.41	3.30	3.21	3.14	3.07
24	4.26	3.40	3.01	2.78	2.62	2.51	2.43	2.36	2.30	2.26	2.22	2.18
	7.82	5.61	4.72	4.22	3.90	3.67	3.50	3.36	3.25	3.17	3.09	3.03
25	4.24	3.38	2.99	2.76	2.60	2.49	2.41	2.34	2.28	2.24	2.20	2.16
	7.77	5.57	4.68	4.18	3.86	3.63	3.46	3.32	3.21	3.13	3.05	2.99

附表 4.2　F 界值表(方差分析用,单侧界值)

分母的自由度 ν_2	分子的自由度, ν_1											
	14	16	20	24	30	40	50	75	100	200	500	∞
1	245	246	248	249	250	251	252	253	253	254	254	254
	6142	6169	6208	6234	6258	6286	6302	6323	6334	6352	6361	6366
2	19.42	19.43	19.44	19.45	19.46	19.47	19.47	19.48	19.49	19.49	19.50	19.50
	99.43	99.44	99.45	99.46	99.47	99.48	99.48	99.49	99.49	99.49	99.50	99.50
3	8.71	8.69	8.66	8.64	8.62	8.60	8.58	8.57	8.56	8.54	8.54	8.53
	26.92	26.83	26.69	26.60	26.50	26.41	26.35	26.27	26.23	26.18	26.14	26.12
4	5.87	5.84	5.80	5.77	5.74	5.71	5.70	5.68	5.66	5.65	5.64	5.63
	14.24	14.15	14.02	13.93	13.83	13.74	13.69	13.61	13.75	13.52	13.48	13.46
5	4.64	4.60	4.56	4.53	4.50	4.46	4.44	4.42	4.40	4.38	4.37	4.36
	9.77	9.68	9.55	9.47	9.38	9.29	9.24	9.17	9.13	9.07	9.04	9.02
6	3.96	3.92	3.87	3.84	3.81	3.77	3.75	3.72	3.71	3.69	3.68	3.67
	7.60	7.52	7.39	7.31	7.23	7.14	7.09	7.02	6.99	6.94	6.90	6.88
7	3.52	3.49	3.44	3.41	3.38	3.34	3.32	3.29	3.28	3.25	3.24	3.23
	6.35	6.27	6.15	6.07	5.98	5.90	5.85	5.78	5.75	5.70	5.67	5.65
8	3.23	3.20	3.15	3.12	3.08	3.05	3.03	3.00	2.98	2.96	2.94	2.93
	5.56	5.48	5.36	5.28	5.20	5.11	5.06	5.00	4.96	4.91	4.88	4.86
9	3.02	2.98	2.93	2.90	2.86	2.82	2.80	2.77	2.76	2.73	2.72	2.71
	5.00	4.92	4.80	4.73	4.64	4.56	4.51	4.45	4.41	4.36	4.33	4.31
10	2.86	2.82	2.77	2.74	2.70	2.67	2.64	2.61	2.59	2.56	2.55	2.54
	4.60	4.52	4.41	4.33	4.25	4.17	4.12	4.05	4.01	3.96	3.93	3.91
11	2.74	2.70	2.65	2.61	2.57	2.53	2.50	2.47	2.45	2.42	2.41	2.40
	4.29	4.21	4.10	4.02	3.94	3.86	3.80	3.74	3.70	3.66	3.62	3.60
12	2.64	2.60	2.54	2.50	2.46	2.42	2.40	2.36	2.35	2.32	2.31	2.30
	4.05	3.98	3.86	3.78	3.70	3.61	3.56	3.49	3.46	3.41	3.38	3.36
13	2.55	2.51	2.46	2.42	2.38	2.34	2.32	2.28	2.26	2.24	2.22	2.21
	3.85	3.78	3.67	3.59	3.51	3.42	3.37	3.30	3.27	3.21	3.18	3.16
14	2.48	2.44	2.39	2.35	2.31	2.27	2.24	2.21	2.19	2.16	2.14	2.13
	3.70	3.62	3.51	3.43	3.34	3.26	3.21	3.14	3.11	3.06	3.02	3.00
15	2.43	2.93	2.33	2.29	2.25	2.21	2.18	2.15	2.12	2.10	2.08	2.07
	3.56	3.48	3.36	3.29	3.20	3.12	3.07	3.00	2.97	2.92	2.89	2.87
16	2.37	2.33	2.28	2.24	2.20	2.16	2.13	2.09	2.07	2.04	2.02	2.01
	3.45	3.37	3.25	3.18	3.10	3.01	2.96	2.89	2.86	2.80	2.77	2.75
17	2.33	2.29	2.23	2.19	2.15	2.11	2.08	2.04	2.02	1.99	1.97	1.96
	3.35	3.27	3.16	3.08	3.00	2.92	2.86	2.79	2.76	2.70	2.67	2.65
18	2.29	2.25	2.19	2.15	2.11	2.07	2.04	2.00	1.98	1.95	1.93	1.92
	3.27	3.19	3.07	3.00	2.91	2.83	2.78	2.71	2.68	2.62	2.59	2.57
19	2.26	2.21	2.15	2.11	2.07	2.02	2.00	1.96	1.94	1.91	1.90	1.88
	3.19	3.12	3.00	2.92	2.84	2.76	2.70	2.63	2.60	2.54	2.51	2.49
20	2.23	2.18	2.12	2.08	2.04	1.99	1.96	1.92	1.90	1.87	1.85	1.84
	3.13	3.05	2.94	2.86	2.77	2.69	2.63	2.56	2.53	2.47	2.44	2.42
21	2.20	2.15	2.09	2.05	2.00	1.96	1.93	1.89	1.87	1.84	1.82	1.81
	3.07	2.99	2.88	2.80	2.72	2.63	2.58	2.51	2.47	2.42	2.38	2.36
22	2.18	2.13	2.07	2.03	1.98	1.93	1.91	1.87	1.84	1.81	1.80	1.78
	3.02	2.94	2.83	2.75	2.67	2.58	2.53	2.46	2.42	2.37	2.33	2.31
23	2.14	2.10	2.04	2.00	1.96	1.91	1.88	1.84	1.82	1.79	1.77	1.76
	2.97	2.89	2.78	2.70	2.62	2.53	2.48	2.41	2.37	2.32	2.28	2.26
24	2.13	2.09	2.02	1.98	1.94	1.89	1.86	1.82	1.80	1.76	1.74	1.73
	2.93	2.85	2.74	2.66	2.58	2.49	2.44	2.36	2.33	2.27	2.23	2.21
25	2.11	2.06	2.00	1.96	1.92	1.87	1.84	1.80	1.77	1.74	1.72	1.71
	2.89	2.81	2.70	2.62	2.54	2.45	2.40	2.32	2.29	2.23	2.19	2.17

附表 4.3 F 界值表(方差分析用,单侧界值)

分母的自由度 ν_2	分子的自由度,ν_1											
	1	2	3	4	5	6	7	8	9	10	11	12
26	4.22	3.37	2.98	2.74	2.59	2.47	2.39	2.32	2.27	2.22	2.18	2.15
	7.72	5.53	4.64	4.14	3.82	3.59	3.42	3.29	3.17	3.09	3.02	2.96
27	4.21	3.35	2.96	2.73	2.57	2.46	2.37	2.30	2.25	2.20	2.16	2.13
	7.68	5.49	4.60	4.11	3.79	3.56	3.39	3.26	3.14	3.06	2.98	2.93
28	4.20	3.34	2.95	2.71	2.56	2.44	2.36	2.29	2.24	2.19	2.15	2.12
	7.64	5.45	4.57	4.07	3.76	3.53	3.36	3.23	3.11	3.03	2.95	2.90
29	4.18	3.33	2.93	2.70	2.54	2.43	2.35	2.28	2.22	2.18	2.14	2.10
	7.60	5.42	4.54	4.04	3.73	3.50	3.33	3.20	3.08	3.00	2.92	2.87
30	4.17	3.32	2.92	2.69	2.53	2.42	2.34	2.27	2.21	2.16	2.12	2.09
	7.56	5.39	4.51	4.02	3.70	3.47	3.30	3.17	3.06	2.98	2.90	2.84
32	4.15	3.30	2.90	2.67	2.51	2.40	2.32	2.25	2.19	2.14	2.10	2.07
	7.50	5.34	4.46	3.97	3.66	3.42	3.25	3.12	3.01	2.94	2.86	2.80
34	4.13	3.28	2.88	2.65	2.49	2.38	2.30	2.23	2.17	2.12	2.08	2.05
	7.44	5.29	4.42	3.93	3.61	3.38	3.21	3.08	2.97	2.89	2.82	2.76
36	4.11	3.26	2.86	2.63	2.48	2.36	2.28	2.21	2.15	2.10	2.06	2.03
	7.39	5.25	4.38	3.89	3.58	3.35	3.18	3.04	2.94	2.86	2.78	2.72
38	4.10	3.25	2.85	2.62	2.46	2.35	2.26	2.19	2.14	2.09	2.05	2.02
	7.35	5.21	4.34	3.86	3.54	3.32	3.15	3.02	2.91	2.82	2.75	2.69
40	4.08	3.23	2.84	2.61	2.45	2.34	2.25	2.18	2.12	2.07	2.04	2.00
	7.31	5.18	4.31	3.83	3.51	3.29	3.12	2.99	2.88	2.80	2.73	2.66
42	4.07	3.22	2.83	2.59	2.44	2.32	2.24	2.17	2.11	2.06	2.02	1.99
	7.27	5.15	4.29	3.80	3.49	3.26	3.10	2.96	2.86	2.77	2.70	2.64
44	4.06	3.21	2.82	2.58	2.43	2.31	3.23	2.16	2.10	2.05	2.01	1.98
	7.24	5.12	4.26	3.78	3.46	3.24	3.07	2.94	2.84	2.75	2.68	2.62
46	4.05	3.20	2.81	2.57	2.42	2.30	2.22	2.14	2.09	2.04	2.00	1.97
	7.21	5.10	4.24	3.76	3.44	3.22	3.05	2.92	2.82	2.73	2.66	2.60
48	4.04	3.19	2.80	2.56	2.41	2.30	2.21	2.14	2.08	2.03	1.99	1.96
	7.19	5.08	4.22	3.74	3.42	3.20	3.04	2.90	2.80	2.71	2.64	2.58
50	4.03	3.18	2.79	2.56	2.40	2.29	2.20	2.13	2.07	2.02	1.98	1.95
	7.17	5.06	4.20	3.72	3.41	3.18	3.02	2.88	2.78	2.70	2.62	2.56
60	4.00	3.15	2.76	2.52	2.37	2.25	2.17	2.10	2.04	1.99	1.95	1.92
	7.08	4.98	4.13	3.65	3.34	3.12	2.95	2.82	2.72	2.63	2.56	2.50
70	3.98	3.13	2.74	2.50	2.35	2.23	2.14	2.07	2.01	1.97	1.93	1.89
	7.01	4.29	4.08	3.60	3.29	3.07	2.91	2.77	2.67	2.59	2.51	2.45
80	3.96	3.11	2.72	2.48	2.33	2.21	2.12	2.05	1.99	1.95	1.91	1.88
	6.96	4.88	4.04	3.56	3.25	3.04	2.87	2.74	2.64	2.55	2.48	2.41
100	3.94	3.09	2.70	2.46	2.30	2.19	2.10	2.03	1.97	1.92	1.88	1.85
	6.90	4.82	3.98	3.51	3.20	2.99	2.82	2.69	2.59	2.51	2.43	2.36
125	3.92	3.07	2.68	2.44	2.29	2.17	2.08	2.01	1.95	1.90	1.86	1.83
	6.84	4.78	3.94	3.47	3.17	2.95	2.79	2.65	2.56	2.47	2.40	2.33
150	3.91	3.06	2.67	2.43	2.27	2.16	2.07	2.00	1.94	1.89	1.85	1.82
	6.81	4.75	3.91	3.44	3.14	2.92	2.76	2.62	2.53	2.44	2.37	2.30
200	3.89	3.04	2.65	2.41	2.26	2.14	2.05	1.98	1.92	1.87	1.83	1.80
	6.76	4.71	3.88	3.41	3.11	2.90	2.73	2.60	2.50	2.41	2.34	2.28
400	3.86	3.02	2.62	2.39	2.23	2.12	2.03	1.96	1.90	1.85	1.81	1.78
	6.70	4.66	3.83	3.36	3.06	2.85	2.69	2.55	2.46	2.37	2.29	2.23
1000	3.85	3.00	2.61	2.38	2.22	2.10	2.02	1.95	1.89	1.84	1.80	1.76
	6.66	4.62	3.80	3.34	3.04	2.82	2.66	2.53	2.43	2.34	2.26	2.20
∞	3.84	2.99	2.60	2.37	2.21	2.09	2.01	1.94	1.88	1.83	1.79	1.75
	6.64	4.60	3.78	3.32	3.02	2.80	2.64	2.51	2.41	2.32	2.24	2.18

附表 4.4 F 界值表(方差分析用,单侧界值)

分母的自由度 ν_2	分子的自由度,ν_1											
	14	16	20	24	30	40	50	75	100	200	500	∞
26	2.10	2.05	1.99	1.95	1.90	1.85	1.82	1.78	1.76	1.72	1.70	1.69
	2.86	2.77	2.66	2.58	2.50	2.41	2.36	2.28	2.25	2.19	2.15	2.13
27	2.08	2.03	1.97	1.93	1.88	1.84	1.80	1.76	1.74	1.71	1.68	1.67
	2.83	2.74	2.63	2.55	2.47	2.38	2.33	2.25	2.21	2.16	2.12	2.10
28	2.06	2.02	1.96	1.91	1.87	1.81	1.78	1.75	1.72	1.69	1.67	1.65
	2.80	2.71	2.60	2.52	2.44	2.35	2.30	2.22	2.18	2.13	2.09	2.06
29	2.05	2.00	1.94	1.90	1.85	1.80	1.77	1.73	1.71	1.68	1.65	1.64
	2.77	2.68	2.57	2.49	2.41	2.32	2.27	2.19	2.15	2.10	2.06	2.03
30	2.04	1.99	1.93	1.89	1.84	1.79	1.76	1.72	1.69	1.66	1.64	1.62
	2.74	2.66	2.55	2.47	2.38	2.29	2.24	2.16	2.13	2.07	2.03	2.01
32	2.02	1.97	1.91	1.86	1.82	1.76	1.74	1.69	1.67	1.64	1.61	1.59
	2.70	2.62	2.51	2.42	2.34	2.25	2.20	2.12	2.08	2.02	1.98	1.96
34	2.00	1.95	1.89	1.84	1.80	1.74	1.71	1.67	1.64	1.61	1.59	1.57
	2.66	2.58	2.47	2.38	2.30	2.21	2.15	2.08	2.04	1.98	1.94	1.91
36	1.98	1.93	1.87	1.82	1.78	1.72	1.69	1.65	1.62	1.59	1.56	1.55
	2.62	2.54	2.43	2.35	2.26	2.17	2.12	2.04	2.00	1.94	1.90	1.87
38	1.96	1.92	1.85	1.80	1.76	1.71	1.67	1.63	1.60	1.57	1.54	1.53
	2.59	2.51	2.40	2.32	2.22	2.14	2.08	2.00	1.97	1.90	1.86	1.84
40	1.95	1.90	1.84	1.79	1.74	1.69	1.66	1.61	1.59	1.55	1.53	1.51
	2.56	2.49	2.37	2.29	2.20	2.11	2.05	1.97	1.94	1.88	1.84	1.81
42	1.94	1.89	1.82	1.78	1.73	1.68	1.64	1.60	1.57	1.54	1.51	1.49
	2.54	2.46	2.35	2.26	2.17	2.08	2.02	1.94	1.91	1.85	1.80	1.78
44	1.92	1.88	1.81	1.76	1.72	1.66	1.63	1.58	1.56	1.52	1.50	1.48
	2.52	2.44	2.32	2.24	2.15	2.06	2.00	1.92	1.88	1.82	1.78	1.75
46	1.91	1.87	1.80	1.75	1.71	1.65	1.62	1.57	1.54	1.51	1.48	1.46
	2.50	2.42	2.30	2.22	2.13	2.04	1.98	1.90	1.86	1.80	1.76	1.72
48	1.90	1.86	1.79	1.74	1.70	1.64	1.61	1.56	1.53	1.50	1.47	1.45
	2.48	2.40	2.28	2.20	2.11	2.02	1.96	1.88	1.84	1.78	1.73	1.70
50	1.90	1.85	1.78	1.74	1.69	1.63	1.60	1.55	1.52	1.48	1.46	1.44
	2.46	2.39	2.26	2.18	2.10	2.00	1.94	1.86	1.82	1.76	1.71	1.68
60	1.86	1.81	1.75	1.70	1.65	1.59	1.56	1.50	1.48	1.44	1.41	1.39
	2.40	2.32	2.20	2.12	2.03	1.93	1.87	1.79	1.74	1.68	1.63	1.60
70	1.84	1.79	1.72	1.67	1.62	1.56	1.53	1.47	1.45	1.40	1.37	1.35
	2.35	2.28	2.15	2.07	1.98	1.88	1.82	1.74	1.69	1.62	1.56	1.53
80	1.82	1.77	1.70	1.65	1.60	1.54	1.51	1.45	1.42	1.38	1.35	1.32
	2.32	2.24	2.11	2.03	1.94	1.84	1.78	1.70	1.65	1.57	1.52	1.49
100	1.79	1.75	1.68	1.63	1.57	1.51	1.48	1.42	1.39	1.34	1.30	1.28
	2.26	2.19	2.06	1.98	1.89	1.79	1.73	1.64	1.59	1.51	1.46	1.43
125	1.77	1.72	1.65	1.60	1.55	1.49	1.45	1.39	1.36	1.31	1.27	1.25
	2.23	2.15	2.03	1.94	1.85	1.75	1.68	1.59	1.54	1.46	1.40	1.37
150	1.76	1.71	1.64	1.59	1.54	1.47	1.44	1.37	1.34	1.29	1.25	1.22
	2.20	2.12	2.00	1.91	1.83	1.72	1.66	1.56	1.51	1.43	1.37	1.33
200	1.74	1.69	1.62	1.57	1.52	1.45	1.42	1.35	1.32	1.26	1.22	1.19
	2.17	2.09	1.97	1.88	1.79	1.69	1.62	1.53	1.48	1.39	1.33	1.28
400	1.72	1.67	1.60	1.54	1.49	1.42	1.38	1.32	1.28	1.22	1.16	1.13
	2.12	2.04	1.92	1.84	1.74	1.64	1.57	1.47	1.42	1.32	1.24	1.19
1000	1.70	1.65	1.58	1.53	1.47	1.41	1.36	1.30	1.26	1.19	1.13	1.08
	2.09	2.01	1.89	1.81	1.71	1.61	1.54	1.44	1.38	1.28	1.19	1.11
∞	1.69	1.64	1.57	1.52	1.46	1.40	1.35	1.28	1.24	1.17	1.11	1.00
	2.07	1.99	1.87	1.79	1.69	1.59	1.52	1.41	1.36	1.25	1.15	1.00

附表 5　q 界值表（Student-Newman-Keuls 检验用）

（上行：$P=0.05$ 时的 q 值，下行：$P=0.01$ 时的 q 值）

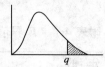

误差的自由度 ν	处理数(a)								
	2	3	4	5	6	7	8	9	10
5	3.64	4.60	5.22	5.67	6.03	6.33	6.58	6.80	6.99
	5.70	6.97	7.80	8.42	8.91	9.32	9.67	9.97	10.24
6	3.46	4.34	4.90	5.31	5.63	5.89	6.12	6.32	6.49
	5.24	6.33	7.03	7.56	7.97	8.32	8.61	8.87	9.10
7	3.34	4.16	4.68	5.06	5.36	5.61	5.82	6.00	6.16
	4.95	5.92	6.54	7.01	7.37	7.68	7.94	8.17	8.37
8	3.26	4.04	4.53	4.89	5.17	5.40	5.60	5.77	5.92
	4.74	5.63	6.20	6.63	6.96	7.24	7.47	7.68	7.87
9	3.20	3.95	4.42	4.76	5.02	5.24	5.43	5.60	5.74
	4.60	5.43	5.96	6.35	6.66	6.91	7.13	7.32	7.49
10	3.15	3.88	4.33	4.65	4.91	5.12	5.30	5.46	5.60
	4.48	5.27	5.77	6.14	6.43	6.67	6.87	7.05	7.21
11	3.11	3.82	4.26	4.57	4.82	5.03	5.20	5.35	5.49
	4.39	5.14	5.62	5.97	6.25	6.48	6.67	6.84	6.99
12	3.08	3.77	4.20	4.51	4.75	4.95	5.12	5.27	5.40
	4.32	5.04	5.50	5.84	6.10	6.32	6.51	6.67	6.81
13	3.06	3.73	4.15	4.45	4.69	4.88	5.05	5.19	5.32
	4.26	4.96	5.40	5.73	5.98	6.19	6.37	6.53	6.67
14	3.03	3.70	4.11	4.41	4.64	4.83	4.99	5.13	5.25
	4.21	4.89	5.32	5.63	5.88	6.08	6.26	6.41	6.54
15	3.01	3.67	4.08	4.37	4.60	4.78	4.94	5.08	5.20
	4.17	4.83	5.25	5.56	5.80	5.99	6.16	6.31	6.44
16	3.00	3.65	4.05	4.33	4.56	4.74	4.90	5.03	5.15
	4.13	4.78	5.19	5.49	5.72	5.92	6.08	6.22	6.35
17	2.98	3.63	4.02	4.30	4.52	4.71	4.86	4.99	5.11
	4.10	4.74	5.14	5.43	5.66	5.85	6.01	6.15	6.27
18	2.97	3.61	4.00	4.28	4.49	4.67	4.82	4.96	5.07
	4.07	4.70	5.09	5.38	5.60	5.79	5.94	6.08	6.20
19	2.96	3.59	3.98	4.25	4.47	4.65	4.79	4.92	5.04
	4.05	4.67	5.05	5.33	5.55	5.73	5.89	6.02	6.14
20	2.95	3.58	3.96	4.23	4.45	4.62	4.77	4.90	5.01
	4.02	4.64	5.02	5.29	5.51	5.69	5.84	5.97	6.09
24	2.92	3.53	3.90	4.17	4.37	4.54	4.68	4.81	4.92
	3.96	4.54	4.91	5.17	5.37	5.54	5.69	5.81	5.92
30	2.89	3.49	3.84	4.10	4.30	4.46	4.60	4.72	4.83
	3.89	4.45	4.80	5.05	5.24	5.40	5.54	5.65	5.76
40	2.86	3.44	3.79	4.04	4.23	4.39	4.52	4.63	4.74
	3.82	4.37	4.70	4.93	5.11	5.27	5.39	5.50	5.60
60	2.83	3.40	3.74	3.98	4.16	4.31	4.44	4.55	4.65
	3.76	4.28	4.60	4.82	4.99	5.13	5.25	5.36	5.45
120	2.80	3.36	3.69	3.92	4.10	4.24	4.36	4.48	4.56
	3.70	4.20	4.50	4.71	4.87	5.01	5.12	5.21	5.30
∞	2.77	3.31	3.63	3.86	4.03	4.17	4.29	4.39	4.47
	3.64	4.12	4.40	4.60	4.76	4.88	4.99	5.08	5.16

附表 6.1　Dunnett 检验用 t_D 界值表（双侧）

上行：$P=0.05$　　下行：$P=0.01$

ν	组　数，a					ν	组　数，a				
	2	3	4	5	6		2	3	4	5	6
5	2.57	3.03	3.29	3.48	3.62	16	2.12	2.42	2.59	2.71	2.80
	4.03	4.63	4.98	5.22	5.41		2.92	3.22	3.39	3.51	3.60
6	2.45	2.86	3.10	3.26	3.39	17	2.11	2.41	2.58	2.69	2.78
	3.71	4.21	4.51	4.71	4.87		2.90	3.19	3.36	3.47	3.56
7	2.36	2.75	2.97	3.12	3.24	18	2.10	2.40	2.56	2.68	2.76
	3.50	3.95	4.21	4.39	4.53		2.88	3.17	3.33	3.44	3.53
8	2.31	2.67	2.88	3.02	3.13	19	2.09	2.39	2.55	2.66	2.75
	3.36	3.77	4.00	4.17	4.29		2.86	3.15	3.31	3.42	3.50
9	2.26	2.61	2.81	2.95	3.05	20	2.09	2.38	2.54	2.65	2.73
	3.25	3.63	3.85	4.01	4.12		2.85	3.13	3.29	3.40	3.48
10	2.23	2.57	2.76	2.89	2.99	24	2.06	2.35	2.51	2.61	2.70
	3.17	3.53	3.74	3.88	3.99		2.80	3.07	3.22	3.32	3.40
11	2.20	2.53	2.72	2.84	2.94	30	2.04	2.32	2.47	2.58	2.66
	3.11	3.45	3.65	3.79	3.89		2.75	3.01	3.15	3.25	3.33
12	2.18	2.50	2.68	2.81	2.90	40	2.02	2.29	2.44	2.54	2.62
	3.05	3.39	3.58	3.71	3.81		2.70	2.95	3.09	3.19	3.26
13	2.16	2.48	2.65	2.78	2.87	60	2.00	2.27	2.41	2.51	2.58
	3.01	3.33	3.52	3.65	3.74		2.66	2.90	3.03	3.12	3.19
14	2.14	2.46	2.63	2.75	2.84	120	1.98	2.24	2.38	2.47	2.55
	2.98	3.29	3.47	3.59	3.69		2.62	2.85	2.97	3.06	3.12
15	2.13	2.44	2.61	2.73	2.82	∞	1.96	2.21	2.35	2.44	2.51
	2.95	3.25	3.43	3.55	3.64		2.58	2.79	2.92	3.00	3.06

附表 6.2　Dunnett 检验用 t_D 界值表（单侧）

上行：$P=0.05$　　下行：$P=0.01$

ν	组　数，a					ν	组　数，a				
	2	3	4	5	6		2	3	4	5	6
5	2.02	2.44	2.68	2.85	2.98	16	1.75	2.06	2.23	2.34	2.43
	3.37	3.90	4.21	4.43	4.60		2.58	2.88	3.05	3.17	3.26
6	1.94	2.34	2.56	2.71	2.83	17	1.74	2.05	2.22	2.33	2.42
	3.14	3.61	3.88	4.07	4.21		2.57	2.86	3.03	3.14	3.23
7	1.89	2.27	2.48	2.62	2.73	18	1.73	2.04	2.21	2.32	2.41
	3.00	3.42	3.66	3.83	3.96		2.55	2.84	3.01	3.12	3.21
8	1.86	2.22	2.42	2.55	2.66	19	1.73	2.03	2.20	2.31	2.40
	2.90	3.29	3.51	3.67	3.79		2.54	2.83	2.99	3.10	3.18
9	1.83	2.18	2.37	2.50	2.60	20	1.72	2.03	2.19	2.30	2.39
	2.82	3.19	3.40	3.55	3.66		2.53	2.81	2.97	3.08	3.17
10	1.81	2.15	2.34	2.47	2.56	24	1.71	2.01	2.17	2.28	2.36
	2.76	3.11	3.31	3.45	3.56		2.49	2.77	2.92	3.03	3.11
11	1.80	2.13	2.31	2.44	2.53	30	1.70	1.99	2.15	2.25	2.33
	2.72	3.06	3.25	3.38	3.48		2.46	2.72	2.87	2.97	3.05
12	1.78	2.11	2.29	2.41	2.50	40	1.68	1.97	2.13	2.23	2.31
	2.68	3.01	3.19	3.32	3.42		2.42	2.68	2.82	2.92	2.99
13	1.77	2.09	2.27	2.39	2.48	60	1.67	1.95	2.10	2.21	2.28
	2.65	2.97	3.15	3.27	3.37		2.39	2.64	2.78	2.87	2.94
14	1.76	2.08	2.25	2.37	2.46	120	1.66	1.93	2.08	2.18	2.26
	2.62	2.94	3.11	3.23	3.32		2.36	2.60	2.73	2.82	2.89
15	1.75	2.07	2.24	2.36	2.44	∞	1.64	1.92	2.06	2.16	2.23
	2.60	2.91	3.08	3.20	3.29		2.33	2.56	2.68	2.77	2.84

附表 7.1　百分率的可信区间

上行:95％可信区间　　　　下行:99％可信区间

n	X													
	0	1	2	3	4	5	6	7	8	9	10	11	12	13
1	0~98													
	0~100													
2	0~84	1~99												
	0~93	0~100												
3	0~71	1~91	9~99											
	0~83	0~96	4~100											
4	0~60	1~81	7~93											
	0~73	0~89	3~97											
5	0~52	1~72	5~85	15~95										
	0~65	0~81	2~92	8~98										
6	0~46	0~64	4~78	12~88										
	0~59	0~75	2~86	7~93										
7	0~41	0~58	4~71	10~82	18~90									
	0~53	0~68	2~80	6~88	12~94									
8	0~37	0~53	3~65	9~76	16~84									
	0~48	0~63	1~74	5~83	10~90									
9	0~34	0~48	3~60	7~70	14~79	21~86								
	0~45	0~59	1~69	4~78	9~85	15~91								
10	0~31	0~45	3~56	7~65	12~74	19~81								
	0~41	0~54	1~65	4~74	8~81	13~87								
11	0~28	0~41	2~52	6~61	11~69	17~77	23~83							
	0~38	0~51	1~61	3~69	7~77	11~83	17~89							
12	0~26	0~38	2~48	5~57	10~65	15~72	21~79							
	0~36	0~48	1~57	3~66	6~73	10~79	15~85							
13	0~25	0~36	2~45	5~54	9~61	14~68	19~75	25~81						
	0~34	0~45	1~54	3~62	6~69	9~76	14~81	19~86						
14	0~23	0~34	2~43	5~51	8~58	13~65	18~71	23~77						
	0~32	0~42	1~51	3~59	5~66	9~72	13~78	17~83						
15	0~22	0~32	2~41	4~48	8~55	12~62	16~68	21~73	27~79					
	0~30	0~40	1~49	2~56	5~63	8~69	12~74	16~79	21~84					
16	0~21	0~30	2~38	4~46	7~52	11~59	15~65	20~70	25~75					
	0~28	0~38	1~46	2~53	5~60	8~66	11~71	15~76	19~81					
17	0~20	0~29	2~36	4~43	7~50	10~56	14~62	18~67	23~72	28~77				
	0~27	0~36	1~44	2~51	4~57	7~63	10~69	14~74	18~78	22~82				
18	0~19	0~27	1~35	4~41	6~48	10~54	13~59	17~64	22~69	26~74				
	0~26	0~35	1~42	2~49	4~55	7~61	10~66	13~71	17~75	21~79				
19	0~18	0~26	1~33	3~40	6~46	9~51	13~57	16~62	20~67	24~71	29~76			
	0~24	0~33	1~40	2~47	4~53	6~58	9~63	12~68	16~73	19~77	23~81			
20	0~17	0~25	1~32	3~38	6~44	9~49	12~54	15~59	19~64	23~69	27~73			
	0~23	0~32	1~39	2~45	4~51	6~56	9~61	11~66	15~70	18~74	22~78			
21	0~16	0~24	1~30	3~36	5~42	8~47	11~52	15~57	18~62	22~66	26~70	30~74		
	0~22	0~30	1~37	2~43	3~49	6~54	8~59	11~63	14~68	17~71	21~76	24~80		
22	0~15	0~23	1~29	3~35	5~40	8~45	11~50	14~55	17~59	21~64	24~68	28~72		
	0~21	0~29	1~36	2~42	3~47	5~52	8~57	10~61	13~66	16~70	20~73	23~77		
23	0~15	0~22	1~28	3~34	5~39	8~44	10~48	13~53	16~57	20~62	23~66	27~69	31~73	
	0~21	0~28	1~35	2~40	3~45	5~50	7~55	10~59	13~63	15~67	19~71	22~75	25~78	
24	0~14	0~21	1~27	3~32	5~37	7~42	10~47	13~51	16~55	19~59	22~63	26~67	29~71	
	0~20	0~27	0~33	2~39	3~44	5~49	7~53	9~57	12~61	15~65	18~69	21~73	24~76	
25	0~14	0~20	1~26	3~31	5~36	7~41	9~45	12~49	15~54	18~58	21~61	24~65	28~69	31~72
	0~19	0~26	0~32	1~37	3~42	5~47	7~51	9~56	11~60	14~63	17~67	20~71	23~74	26~77

附表 7.2 百分率的可信区间

上行：95%可信区间　　　　下行：99%可信区间

n	0	1	2	3	4	5	6	7	8	9	10	11	12	13
26	0~13	0~20	1~25	2~30	4~35	7~39	9~44	12~48	14~52	17~56	20~60	23~63	27~67	30~70
	0~18	0~25	0~31	1~36	3~41	4~46	6~5	9~54	11~58	13~62	16~65	19~69	22~72	25~75
27	0~13	0~19	1~24	2~29	4~34	6~38	9~42	11~46	14~50	17~54	19~58	22~61	26~65	29~68
	0~18	0~25	0~30	1~35	3~40	4~44	6~48	8~52	10~56	13~60	15~63	18~67	21~70	24~73
28	0~12	0~18	1~24	2~28	4~33	6~37	8~41	11~45	13~49	16~52	19~56	22~59	25~63	28~66
	0~17	0~24	0~29	1~34	3~39	4~43	6~47	8~51	10~55	12~58	15~62	17~65	20~68	23~71
29	0~12	0~18	1~23	2~27	4~32	6~36	8~40	10~44	13~47	15~51	18~54	21~58	24~61	26~64
	0~17	0~23	0~28	1~33	2~37	4~42	6~46	8~49	10~53	12~57	14~60	17~63	19~66	22~70
30	0~12	0~17	1~22	2~27	4~31	6~35	8~39	10~24	12~46	15~49	17~53	20~56	23~59	26~63
	0~16	0~22	0~27	1~32	2~36	4~40	5~44	7~48	9~52	11~55	14~58	16~62	19~65	21~68
31	0~11	0~17	1~22	2~26	4~30	6~34	8~38	10~41	12~45	14~48	17~51	19~55	22~58	25~61
	0~16	0~22	0~27	1~31	2~35	4~39	5~43	7~47	9~50	11~54	13~57	16~60	18~63	20~66
32	0~11	0~16	1~21	2~25	4~29	5~33	7~36	9~40	12~43	14~47	16~50	19~53	21~56	24~59
	0~15	0~21	0~26	1~30	2~34	4~38	5~42	7~46	9~49	11~52	13~56	15~59	17~62	20~65
33	0~11	0~15	1~20	2~24	3~28	5~32	7~36	9~39	11~42	13~46	16~49	18~52	20~55	23~58
	0~15	0~20	0~25	1~30	2~34	3~37	5~41	7~44	8~48	10~51	12~54	14~57	17~60	19~63
34	0~10	0~15	1~19	2~23	3~28	5~31	7~35	9~38	11~41	13~44	15~48	17~51	20~54	22~56
	0~14	0~20	0~25	1~29	2~33	3~36	5~40	6~43	8~47	10~50	12~53	14~56	16~59	18~62
35	0~10	0~15	1~19	2~23	3~27	5~30	7~34	8~37	10~40	13~43	15~46	17~49	19~52	22~55
	0~14	0~20	0~24	1~28	2~32	3~35	5~39	6~42	8~45	10~49	12~52	14~55	16~57	18~60
36	0~10	0~15	1~18	2~22	3~26	5~29	6~33	8~36	10~39	12~42	14~45	16~48	19~51	21~54
	0~14	0~19	0~23	1~27	2~31	3~35	5~38	6~41	8~44	9~47	11~50	13~53	15~56	17~59
37	0~10	0~14	1~18	2~22	3~25	5~28	6~32	8~35	10~38	12~41	14~44	16~47	18~50	20~53
	0~13	0~18	0~23	1~27	2~30	3~34	4~37	6~40	7~43	9~46	11~49	13~52	15~55	17~58
38	0~10	0~14	1~18	2~21	3~25	5~28	6~32	8~34	10~37	11~40	13~43	15~46	18~49	20~51
	0~13	0~18	0~22	1~26	2~30	3~33	4~36	6~39	7~42	9~45	11~48	12~51	14~54	16~56
39	0~9	0~14	1~17	2~21	3~24	4~27	6~31	8~33	9~36	11~39	13~42	15~45	17~48	19~50
	0~13	0~18	0~21	1~25	2~29	3~32	4~35	6~38	7~41	9~44	10~47	12~50	14~53	16~55
40	0~9	0~13	1~17	2~21	3~24	4~27	6~30	8~33	9~35	11~38	13~41	15~44	17~47	19~49
	0~12	0~17	0~21	1~25	2~28	3~32	4~35	5~38	7~40	9~43	10~46	12~49	13~52	15~54
41	0~9	0~13	1~17	2~20	3~23	4~26	6~29	7~32	9~35	11~37	12~40	14~43	16~46	18~48
	0~12	0~17	0~21	1~24	2~28	3~31	4~34	5~37	7~40	8~42	10~45	11~48	13~50	15~53
42	0~9	0~13	1~16	2~20	3~23	4~26	6~28	7~31	9~34	10~37	12~39	14~42	16~45	18~47
	0~12	0~17	0~20	1~24	2~27	3~30	4~33	5~36	7~39	8~42	9~44	11~47	13~49	15~52
43	0~9	0~12	1~16	2~19	3~23	4~25	5~28	7~31	8~33	10~36	12~39	14~41	15~44	17~46
	0~12	0~16	0~20	1~23	2~26	3~30	4~33	5~35	6~38	8~41	9~43	11~46	13~49	14~51
44	0~9	0~12	1~15	2~19	3~22	4~25	5~28	7~30	8~33	10~35	11~38	13~40	15~43	17~45
	0~11	0~16	0~19	1~23	2~26	3~29	4~32	5~35	6~37	8~40	9~42	11~45	12~47	14~50
45	0~8	0~12	1~15	2~18	3~21	4~24	5~27	7~30	8~32	9~34	11~37	13~39	15~42	16~44
	0~11	0~15	0~19	1~22	2~25	3~28	4~31	5~34	6~37	8~39	9~42	10~44	12~47	14~49
46	0~8	0~12	1~15	2~18	3~21	4~24	5~26	7~29	8~31	9~34	11~36	13~39	14~41	16~43
	0~11	0~15	0~19	1~22	2~25	3~28	4~31	5~33	6~36	7~39	9~41	10~43	12~46	13~48
47	0~8	0~12	1~15	2~17	3~20	4~23	5~26	6~28	8~31	9~34	11~36	12~38	14~40	16~43
	0~11	0~15	0~18	1~21	2~24	2~27	3~30	5~33	6~35	7~38	9~40	10~42	11~45	13~47
48	0~8	0~11	1~14	2~17	3~20	4~22	5~25	6~28	8~30	9~33	11~35	12~37	14~39	15~42
	0~10	0~14	0~18	1~21	2~24	2~27	3~29	5~32	6~35	7~37	8~40	10~42	11~44	13~47
49	0~18	0~11	1~14	2~17	2~20	4~22	5~25	6~27	7~30	9~32	10~35	12~37	13~39	15~41
	0~10	0~14	0~17	1~20	1~24	2~26	3~29	4~32	6~34	7~36	8~39	9~41	11~44	12~46
50	0~7	0~11	1~14	2~17	2~19	3~22	5~24	6~26	7~29	9~31	10~34	11~36	13~38	15~41
	0~10	0~14	0~17	1~20	1~23	2~26	3~28	4~31	5~33	7~36	8~38	9~40	11~43	12~45

附表 7.3 百分率的可信区间

上行:95%可信区间　　　下行:99%可信区间

n	14	15	16	17	18	19	20	21	22	23	24	25
27	32~71											
	27~76											
28	31~69											
	26~74											
29	30~68	33~71										
	25~72	28~75										
30	28~66	31~69										
	24~71	27~74										
31	27~64	30~67	33~70									
	23~69	26~72	28~75									
32	26~62	29~65	32~68									
	22~67	25~70	27~73									
33	26~61	28.64	31~67	34~69								
	21~66	24~69	26~71	29~74								
34	25~59	27~62	30~65	32~68								
	21~64	23~67	25~70	28~72								
35	24~58	26~61	29~63	31~66	34~69							
	20~63	22~66	24~68	27~71	29~73							
36	23~57	26~59	28~62	30~65	33~67							
	19~62	22~64	23~67	26~69	28~72							
37	23~55	25~58	27~61	30~63	32~66	34~68						
	19~60	21~63	23~65	25~68	28~70	30~73						
38	22~54	24~57	26~59	29~62	31~64	33~67						
	18~59	20~61	22~64	25~66	27~69	29~71						
39	21~53	23~55	26~58	28~60	30~63	32~65	35~68					
	18~58	20~60	22~63	24~65	26~68	28~70	30~72					
40	21~52	23~54	25~57	27~59	29~62	32~64	34~66					
	17~57	19~59	21~61	23~64	25~66	27~68	30~71					
41	20~51	22~53	24~56	26~58	29~60	31~63	33~65	35~67				
	17~55	19~58	21~60	23~63	25~65	27~67	29~69	31~71				
42	20~50	22~52	24~54	26~57	28~59	30~61	32~64	34~66				
	16~54	18~57	20~59	22~61	24~64	26~66	28~67	30~70				
43	19~49	21~51	23~53	25~56	27~58	29~60	31~62	33~65	36~67			
	16~53	18~56	19~58	21~60	23~62	25~65	27~66	29~69	31~71			
44	19~48	21~50	22~52	24~55	26~57	28~59	30~61	33~63	35~65			
	15~52	17~55	19~57	21~59	23~61	25~63	26~65	28~68	30~70			
45	18~47	20~49	22~51	24~54	26~56	28~58	30~60	32~62	34~64	36~66		
	15~51	17~54	19~56	20~58	22~60	24~62	26~64	28~66	30~68	32~70		
46	18~46	20~48	21~60	23~53	25~55	27~57	29~59	31~61	33~63	35~65		
	15~50	16~53	18~55	20~57	22~59	23~61	25~63	27~65	29~67	31~69		
47	18~45	19~47	21~49	23~52	25~54	26~56	28~58	30~60	32~62	34~64	36~66	
	14~19	16~52	18~54	19~56	21~58	23~60	25~62	26~64	28~66	30~68	32~70	
48	17~44	19~46	21~48	22~51	24~53	26~55	28~57	30~59	31~61	33~63	35~65	
	14~49	16~51	17~53	19~55	21~57	22~59	24~61	26~63	28~65	29~67	31~69	
49	17~43	18~45	20~47	22~50	24~52	25~54	27~56	29~58	31~60	33~62	34~64	36~66
	14~48	15~50	17~52	19~54	20~56	22~58	23~60	25~62	27~64	29~66	31~68	32~70
50	16~43	18~45	20~47	21~49	23~51	25~53	26~55	28~57	30~59	32~61	34~63	36~65
	14~47	15~49	17~51	18~53	20~55	21~57	23~59	25~61	26~63	28~65	30~67	32~68

附表 8　Poisson 分布 λ 的可信区间

样本计数 X	95%		99%		样本计数 X	95%		99%	
	下限	上限	下限	上限		下限	上限	下限	上限
0	0.0	3.7	0.0	5.3					
1	0.1	5.6	0.0	7.4	26	17.0	38.0	14.7	42.2
2	0.2	7.2	0.1	9.3	27	17.8	39.2	15.4	43.5
3	0.6	8.8	0.3	11.0	28	18.6	40.4	16.2	44.8
4	1.0	10.2	0.6	12.6	29	19.4	41.6	17.0	46.0
5	1.6	11.7	1.0	14.1	30	20.2	42.8	17.7	47.2
6	2.2	13.1	1.5	15.6	31	21.0	44.0	18.5	48.4
7	2.8	14.4	2.0	17.1	32	21.8	45.1	19.3	49.6
8	3.4	15.8	2.5	18.5	33	22.7	46.3	20.0	50.8
9	4.0	17.1	3.1	20.0	34	23.5	47.5	20.8	52.1
10	4.7	18.4	3.7	21.3	35	24.3	48.7	21.6	53.3
11	5.4	19.7	4.3	22.6	36	25.1	49.8	22.4	54.5
12	6.2	21.0	4.9	24.0	37	26.0	51.0	23.2	55.7
13	6.9	22.3	5.5	25.4	38	26.8	52.2	24.0	56.9
14	7.7	23.5	6.2	26.7	39	27.7	53.3	24.8	58.1
15	8.4	24.8	6.8	28.1	40	28.6	54.5	25.6	59.3
16	9.4	26.0	7.5	29.4	41	29.4	55.6	26.4	60.5
17	9.9	27.2	8.2	30.7	42	30.3	56.8	27.2	61.7
18	10.7	28.4	8.9	32.0	43	31.1	57.9	28.0	62.9
19	11.5	29.6	9.6	33.3	44	32.0	59.0	28.8	64.1
20	12.2	30.8	10.3	34.6	45	32.8	60.2	29.6	65.3
21	13.0	32.0	11.0	35.9	46	33.6	61.3	30.4	66.5
22	13.8	33.2	11.8	37.2	47	34.5	62.5	31.2	67.7
23	14.6	34.4	12.5	38.4	48	35.3	63.6	32.0	68.9
24	15.4	35.6	13.2	39.7	49	36.1	64.8	32.8	70.1
25	16.2	36.8	14.0	41.0	50	37.0	65.9	33.6	71.3

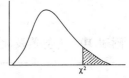

附表 9　χ² 界值表

自由度	概率，P（右侧尾部面积）												
ν	0.995	0.990	0.975	0.950	0.900	0.750	0.500	0.250	0.100	0.050	0.025	0.010	0.005
1					0.02	0.10	0.45	1.32	2.71	3.84	5.02	6.63	7.88
2	0.01	0.02	0.05	0.10	0.21	0.58	1.39	2.77	4.61	5.99	7.83	9.21	10.60
3	0.07	0.11	0.22	0.35	0.58	1.21	2.37	4.11	6.25	7.81	9.35	11.34	12.84
4	0.21	0.30	0.48	0.71	1.06	1.92	3.36	5.39	7.78	9.49	11.14	13.28	14.86
5	0.41	0.55	0.83	1.15	1.61	2.67	4.35	6.63	9.24	11.07	12.83	15.09	16.75
6	0.68	0.87	1.24	1.64	2.20	3.45	5.35	7.84	10.64	12.59	14.45	16.81	18.55
7	0.99	1.24	1.69	2.17	2.83	4.25	6.35	9.04	12.02	14.07	16.01	18.48	20.28
8	1.34	1.65	2.18	2.73	3.49	5.07	7.34	10.22	13.36	15.51	17.53	20.09	21.95
9	1.73	2.09	2.70	3.33	4.17	5.90	8.34	11.39	14.68	16.92	19.02	21.67	23.59
10	2.16	2.56	3.25	3.94	4.87	6.74	9.34	12.55	15.99	18.31	20.48	23.21	25.19
11	2.60	3.05	3.82	4.57	5.58	7.58	10.34	13.70	17.28	19.68	21.92	24.72	26.76
12	3.07	3.57	4.40	5.23	6.30	8.44	11.34	14.85	18.55	21.03	23.34	26.22	28.30
13	3.57	4.11	5.01	5.89	7.04	9.30	12.34	15.98	19.81	22.36	24.74	27.69	29.82
14	4.07	4.66	5.63	6.57	7.79	10.17	13.34	17.12	21.06	23.68	26.12	29.14	31.32
15	4.60	5.23	6.26	7.26	8.55	11.04	14.34	18.25	22.31	25.00	27.49	30.58	32.80
16	5.14	5.81	6.91	7.96	9.31	11.91	15.34	19.37	23.54	26.30	28.85	32.00	34.27
17	5.70	6.41	7.56	8.67	10.09	12.79	16.34	20.49	24.77	27.59	30.19	33.41	35.72
18	6.26	7.01	8.23	9.39	10.86	13.68	17.34	21.60	25.99	28.87	31.53	34.81	37.16
19	6.84	7.63	8.91	10.12	11.65	14.56	18.34	22.72	27.20	30.14	32.85	36.19	38.58
20	7.43	8.26	9.59	10.85	12.44	15.45	19.34	23.83	28.41	31.41	34.17	37.57	40.00
21	8.03	8.90	10.28	11.59	13.24	16.34	20.34	24.93	29.62	32.67	35.48	38.93	41.40
22	8.64	9.54	10.98	12.34	14.04	17.24	21.34	26.04	30.81	33.92	36.78	40.29	42.80
23	9.26	10.20	11.69	13.09	14.85	18.14	22.34	27.14	32.01	35.17	38.08	41.64	44.18
24	9.89	10.86	12.40	13.85	15.66	19.04	23.34	28.24	33.20	36.42	39.36	42.98	45.56
25	10.52	11.52	13.12	14.61	16.47	19.94	24.34	29.34	34.38	37.65	40.65	44.31	46.93
26	11.16	12.20	13.84	15.38	17.29	20.84	25.34	30.43	35.56	38.89	41.92	45.64	48.29
27	11.81	12.88	14.57	16.15	18.11	21.75	26.34	31.53	36.74	40.11	43.19	46.96	49.64
28	12.46	13.56	15.31	16.93	18.94	22.66	27.34	32.62	37.92	41.34	44.46	48.28	50.99
29	13.12	14.26	16.05	17.71	19.77	23.57	28.34	33.71	39.09	42.56	45.72	49.59	52.34
30	13.79	14.95	16.79	18.49	20.60	24.48	29.34	34.80	40.26	43.77	46.98	50.89	53.67
40	20.71	22.16	24.43	26.51	29.05	33.66	39.34	45.62	51.81	55.76	59.34	63.69	66.77
50	27.99	29.71	32.36	34.76	27.69	42.94	49.33	56.33	63.17	67.50	71.42	76.15	79.49
60	35.53	37.48	40.48	43.19	46.46	52.29	59.33	66.98	74.40	79.08	83.30	88.38	91.95
70	43.28	45.44	48.76	51.74	55.33	61.70	69.33	77.58	85.53	90.53	95.02	100.42	104.22
80	51.17	53.54	57.15	60.39	64.28	71.14	79.33	88.13	96.58	101.88	106.63	112.33	116.32
90	59.20	61.75	65.65	69.13	73.29	80.62	89.33	98.65	107.56	113.14	118.14	124.12	128.30
100	67.33	70.06	74.22	77.93	82.36	90.13	99.33	109.14	118.50	124.34	129.56	135.81	140.17

附表 10 T 界值表(配对比较的符号秩和检验用)

N	单侧:0.05 双侧:0.10	0.025 0.05	0.01 0.02	0.005 0.010
5	0~15	—	—	—
6	2~19	0~21	—	—
7	3~25	2~26	0~28	—
8	5~31	3~33	1~35	0~36
9	8~37	5~40	3~42	1~44
10	10~45	8~47	5~50	3~52
11	13~53	10~56	7~59	5~61
12	17~61	13~65	9~69	7~71
13	21~70	17~74	12~79	9~82
14	25~80	21~84	15~90	12~93
15	30~90	25~95	19~101	15~105
16	35~101	29~107	23~113	19~117
17	41~112	34~119	27~126	23~130
18	47~124	40~131	32~139	27~144
19	53~137	46~144	37~153	32~158
20	60~150	52~158	43~167	37~173
21	67~164	58~173	49~182	42~189
22	75~178	65~188	55~198	48~205
23	83~193	73~203	62~214	54~222
24	91~209	81~219	69~231	61~239
25	100~225	89~236	76~249	68~257
26	110~241	98~253	84~267	75~276
27	119~259	107~271	92~286	83~295
28	130~276	116~290	101~305	91~315
29	140~295	126~309	110~325	100~335
30	151~314	137~328	120~345	109~356
31	163~333	147~349	130~366	118~378
32	175~353	159~369	140~388	128~400
33	187~374	170~391	151~410	138~423
34	200~395	182~413	162~433	148~447
35	213~417	195~435	173~457	159~471
36	227~439	208~458	185~481	171~495
37	241~462	221~482	198~505	182~521
38	256~485	235~506	211~530	194~547
39	271~509	249~531	224~556	207~573
40	286~534	264~556	238~582	220~600
41	302~559	279~582	252~609	233~628
42	319~584	294~609	266~637	247~656
43	336~610	310~636	281~665	261~685
44	353~637	327~663	296~694	276~714
45	371~664	343~692	312~723	291~744
46	389~692	361~720	328~753	307~774
47	407~721	378~750	345~783	322~806
48	426~750	396~780	362~814	339~837
49	446~779	415~810	379~846	355~870
50	466~809	434~841	397~878	373~902

附表 11 **T 界值表**(两样本比较的秩和检验用)

	单侧	双侧		单侧	双侧
1行	$P=0.05$	$P=0.10$	3行	$P=0.01$	$P=0.02$
2行	$P=0.025$	$P=0.05$	4行	$P=0.005$	$P=0.01$

$T=15$

n_1（较小 n）	\multicolumn{11}{c}{n_2-n_1}										
	0	1	2	3	4	5	6	7	8	9	10
2				3~13	3~15	3~17	4~18	4~20	4~22	4~24	5~25
							3~19	3~21	3~23	3~25	4~26
3	6~15	6~18	7~20	8~22	8~25	9~27	10~29	10~32	11~34	11~37	12~39
			6~21	7~23	7~26	8~28	8~31	9~33	9~36	10~38	10~41
					6~27	6~30	7~32	7~35	7~38	8~40	8~43
							6~33	6~36	6~39	7~41	7~44
4	11~25	12~28	13~31	14~34	15~37	16~40	17~43	18~46	19~49	20~52	21~55
	10~26	11~29	12~32	13~35	14~38	14~42	15~45	16~48	17~51	18~54	19~57
		10~30	11~33	11~37	12~40	13~43	13~47	14~50	15~53	15~57	16~60
			10~34	10~38	11~41	11~45	12~48	12~52	13~55	13~59	14~62
5	19~36	20~40	21~44	23~47	24~51	26~54	27~58	28~62	30~65	31~69	33~72
	17~38	18~42	20~45	21~49	22~53	23~57	24~61	26~64	27~68	28~72	29~76
	16~39	17~43	18~47	19~51	20~55	21~59	22~63	23~67	24~71	25~75	26~79
	15~40	16~44	16~49	17~53	18~57	19~61	20~65	21~69	22~73	22~78	23~82
6	28~50	29~55	31~59	33~63	35~67	37~71	38~76	40~80	42~84	44~88	46~92
	26~52	27~57	29~61	31~65	32~70	34~74	35~79	37~83	38~88	40~92	42~96
	24~54	25~59	27~63	28~68	29~73	30~78	32~82	33~87	34~92	36~96	37~101
	23~55	24~60	25~65	26~70	27~75	28~80	30~84	31~89	32~94	33~99	34~104
7	39~66	41~71	43~76	45~81	47~86	49~91	52~95	54~100	56~105	58~110	61~114
	36~69	38~74	40~79	42~84	44~89	46~94	48~99	50~104	52~109	54~114	56~119
	34~71	35~77	37~82	39~87	40~93	42~98	44~103	45~109	47~114	49~119	51~124
	32~73	34~78	35~84	37~89	38~95	40~100	41~106	43~111	44~117	45~122	47~128
8	51~85	54~90	56~96	59~101	62~106	64~112	67~117	69~123	72~128	75~133	77~139
	49~87	51~93	53~99	55~105	58~110	60~116	62~122	65~127	67~133	70~138	72~144
	45~91	47~97	49~103	51~109	53~115	56~120	58~126	60~132	62~138	64~144	66~150
	43~93	45~99	47~105	49~111	51~117	53~123	54~130	56~136	58~142	60~148	62~154
9	66~105	69~111	72~117	75~123	78~129	81~135	84~141	87~147	90~153	93~159	96~165
	62~109	65~115	68~121	71~127	73~134	76~140	79~146	82~152	84~159	87~165	90~171
	59~112	61~119	63~126	66~132	68~139	71~145	73~152	76~158	78~165	81~171	83~178
	56~115	58~122	61~128	63~135	65~142	67~149	69~156	72~162	74~169	76~176	78~183
10	82~128	86~134	89~141	92~148	96~154	99~161	103~167	106~174	110~180	113~187	117~193
	78~132	81~139	84~146	88~152	91~159	94~166	97~173	100~180	103~187	107~193	110~200
	74~136	77~143	79~151	82~158	85~165	88~172	91~179	93~187	96~194	99~201	102~208
	71~139	73~147	76~154	79~161	81~169	84~176	86~184	89~191	92~198	94~206	97~213

附表 12 **H 界值表**(三样本比较的秩和检验用)

N	n_1	n_2	n_3	P	
				0.05	0.01
7	3	2	2	4.71	
	3	3	1	5.14	
8	3	3	2	5.36	
	4	2	2	5.33	
	4	3	1	5.21	
	5	2	1	5.00	
9	3	3	3	5.60	7.20
	4	3	2	5.44	6.44
	4	4	1	4.97	6.67
	5	2	2	5.16	6.53
	5	3	1	4.96	
10	4	3	3	5.73	6.75
	4	4	2	5.45	7.04
	5	3	2	5.25	6.82
	5	4	1	4.99	6.95
11	4	4	3	5.60	7.14
	5	3	3	5.65	7.08
	5	4	2	5.27	7.12
	5	5	1	5.13	7.31
12	4	4	4	5.69	7.65
	5	4	3	5.63	7.44
	5	5	2	5.34	7.27
13	5	4	4	5.62	7.76
	5	5	3	5.71	7.54
14	5	5	4	5.64	7.79
15	5	5	5	5.78	7.98

附表 13   M 界值表（随机区组比较的秩和检验用）

（$P=0.05$）

区组数 (b)	处 理 数 (k)													
	2	3	4	5	6	7	8	9	10	11	12	13	14	15
2	—	—	20	38	64	96	138	192	258	336	429	538	664	808
3	—	18	37	64	104	158	225	311	416	542	691	865	1063	1292
4	—	26	52	89	144	217	311	429	574	747	950	1189	1460	1770
5	—	32	65	113	183	277	396	547	731	950	1210	1512	1859	2254
6	18	42	76	137	222	336	482	664	887	1155	1469	1831	2253	2738
7	24.5	50	92	167	272	412	591	815	1086	1410	1791	2233	2740	3316
8	32	50	105	190	310	471	676	931	1241	1612	2047	2552	3131	3790
9	24.5	56	118	214	349	529	760	1047	1396	1813	2302	2871	3523	4264
10	32	62	131	238	388	588	845	1164	1551	2014	2558	3189	3914	4737
11	40.5	66	144	261	427	647	929	1280	1706	2216	2814	3508	4305	5211
12	32	72	157	285	465	706	1013	1396	1862	2417	3070	3827	4697	5685
13	40.5	78	170	309	504	764	1098	1512	2017	2618	3326	4146	5088	6159
14	50	84	183	333	543	823	1182	1629	2172	2820	3581	4465	5479	6632
15	40.5	90	196	356	582	882	1267	1745	2327	3021	3837	4784	5871	7106

附表 14　r 界值表（Pearson 相关系数检验用）

自由度	单侧：	0.25	0.10	0.05	0.025	0.01	0.005	0.0025	0.001	0.000
ν	双侧：	0.50	0.20	0.10	0.05	0.02	0.01	0.005	0.002	0.001
1		0.707	0.951	0.988	0.997	1.000	1.000	1.000	1.000	1.000
2		0.500	0.800	0.900	0.950	0.980	0.990	0.995	0.998	0.999
3		0.404	0.687	0.805	0.878	0.934	0.959	0.974	0.986	0.991
4		0.347	0.608	0.729	0.811	0.882	0.917	0.942	0.963	0.974
5		0.309	0.551	0.669	0.755	0.833	0.875	0.906	0.935	0.951
6		0.281	0.507	0.621	0.707	0.789	0.834	0.870	0.905	0.925
7		0.260	0.472	0.582	0.666	0.750	0.798	0.836	0.875	0.898
8		0.242	0.443	0.549	0.632	0.715	0.765	0.805	0.847	0.872
9		0.228	0.419	0.521	0.602	0.685	0.735	0.776	0.820	0.847
10		0.216	0.398	0.497	0.576	0.658	0.708	0.750	0.795	0.823
11		0.206	0.380	0.476	0.553	0.634	0.684	0.726	0.772	0.801
12		0.197	0.365	0.457	0.532	0.612	0.661	0.703	0.750	0.780
13		0.189	0.351	0.441	0.514	0.592	0.641	0.683	0.730	0.760
14		0.182	0.338	0.426	0.497	0.574	0.623	0.664	0.711	0.742
15		0.176	0.327	0.412	0.482	0.558	0.606	0.647	0.694	0.725
16		0.170	0.317	0.400	0.468	0.542	0.590	0.631	0.678	0.708
17		0.165	0.308	0.389	0.456	0.529	0.575	0.616	0.662	0.693
18		0.160	0.299	0.378	0.444	0.515	0.561	0.602	0.648	0.679
19		0.156	0.291	0.369	0.433	0.503	0.549	0.589	0.635	0.665
20		0.152	0.284	0.360	0.423	0.492	0.537	0.576	0.622	0.652
21		0.148	0.277	0.352	0.413	0.482	0.526	0.565	0.610	0.640
22		0.145	0.271	0.344	0.404	0.472	0.515	0.554	0.599	0.629
23		0.141	0.265	0.337	0.396	0.462	0.505	0.543	0.588	0.618
24		0.138	0.260	0.330	0.388	0.453	0.496	0.534	0.578	0.607
25		0.136	0.255	0.323	0.381	0.445	0.487	0.524	0.568	0.597
26		0.133	0.250	0.317	0.374	0.437	0.479	0.515	0.559	0.588
27		0.131	0.245	0.311	0.367	0.430	0.471	0.507	0.550	0.579
28		0.128	0.241	0.306	0.361	0.423	0.463	0.499	0.541	0.570
29		0.126	0.237	0.301	0.355	0.416	0.456	0.491	0.533	0.562
30		0.124	0.233	0.296	0.349	0.409	0.449	0.484	0.526	0.554
31		0.122	0.229	0.291	0.344	0.403	0.442	0.477	0.518	0.546
32		0.120	0.225	0.287	0.339	0.397	0.436	0.470	0.511	0.539
33		0.118	0.222	0.283	0.334	0.392	0.430	0.464	0.504	0.532
34		0.116	0.219	0.279	0.329	0.386	0.424	0.458	0.498	0.525
35		0.115	0.216	0.275	0.325	0.381	0.418	0.452	0.492	0.519
36		0.113	0.213	0.271	0.320	0.376	0.413	0.446	0.486	0.513
37		0.111	0.210	0.267	0.316	0.371	0.408	0.441	0.480	0.507
38		0.110	0.207	0.264	0.312	0.367	0.403	0.435	0.474	0.501
39		0.108	0.204	0.261	0.308	0.362	0.398	0.430	0.469	0.495
40		0.107	0.202	0.257	0.304	0.358	0.393	0.425	0.463	0.490
41		0.106	0.199	0.254	0.301	0.354	0.389	0.420	0.458	0.484
42		0.104	0.197	0.251	0.297	0.350	0.384	0.416	0.453	0.479
43		0.103	0.195	0.248	0.294	0.346	0.380	0.411	0.449	0.474
44		0.102	0.192	0.246	0.291	0.342	0.376	0.407	0.444	0.469
45		0.101	0.190	0.243	0.288	0.338	0.372	0.403	0.439	0.465
46		0.100	0.188	0.240	0.285	0.335	0.368	0.399	0.435	0.460
47		0.099	0.186	0.238	0.282	0.331	0.365	0.395	0.431	0.456
48		0.098	0.184	0.235	0.279	0.328	0.361	0.391	0.427	0.451
49		0.097	0.182	0.233	0.276	0.325	0.358	0.387	0.423	0.447
50		0.096	0.181	0.231	0.273	0.322	0.354	0.384	0.419	0.443

附表 15 r_s **界值表**（Spearman 相关系数检验用）

样本量	单侧:	0.25	0.10	0.05	0.025	0.01	0.005	0.0025	0.001	0.0005
n	双侧:	0.50	0.20	0.10	0.05	0.02	0.01	0.005	0.002	0.001
4		0.600	1.000	1.00						
5		0.500	0.800	0.900	1.000	1.000				
6		0.371	0.657	0.829	0.886	0.943	1.000	1.000		
7		0.321	0.571	0.714	0.786	0.893	0.929	0.964	1.000	1.000
8		0.310	0.524	0.643	0.738	0.833	0.881	0.905	0.952	0.976
9		0.267	0.483	0.600	0.700	0.783	0.833	0.867	0.917	0.933
10		0.248	0.455	0.564	0.648	0.745	0.794	0.830	0.879	0.903
11		0.236	0.427	0.536	0.618	0.709	0.755	0.800	0.845	0.873
12		0.217	0.406	0.503	0.587	0.678	0.727	0.769	0.818	0.846
13		0.209	0.385	0.484	0.560	0.648	0.703	0.747	0.791	0.824
14		0.200	0.367	0.464	0.538	0.626	0.679	0.723	0.771	0.802
15		0.189	0.354	0.446	0.521	0.604	0.654	0.700	0.750	0.779
16		0.182	0.341	0.429	0.503	0.582	0.635	0.679	0.729	0.762
17		0.176	0.328	0.414	0.485	0.566	0.615	0.662	0.713	0.748
18		0.170	0.317	0.401	0.472	0.550	0.600	0.643	0.695	0.728
19		0.165	0.309	0.391	0.460	0.535	0.584	0.628	0.677	0.712
20		0.161	0.299	0.380	0.447	0.520	0.570	0.612	0.662	0.696
21		0.156	0.292	0.370	0.435	0.508	0.556	0.599	0.648	0.681
22		0.152	0.284	0.361	0.425	0.496	0.544	0.586	0.634	0.667
23		0.148	0.278	0.353	0.415	0.486	0.532	0.573	0.622	0.654
24		0.144	0.271	0.344	0.406	0.476	0.521	0.562	0.610	0.642
25		0.142	0.265	0.337	0.398	0.466	0.511	0.551	0.598	0.630
26		0.138	0.259	0.331	0.390	0.457	0.501	0.541	0.587	0.619
27		0.136	0.255	0.324	0.382	0.448	0.491	0.531	0.577	0.608
28		0.133	0.250	0.317	0.375	0.440	0.483	0.522	0.567	0.598
29		0.130	0.245	0.312	0.368	0.433	0.475	0.513	0.558	0.589
30		0.128	0.240	0.306	0.362	0.425	0.467	0.504	0.549	0.580
31		0.126	0.236	0.301	0.356	0.418	0.459	0.496	0.541	0.571
32		0.124	0.232	0.296	0.350	0.412	0.452	0.489	0.533	0.563
33		0.121	0.229	0.291	0.345	0.405	0.446	0.482	0.525	0.554
34		0.120	0.225	0.287	0.340	0.399	0.439	0.475	0.517	0.547
35		0.118	0.222	0.283	0.335	0.394	0.433	0.468	0.510	0.539
36		0.116	0.219	0.279	0.330	0.388	0.427	0.462	0.504	0.533
37		0.114	0.216	0.275	0.325	0.382	0.421	0.456	0.497	0.526
38		0.113	0.212	0.271	0.321	0.378	0.415	0.450	0.491	0.519
39		0.111	0.210	0.267	0.317	0.373	0.410	0.444	0.485	0.513
40		0.110	0.207	0.264	0.313	0.368	0.405	0.439	0.479	0.507
41		0.108	0.204	0.261	0.309	0.364	0.400	0.433	0.473	0.501
42		0.107	0.202	0.257	0.305	0.359	0.395	0.428	0.468	0.495
43		0.105	0.199	0.254	0.301	0.355	0.391	0.423	0.463	0.490
44		0.104	0.197	0.251	0.298	0.351	0.386	0.419	0.458	0.484
45		0.103	0.194	0.248	0.294	0.347	0.382	0.414	0.453	0.479
46		0.102	0.192	0.246	0.291	0.343	0.378	0.410	0.448	0.474
47		0.101	0.190	0.243	0.288	0.340	0.374	0.405	0.443	0.469
48		0.100	0.188	0.240	0.285	0.336	0.370	0.401	0.439	0.465
49		0.098	0.186	0.238	0.282	0.333	0.366	0.397	0.434	0.460
50		0.097	0.184	0.235	0.279	0.329	0.363	0.393	0.430	0.456

附表 16　随机数字表

编号	1～10	11～20	21～30	31～40	41～50
1	22 17 68 65 81	68 95 23 92 35	87 02 22 57 51	61 09 43 95 06	58 24 82 03 47
2	19 36 27 59 46	13 79 93 37 55	39 77 32 77 09	85 52 05 30 62	47 83 51 62 74
3	16 77 23 02 77	09 61 87 25 21	28 06 24 25 93	16 71 13 59 78	23 05 47 47 25
4	78 43 76 71 61	20 44 90 32 64	97 67 63 99 61	46 38 03 93 22	69 81 21 99 21
5	03 28 28 26 08	73 37 32 04 05	69 30 16 09 05	88 69 58 28 99	35 07 44 75 47
6	93 22 53 64 39	07 10 63 76 35	87 03 04 79 88	08 13 13 85 51	55 34 57 72 69
7	78 76 58 54 74	92 38 70 96 92	52 06 79 79 45	82 63 18 27 44	69 66 92 19 09
8	23 68 35 26 00	99 53 93 61 28	52 70 05 48 34	56 65 05 61 86	90 92 10 70 80
9	15 39 25 70 99	93 86 52 77 65	15 33 59 05 28	22 87 26 07 47	86 96 98 29 06
10	58 71 96 30 24	18 46 23 34 27	85 13 99 24 44	49 18 09 79 49	74 16 32 23 02
11	57 35 27 33 72	24 53 63 94 09	41 10 76 47 91	44 04 95 49 66	39 60 04 59 81
12	48 50 86 54 48	22 06 34 72 52	82 21 15 65 20	33 29 94 71 11	15 91 29 12 03
13	61 96 48 95 03	07 16 39 33 66	98 56 10 56 79	77 21 30 27 12	90 49 22 23 62
14	36 93 89 41 26	29 70 83 63 51	99 74 20 52 36	87 09 41 15 09	98 60 16 03 03
15	18 87 00 42 31	57 90 12 02 07	23 47 37 17 31	54 08 01 88 63	39 41 88 92 10
16	88 56 53 27 59	33 35 72 67 47	77 34 55 45 70	08 18 27 38 90	16 95 86 70 75
17	09 72 95 84 29	49 41 31 06 70	42 38 06 45 18	64 84 73 31 65	52 53 37 97 15
18	12 96 88 17 31	65 19 69 02 83	60 75 86 90 68	24 64 19 35 51	56 61 87 39 12
19	85 94 57 24 16	92 09 84 38 76	22 00 27 69 85	29 81 94 78 70	21 94 47 90 12
20	38 64 43 59 98	98 77 87 68 07	91 51 67 62 44	40 98 05 93 78	23 32 65 41 18
21	53 44 09 42 72	00 41 86 79 79	68 47 22 00 20	35 55 31 51 51	00 83 63 22 55
22	40 76 66 26 84	57 99 99 90 37	36 63 32 08 58	37 40 13 68 97	87 64 81 07 83
23	02 17 79 18 05	12 59 52 57 02	22 07 90 47 03	28 14 11 30 79	20 69 22 40 98
24	95 17 82 06 53	31 51 10 96 46	92 06 88 07 77	56 11 50 81 69	40 23 72 51 39
25	35 76 22 42 92	96 11 83 44 80	34 68 35 48 77	33 42 40 90 60	73 96 53 97 86
26	26 29 31 56 41	85 47 04 66 08	34 72 57 59 13	82 43 80 46 15	38 26 61 70 04
27	77 80 20 75 82	72 82 32 99 90	63 95 73 76 63	89 73 44 99 05	48 67 26 43 18
28	46 40 66 44 52	91 36 74 43 53	30 82 13 54 00	78 45 63 98 35	55 03 36 67 68
29	37 56 08 18 09	77 53 84 46 47	31 91 18 95 58	24 16 74 11 53	44 10 13 85 57
30	61 65 61 68 66	37 27 47 39 19	84 83 70 07 48	53 21 40 06 71	95 06 79 88 54
31	93 43 69 64 07	34 18 04 52 35	56 27 09 24 86	61 85 53 83 45	19 90 70 99 00
32	21 96 60 12 99	11 20 99 45 18	48 13 93 55 34	18 37 79 49 90	65 97 38 20 46
33	95 20 47 97 97	27 37 83 28 71	00 06 41 41 74	45 89 09 39 84	51 67 11 52 49
34	97 86 21 78 73	10 65 81 92 59	58 76 17 14 97	04 76 62 16 17	17 95 70 45 80
35	69 92 06 34 13	59 71 74 17 32	27 55 10 24 19	23 71 82 13 74	63 52 52 01 41
36	04 31 17 21 56	33 73 99 19 87	26 72 39 27 67	53 77 57 68 93	60 61 97 22 61
37	61 06 98 03 91	87 14 77 43 96	43 00 65 98 50	45 60 33 01 07	98 99 46 50 47
38	85 93 85 86 88	72 87 08 62 40	16 06 10 89 20	23 21 34 74 97	76 38 03 29 63
39	21 74 32 47 45	73 96 07 94 52	09 65 90 77 47	25 76 16 19 33	53 05 70 53 30
40	15 69 53 82 80	79 06 23 53 10	65 39 07 16 29	45 33 02 43 70	02 87 40 41 45
41	02 89 08 04 49	20 21 14 68 86	87 63 93 95 17	11 29 01 95 80	35 14 97 35 33
42	87 18 15 89 79	85 43 01 72 73	08 61 74 51 69	89 74 39 82 15	94 51 33 41 67
43	98 83 71 94 22	59 97 50 99 52	08 52 85 08 40	87 80 61 65 31	91 51 80 32 44
44	10 08 58 21 66	72 68 49 29 31	89 85 84 46 06	59 73 19 85 23	65 09 29 75 63
45	47 90 56 10 08	88 02 84 27 83	42 29 72 23 19	66 56 45 65 79	20 71 53 20 25
46	22 85 61 68 90	49 64 92 85 44	16 40 12 89 88	50 14 49 81 06	01 82 77 45 12
47	67 80 43 79 33	12 83 11 41 16	25 58 19 68 70	77 02 54 00 52	53 43 37 15 26
48	27 62 50 96 72	79 44 61 40 15	14 53 40 65 39	27 31 58 50 28	11 39 03 34 25
49	33 78 80 87 15	38 30 06 38 21	14 47 47 07 26	54 96 87 53 32	40 36 40 96 76
50	13 13 92 66 99	47 24 49 57 74	32 25 43 62 17	10 97 11 69 84	99 63 22 32 98

附录二 统计学名词英汉对照

A

actual frequency 实际频数

adjusted R square 调整相关系数

age-specific death rate,ASDR 年龄别死亡率

alternative hypothesis 备择假设

analysis of covariance,ANCOVA 协方差分析

analysis of data 分析资料

analysis of variance,ANOVA 方差分析

animal experiment 动物实验

arcsine square root transformation 平方根反正弦变换

arithmetic mean 算术平均数

average 平均数

B

balanced design 平衡设计

bar graph 直条图

Bernouli trial 贝努利试验

binary variable 二分类变量

binomial distribution 二项分布

bivariate correlations procedure 双变量相关过程

bivariate normal distribution 双变量正态分布

blank control 空白对照

box plot 箱式图

C

categorical data 分类资料

categorical variable 分类变量

cause-specific death rate 死因别死亡率

censored data 删失数据

chi-square test χ^2 检验

class interval 组距

clinical trial 临床试验

coefficient of determination 决定系数

coefficient of variation,CV 变异系数

collection of data 收集资料

column 列

community intervention trial 社区干预实验

complete data 完整数据

completely randomized design 完全随机设计

confidence interval 可信区间

control 对照

correlation coefficient 相关系数

Cox proportional hazard model Cox 比例风险回归模型

cross-over design 交叉设计

crosstabs 交叉表

crude death rate 粗死亡率

cumulated survival probability 累积生存概率

cure rate 治愈率

D

data transformation 变量变换

degree of freedom 自由度

descriptive statistics 统计描述

design of blind method 盲法设计

double blind 双盲

dummy variable 哑变量

dynamic series 动态数列

E

enumeration data 计数资料

error 误差

estimation of parameters 参数估计

exact probabilities in 2×2 table 四格表确切概率法

experimental control 实验对照

experimental design 实验设计

experimental effect 实验效应

experimental research 实验研究

F

factorial design 析因设计

factorial experiment 析因实验

fatality rate 病死率

finite population 有限总体

Fisher's exact probability Fisher 确切概率法

fourfold table 四格表

free distribution test 任意分布检验

frequencies 频数

frequency distribution table 频数分布表

G、H

general linear model　一般线性模型

geometric mean　几何均数

goodness of fit test　拟合优度检验

histogram　直方图

homogeneity　同质

homogeneity of variance　方差齐性

hypothesis testing　假设检验

I

incidence rate　发病率

incomplete data　不完整数据

independent sample t test　独立样本 t 检验

independent sample Z test　独立样本 Z 检验

infant mortality rate, IMR　婴儿死亡率

inferential statistics　统计推断

infinite population　无限总体

interaction　交互效应

intercept　截距

interval estimation　区间估计

K、L

Kappa coefficient　Kappa 系数

Latin square　拉丁方

Latin square design　拉丁方设计

least-significant-difference, LSD　最小显著差异法

level of test　检验水准

likelihood ratio　似然比值

likelihood ratio test　似然比检验

line graph　线图

linear correlation　直线相关

linear regression　直线回归

linear regression equation　直线回归方程

logarithmic transformation　对数变换

logistic regression　logistic 回归

logistic regression coefficient　logistic 回归系数

logit transformation　logit 变换

M

main effect　主效应

maximum likelihood method　最大似然法

mean　均数

mean square, MS　均方

measurement data　计量资料

median, M　中位数

medical experimental design　医学实验设计

medical statistics　医学统计学

missing　缺失值

model of logistic regression　logistic 回归模型

morbidity statistics　疾病统计

mortality rate　死亡率

multiple correlation coefficient　复相关系数

multiple linear regression　多重线性回归

mutual control　相互对照

N

negative correlation　负相关

neonatal mortality rate, NMR　新生儿死亡率

no statistical significance　无统计学意义

nominative variable　名义变量

nonparametric statistics　非参数统计

nonparametric test　非参数检验

normal curve　正态曲线

normal distribution　正态分布

normality test　正态性检验

null hypothesis　无效假设

numerical variable　数值变量

O

odds ratio, OR　比数比

one sample t test　单样本 t 检验

one sample Z test　单样本 Z 检验

one-sided test　单侧检验

one-way ANOVA　单因素方差分析

ordered categorical data　有序分类资料

ordered categorical variable　有序分类变量

orthogonal design　正交设计

P

paired design　配对设计

paired samples t test　配对资料 t 检验

parameter　参数

parameter estimation　参数估计

parametric statistics　参数统计

partial regression coefficient　偏回归系数

Pearson product moment correlation　Pearson 积矩相关系数

percent bar graph　百分直条图

percentile　百分位数

perfect negative correlation　完全负相关

perfect positive correlation　完全正相关

perinatal mortality rate　围生儿死亡率

PH model　比例风险率模型

pie graph　圆形图

placebo　安慰剂

point estimation　点值估计

Poisson distribution　Poisson 分布

population　总体

population mean　总体均数

positive correlation　正相关

power of test　检验效能

prevalence rate,PR　患病率

probability　概率

product-limit method　乘积极限法

proportion　构成比

proportion of dying of a specific cause　死因构成

Q、R

qualitative data　定性资料

quantitative data　定量资料

quartile interval,Q　四分位数间距

random error　随机误差

random measurement error　随机测量误差

randomization　随机化

randomized blind control trial　随机盲法对照试验

randomized block design　随机区组设计

randomized control trial　随机对照实验

range,R　极差

rank correlation　秩相关

rank sum test　秩和检验

ranked data　等级资料

rate　率

ratio　比（相对比）

reciprocal transformation　倒数变换

regression coefficient　回归系数

relative number　相对数

relative risk,RR　相对危险度

repeated measures data　重复测量数据

replication　重复

residual standard deviation　剩余标准差

row　行

S

sample　样本

sample mean　样本均数

sample size　样本含量

sampling error　抽样误差

sampling study　抽样研究

scatter plot　散点图

self control　自身对照

self-contrast　自身对比

semi logarithmic line graph　半对数线图

simple blind　单盲

simple correlation　简单相关

simple effect　单独效应

simple regression　简单回归

sorting data　整理资料

specific death rate　死亡专率

square root transformation　平方根变换

standard control　标准对照

standard deviation　标准差

standard error　标准误

standard mortality ratio,SMR　标准化死亡比

standard normal distribution　标准正态分布

standard partial regression coefficient　标准偏回归系数

standardization　标准化法

standardized coefficients　标准化回归系数

standardized rate　标准化率

statistic　统计量

statistical graph　统计图

statistical inference　统计推断

statistical significance　统计学意义

statistical table　统计表

Students Newman Keuls　SNK 法

Students' t distribution　Student t 分布

study factor　处理因素

study subjects　受试对象

sum of squares　平方和

sum of squares for partial regression　偏回归平方和

survival rate　生存率

survival time　生存时间

systematic error　系统误差

T

t test　*t* 检验

t distribution　*t* 分布

theoretical frequency　理论频数

total variation　总变异

two-sided test　双侧检验

two-way ANOVA　两因素方差分析

type Ⅰ error　Ⅰ型错误

type Ⅱ error　Ⅱ型错误

U、V、W

unbalanced design　非平衡设计

unordered categorical variable　无序分类变量

unstandardized coefficients　未标准化回归系数

variance　方差

variation　变异

variation between groups　组间变异

variation within groups　组内变异

Wald chi-square test　Wald 卡方检验

weighting method　加权法

参 考 文 献

[1] 李晓松.卫生统计学[M].第 8 版.北京：人民卫生出版社,2017.

[2] 颜虹,徐勇勇.医学统计学[M].第 3 版.北京：人民卫生出版社,2015.

[3] 孙建伟,黄学勇,苏佳,等.河南省人间狂犬病流行特征与防控策略探讨[J].中国人兽共患病学报,2016,32(10):939—943.

[4] Michael S. Statistics：informed decision using data［M］. Upper Saddle River：Prentice Hall，2004.

[5] 李亚杰,李剑波,等.老年流动人口高血压和糖尿病患病现状及与自评健康的相关性研究[J].中国慢性病预防与控制,2022,(05):381—384.

[6] 杜娟,孙卓琳.北京市某三甲医院 2005—2019 年 3682 例死亡病例流行病学分析[J].中国病案,2022,(05):67—71.

[7] 刘嘉琳,郭洪菊,王琴,等.绵阳市 60 岁及以上老年人高血压现状及影响因素分析[J].中国医学科学院学报,2022,44(05):802—808.

[8] 徐志强,易薏,蹇顺海.双酚 A 职业接触与结直肠癌关系的病例对照研究[J].工业卫生与职业病,2021,(04):301—303,307.

[9] 张娜,邵永强,张好,等.温州市成年居民高血压患病率及影响因素分析[J].中国公共卫生管理,2020,36(06):813—816.

[10] 中国心血管健康与疾病报告编写组.中国心血管健康与疾病报告 2020 概要[J].中国循环杂志,2021,36(06):521—545.

[11] 胡盛寿,高润霖,刘力生,等.《中国心血管病报告 2018》概要[J].中国循环杂志,2019,34(03):209—220.

[12] 颜艳,王彤.医学统计学.第 5 版.北京：人民卫生出版社,2020.

[13] Allan GB. Elementary statistics：a step by step approach［M］. 5th ed. New York；McGraw-Hill，2004.

[14] 方积乾.卫生统计学[M].第 6 版.北京：人民卫生出版社,2008.

[15] 罗家洪,郭绣花. 医学统计学：案例版[M].第 2 版.北京：科学出版社,2011.

[16] 颜虹.医学统计学[M].第 2 版.北京：人民卫生出版社,2010.